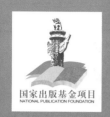

国家出版基金项目
NATIONAL PUBLICATION FOUNDATION

"十三五"国家重点图书出版规划项目

Precision
Medicine

精准医学出版工程

精准医学基础系列

总主编 詹启敏

大数据与精准医学

Big Data and Precision Medicine

石乐明 郑媛婷 苏振强 等

编著

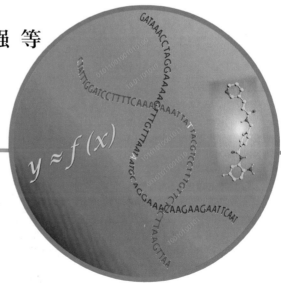

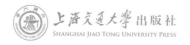

上海交通大学出版社
SHANGHAI JIAO TONG UNIVERSITY PRESS

内容提要

精准医学是以生物医学特别是多组学数据为基础,根据患者个体在基因型、表型、环境和生活方式等各方面的特异性,制订个性化的精准预防、精准诊断和精准治疗方案,是大数据最具应用前景的领域之一,同时也体现了临床实践发展的新方向。

本书围绕"生物大数据到精准医学实现"的全过程,介绍了生物大数据的基本概念、大数据研究中的共性方法论、健康人群队列研究、临床大数据及其标准化、组学大数据及其标准化、大数据的挖掘与融合分析、精准医学知识库及临床决策支持系统等关键性技术方法。同时还介绍了生物大数据在精准医学研究中的成功应用实例,包括遗传病与精准医学、药物基因组学与精准用药、基于组学大数据的肿瘤精准医学、HLA基因多态性与药物不良反应、基于大数据的新药研发、精准医学与美国FDA监管作用等,为从事大数据与精准医学研究的读者提供较为全面的参考。

图书在版编目(CIP)数据

大数据与精准医学/石乐明等编著. —上海:上海交通大学出版社,2017
精准医学出版工程
ISBN 978 - 7 - 313 - 18401 - 6

Ⅰ.①大…　Ⅱ.①石…　Ⅲ.①医学—数据处理　Ⅳ.①R319

中国版本图书馆 CIP 数据核字(2017)第 278708 号

大数据与精准医学

编　　著:石乐明　郑媛婷　苏振强等

出版发行:上海交通大学出版社　　　　　　　　地　　址:上海市番禺路 951 号
邮政编码:200030　　　　　　　　　　　　　　电　　话:021 - 64071208
出版人:谈　毅
印　　制:苏州市越洋印刷有限公司　　　　　　经　　销:全国新华书店
开　　本:787mm×1092mm　1/16　　　　　　印　　张:24.5
字　　数:413 千字
版　　次:2017 年 12 月第 1 版　　　　　　　　印　　次:2017 年 12 月第 1 次印刷
书　　号:ISBN 978 - 7 - 313 - 18401 - 6/R
定　　价:248.00 元

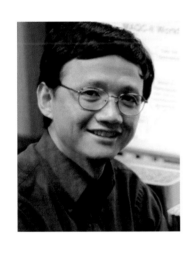

石乐明，1964 年出生。中国科学院过程工程研究所计算化学专业博士，现为复旦大学生命科学学院教授、复旦大学附属肿瘤医院教授。主要研究方向为药物基因组学、精准医学、医学大数据、生物信息学及化学信息学等。1985 年毕业于湖南大学化学化工系，获理学学士；1988 年毕业于中国科学技术大学近代化学系，获理学硕士；1991 年毕业于中国科学院过程工程研究所，获计算化学专业博士，后留所任助理研究员（1991 年）和副研究员（1993 年）。1994 年赴美国留学，先后在凯斯西储大学（研究助理）、美国国立卫生研究院肿瘤研究所（访问学者）、美国食品药品监督管理局（FDA）、美国家用（惠氏）及巴斯夫等机构和公司任（资深）研究科学家职务；2001 年作为原创人之一加入深圳微芯生物科技有限责任公司，任信息学部主任，负责计算机辅助药物分子设计并创建了基于化学基因组学的创新药物研发和筛选平台；2003 年作为资深研究员再次加入美国 FDA，并被阿肯色医科大学聘为兼职研究教授。先后发起并领导了大型国际基因芯片和下一代测序质量控制（MAQC/SEQC）研究计划，相关研究成果由 Nature 出版集团于 2006 年、2010 年和 2014 年以专辑发表，并建立了专门的网站予以重点推荐，美国 FDA 依此制定了相应的《药物基因组学指南》。国家特聘专家，入选国家第三批"千人计划"。发表学术论文 200 多篇（其中 11 篇发表于 Nature Biotechnology），SCI 引用 7 000 多次，单篇最高引用 1 700 多次，应邀参与 10 多本英文

专著有关章节的撰写,在国际学术会议上做大会报告或特邀报告 100 余次。获 4 个创新药物化合物美国专利授权,2 个化合物已进入中国 Ⅲ 期临床试验,1 个进入美国和日本临床试验。参与研发的一个原创 1.1 类新药西达本胺(爱谱沙®)于 2014 年被中国国家食品药品监督管理总局(CFDA)批准上市,用于治疗复发及难治性外周 T 细胞淋巴瘤,1.1 类原创抗糖尿病新药西格列他钠的 Ⅲ 期临床试验即将完成,已于 2017 年申报上市。

"精准"是医学发展的客观追求和最终目标,也是公众对健康的必然需求。"精准医学"是生物技术、信息技术和多种前沿技术在医学临床实践的交汇融合应用,是医学科技发展的前沿方向,实施精准医学已经成为推动全民健康的国家发展战略。因此,发展精准医学,系统加强精准医学研究布局,对于我国重大疾病防控和促进全民健康,对于我国占据未来医学制高点及相关产业发展主导权,对于推动我国生命健康产业发展具有重要意义。

2015年初,我国开始制定"精准医学"发展战略规划,并安排中央财政经费给予专项支持,这为我国加入全球医学发展浪潮、增强我国在医学前沿领域的研究实力、提升国家竞争力提供了巨大的驱动力。国家科技部在国家"十三五"规划期间启动了"精准医学研究"重点研发专项,以我国常见高发、危害重大的疾病及若干流行率相对较高的罕见病为切入点,将建立多层次精准医学知识库体系和生物医学大数据共享平台,形成重大疾病的风险评估、预测预警、早期筛查、分型分类、个体化治疗、疗效和安全性预测及监控等精准防诊治方案和临床决策系统,建设中国人群典型疾病精准医学临床方案的示范、应用和推广体系等。目前,精准医学已呈现快速和健康发展态势,极大地推动了我国卫生健康事业的发展。

精准医学几乎覆盖了所有医学门类,是一个复杂和综合的科技创新系统。为了迎接新形势下医学理论、技术和临床等方面的需求和挑战,迫切需要及时总结精准医学前沿研究成果,编著一套以"精准医学"为主题的丛书,从而助力我国精准医学的进程,带动医学科学整体发展,并能加快相关学科紧缺人才的培养和健康大产业的发展。

2015年6月,上海交通大学出版社以此为契机,启动了"精准医学出版工程"系列图书项目。这套丛书紧扣国家健康事业发展战略,配合精准医学快速发展的态势,拟出版一系列精准医学前沿领域的学术专著,这是一项非常适合国家精准医学发展时宜的事业。我本人作为精准医学国家规划制定的参与者,见证了我国精准医学的规划和发展,欣然接受上海交通大学出版社的邀请担任该丛书的总主编,希望为我国的精准医学发展及医学发展出一份力。出版社同时也邀请了刘彤华院士、贺福初院士、刘昌效院士、周宏灏院士、赵国屏院士、王红阳院士、曹雪涛院士、陈志南院士、陈润生院士、陈香美院士、金力院士、周琪院士、徐国良院士、董家鸿院士、卞修武院士、陆林院士、乔杰院士、黄荷凤院士等医学领域专家撰写专著、承担审校等工作,邀请的编委和撰写专家均为活跃在精准医学研究最前沿的、在各自领域有突出贡献的科学家、临床专家、生物信息学家,以确保这套"精准医学出版工程"丛书具有高品质和重大的社会价值,为我国的精准医学发展提供参考和智力支持。

编著这套丛书,一是总结整理国内外精准医学的重要成果及宝贵经验;二是更新医学知识体系,为精准医学科研与临床人员培养提供一套系统、全面的参考书,满足人才培养对教材的迫切需求;三是为精准医学实施提供有力的理论和技术支撑;四是将许多专家、教授、学者广博的学识见解和丰富的实践经验总结传承下来,旨在从系统性、完整性和实用性角度出发,把丰富的实践经验和实验室研究进一步理论化、科学化,形成具有我国特色的精准医学理论与实践相结合的知识体系。

"精准医学出版工程"丛书是国内外第一套系统总结精准医学前沿性研究成果的系列专著,内容包括"精准医学基础""精准预防""精准诊断""精准治疗""精准医学药物研发"以及"精准医学的疾病诊疗共识、标准与指南"等多个系列,旨在服务于全生命周期、全人群、健康全过程的国家大健康战略。

预计这套丛书的总规模会达到 60 种以上。随着学科的发展,数量还会有所增加。这套丛书首先包括"精准医学基础系列"的 11 种图书,其中 1 种为总论。从精准医学覆盖的医学全过程链条考虑,这套丛书还将包括和预防医学、临床诊断(如分子诊断、分子影像、分子病理等)及治疗相关(如细胞治疗、生物治疗、靶向治疗、机器人、手术导航、内镜等)的内容,以及一些通过精准医学现代手段对传统治疗优化后的精准治疗。此外,这套丛书还包括药物研发,临床诊疗路径、标准、规范、指南等内容。"精准医学出版工程"将紧密结合国家"十三五"重大战略规划,聚焦"精准医学"目标,贯穿"十三五"始终,力求打造一个总体量超过 60 本的学术著作群,从而形成一个医学学术出版的高峰。

本套丛书得到国家出版基金资助，并入选了"十三五"国家重点图书出版规划项目，体现了国家对"精准医学"项目以及"精准医学出版工程"这套丛书的高度重视。这套丛书承担着记载与弘扬科技成就、积累和传播科技知识的使命，凝结了国内外精准医学领域专业人士的智慧和成果，具有较强的系统性、完整性、实用性和前瞻性，既可作为实际工作的指导用书，也可作为相关专业人员的学习参考用书。期望这套丛书能够有益于精准医学领域人才的培养，有益于精准医学的发展，有益于医学的发展。

此次集束出版的"精准医学基础系列"系统总结了我国精准医学基础研究各领域取得的前沿成果和突破，内容涵盖精准医学总论、生物样本库、基因组学、转录组学、蛋白质组学、表观遗传学、微生物组学、代谢组学、生物大数据、新技术等新兴领域和新兴学科，旨在为我国精准医学的发展和实施提供理论和科学依据，为培养和建设我国高水平的具有精准医学专业知识和先进理念的基础和临床人才队伍提供理论支撑。

希望这套丛书能在国家医学发展史上留下浓重的一笔！

北京大学副校长

北京大学医学部主任

中国工程院院士

2017 年 11 月 16 日

序

精准医学源自 2011 年美国国家科学研究委员会的报告《迈向精准医学：构建生物医学研究的知识网络和新的疾病分类法》，此后该理念受到重视，相关技术不断发展成熟。精准医学是指在大样本研究获得疾病分子机制的知识体系基础上，以生物医学，特别是组学数据为依据，根据"患者个体"在基因型、表型、环境和生活方式等各方面的特异性，应用现代遗传学、分子影像学、生物信息学和临床医学等方法与手段，制订个性化精准预防、精准诊断和精准治疗方案。

与传统医学不同，精准医学可以精准地优化诊疗效果，减少无效、有害和过度医疗，避免医疗资源浪费，降低医疗成本，优化医疗资源配置。而且，在精准医学研究证据的指导下，通过识别高危人群，有的放矢地进行针对性防控，将推动预防为主的健康医学发展，可以极大节约医疗费用。目前，精准医学的成功应用包括采用全基因组测序方法寻找罕见疾病的病因和治疗方案以及靶向药物在肿瘤临床治疗中的应用。

2015 年 1 月 20 日，美国总统奥巴马在作国情咨文报告时提出精准医学计划（Precision Medicine Initiative，PMI），短期目标是癌症的研究与应用，长期目标是把精准医学推广到更多的疾病类型。我国于 2016 年 3 月 8 日正式启动了"精准医学研究"重点专项，并发布了首批项目指南。我国的精准医学研究计划充分调研和考虑了社会重大需求，确定了以我国常见高发、危害重大的疾病及若干发病率相对较高的罕见病为切入点，基于中国人群独特的遗传背景和环境多样性，实施针对我国人群的精准医学研究计划的战略。这将有利于建立中国自己的精准医学体系，避免前沿技术成果对外依赖和相关产业受制于人的局面。

当前,我国精准医学发展的挑战主要体现在缺少国家级关键共性技术平台。为解决这一瓶颈,"精准医学研究"专项将构建总量超过百万人级自然人群国家大型健康队列和特定疾病队列,建立多层次精准医学知识库体系和安全、稳定、可操作的生物医学大数据分析关键技术,建立创新性的大规模研发疾病预警、诊断、治疗与疗效评价的生物标志物、靶标、制剂的实验和分析技术体系。

精准医学更为重要的目标是解决现实需求的问题。通过"精准医学研究"专项的引导,形成重大疾病的风险评估、预测预警、早期筛查、分型分类、个体化医疗、疗效和安全性预测及监控等精准防诊治方案和临床决策系统,建成可用于精准医学应用全过程的生物医学大数据参考咨询、分析判断、快速计算和精准决策的系列分类应用技术平台,最终实现提升人口健康水平、减少无效和过度医疗、遏制医疗费用支出快速增长等目标。

本书的出版,及时而全面地介绍了精准医学实现过程中生物大数据的关键技术,包括大数据研究的共性方法论、大型健康队列数据的利用、生物大数据的标准与质量控制、生物大数据挖掘与融合分析、精准医学知识库的构建以及实现临床决策支持系统的关键技术和方法等,可以为从事精准医学研究的临床医师及科研人员提供生物大数据的方法学基础。其中,将生物大数据应用于精准医学的临床实践,数据的可靠性及其分析流程的标准化是必备的前提条件。特别值得一提的是,本书主编石乐明教授领导的国际组学质量控制联盟(MAQC),在组学数据的质量控制与标准化研究方面做出了具有国际影响力的研究成果。

此外,本书从迫切且可行的临床应用方面选取典型研究进行了介绍,如精准医学在遗传病和肿瘤精准诊疗中的研究和应用,为临床医师提供了研究范例和应用参考。同时,本书结合主编石乐明教授在国际制药工业界和美国食品药品监督管理局(FDA)任职十几年的研究工作经验,重点介绍了采用生物大数据方法进行创新药物研发与药物精准应用研究的实例与前景,以及美国FDA在药物基因组学及生物标志物相关研究中的监管作用,为精准医学时代的新药研发提供了前沿方向与实例参考。

精准医学体现了医学发展趋势,也代表了临床实践发展方向。本书的出版将推动我国生物大数据与精准医学研究和临床应用的发展。希望我国能发挥特有的举国体制优势,以及在健康人群和患病人群队列研究的规模上与生物样本多样性上的优势,同时尽快弥补在核心共性技术与支撑性平台等方面的短板,在精准医学研究的国际竞争中,实现弯道超车,提升生命科学、生物医药、健康医疗等大健康产业的全产业链创新能力,驱动我国社会经济发展的转型升级,促进健康中国的建设。

复旦大学副校长

中国科学院院士

2017 年 11 月

随着生物医学分析检测技术的飞速发展和相关领域研究的不断深入,健康及疾病档案,分子水平多组学指标,行为学、社会学及环境因素等多层次、多类型的生物学和医学数据呈海量式增加。如何有效地获取、融合和利用这些海量数据中隐含的信息,改进传统诊疗方式,为人类提供更好的医疗健康服务是当前生物大数据研究领域所面临的挑战。而如图所示,精准医学正是以生物医学大数据,特别是多组学大数据为基础,根据患者个体在基因型、表型、环境和生活方式等各方面的特异性,制订个性化的精准预

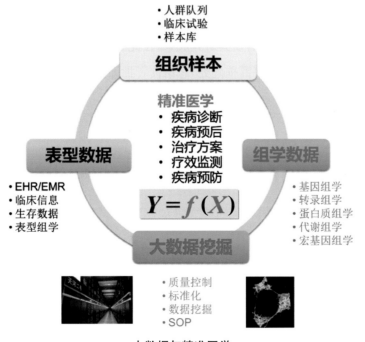

大数据与精准医学

防、精准诊断和精准治疗方案的全新医学模式,是生物大数据最具前景的应用领域之一,同时也体现了临床实践发展的崭新方向。

本书分为理论篇(第1~8章)和应用篇(第9~13章)。理论篇重点介绍生物大数据与精准医学研究中的共性方法和技术,包括生物大数据的基本概念与共性方法论、健康人群队列研究、临床表型数据及其标准化、组学大数据及其标准化、大数据的挖掘与融合分析、精准医学知识库的构建以及临床决策支持系统。应用篇介绍若干应用实例,包括遗传病、药物基因组学、肿瘤精准医学、基于大数据的新药研发等领域的最新研究进展,这是目前精准医学研究可以落地实施的切入点。同时本书(第14章)还介绍了美国FDA对精准医学相关的数据递交、生物标志物研究的监管,这是实现精准医学临床转化应用的重要环节。希望通过这些案例研究介绍,可以给从事大数据与精准医学研究的读者提供参考,促进在更广泛的领域进行精准医学研究和临床应用。

本书由复旦大学生命科学学院的石乐明教授团队主持编著,编写工作得到诸多科研院所、高等院校和临床医院的大力支持和帮助。衷心感谢我国"精准医学研究"重点专项指南编制专家组组长金力院士为本书作序!编写组由复旦大学、中国科学院上海生命科学研究院、中国科学院过程工程研究所、中国科学院上海生命科学信息中心、复旦大学泰州健康科学研究院、深圳微芯生物科技有限责任公司、美国FDA、美国汤森路透集团、美国IBM公司Thomas J. Watson研究中心等单位的专家组成。

本书引用了一些作者的论著及其研究成果,在此表示衷心的感谢!

书中如有疏漏、错谬或值得商榷之处,恳请读者批评指正。

编著者

2017 年 12 月于上海

目 录

4　临床大数据及其标准化 ┈┈┈┈┈┈┈┈┈┈┈┈┈┈ 074

5　组学大数据及其标准化 ┈┈┈┈┈┈┈┈┈┈┈┈┈┈ 087

6　大数据的挖掘和融合分析

12　HLA 基因多态性与药物不良反应 ……………………………… 274

1 总　　论

本章首先重点介绍生物大数据和精准医学的基本概念、发展背景和现状,其次介绍现阶段存在的问题和挑战,这也是本书后面章节重点介绍的内容。精准医学研究的实现,涉及组织样本的采集与处理、表型数据的采集、组学数据的产生和大数据分析与挖掘4个紧密相连的环节,其中的每个环节都至关重要,涉及诸多具体技术实现。只有做好全程的质量控制与标准化,才能得到最终可靠的研究结果,产生疾病预防、疾病诊断、疾病预后、治疗方案、疗效监测的生物标志物,这是实现精准医学临床应用的必经之路。

1.1　大数据的概念、发展背景及现状

1.1.1　大数据的概念与特征

大数据(big data)是指数据量和数据的复杂程度使得在现有的计算框架下无法捕获、处理和分析的数据[1]。大数据通常具有 5 个"V"的特征,即:①"volume",数据量大,通常达到 TB 级或者 EB 级;②"velocity",数据增长快,需要数据流管理和并行计算;③"variety",数据类型繁多,包含大量异质性的结构化、非结构化和半结构化的数据;④"veracity",真实性,数据源的有效性、可靠性以及数据质量非常重要;⑤"value",数据价值巨大,数据本身或者通过后续分析可以产生价值。

大数据的概念是麦塔集团在 2001 年首先提出的,经过十余年的快速发展,已经在社会、科技和经济等各方面产生了深远影响,被誉为信息化时代的"石油"。目前,世界各国高度重视数据的收集、储存和分析,并大力推动大数据相关的研究。例如,美国在

2012 年首先提出了"大数据研究与开发计划"(Big Data Research and Development Initiative),并在 2013 年 3 月 22 日宣布投资 2 亿美元拉动大数据相关产业发展,将"大数据战略"提升为国家意志。未来,国家的核心竞争力将在很大程度上取决于将数据转化为信息和知识的速度与能力,对数据的占有和控制甚至将成为陆权、海权、空权之外的另一种国家核心资产。

1.1.2 生物大数据的概念与类型

生物大数据是大数据技术应用的重点领域,其综合利用水平决定了未来生物学研究水平以及相关产业的发展空间。生物大数据主要包括 5 个方面的数据:①科学研究数据,如基因组和蛋白质组等组学数据、影像数据、药物研发和临床试验数据等;②电子健康数据,包括电子医疗档案、可穿戴设备采集的实时监控数据等;③生物样本数据,包括生物多样性资源库和临床样本库等;④科研管理信息,包括项目、经费、人才等相关信息;⑤知识成果,包括文献、专利和标准等。其中,对基因组、转录组、蛋白质组以及代谢组等高通量组学数据的分析和解读提高了人们对基因在疾病发生、发展过程中作用的认知,促进了诸如靶向药物等临床防诊治方案的开发。此外,生物大数据还将带动相关产业的快速发展,孕育巨大的市场空间。近年来,很多国家都在积极推进生物大数据的发展,麦肯锡公司在其报告中指出,排除体制障碍,大数据分析可以帮助美国的医疗服务业一年创造 3 000 亿美元的附加价值。

2013 年,美国国立卫生研究院(National Institutes of Health,NIH)启动了"大数据向知识转化计划"(Big Data to Knowledge,BD2K),旨在研究生物医学大数据管理、分析和共享等核心技术,建立未来生物医学大数据应用和服务的整体解决方案。2014 年 2 月,英国医学研究理事会(MRC)启动了"医学生物信息学计划"(Medical Bioinformatics Initiative),预计总投资 5 000 万英镑,通过整合健康医疗数据,解决关键的医学难题。近年来,我国在生物大数据方面的技术水平也在国家政策的支持下快速提高,2015 年国家启动了国家高技术研究发展计划("863"计划)的生物大数据开发与利用关键技术研究,加快突破我国生物医学大数据的关键技术,为精准医学的研究奠定了技术基础。

1.1.3 我国生物大数据的现状与前景

目前,我国已成为生物数据产生的大国,产生的数据量仅次于美国。但是,在生物大数据资源的管理体系建设方面明显落后于发达国家。

首先，国家层面缺乏对生物大数据进行有效管理和利用的体制和机制，这已经严重威胁到我国的生物数字主权。由于共享机制不完善，对生物大数据的利用水平低下，造成重复建设和资源浪费。据统计，在美国国家生物技术信息中心（National Center for Biotechnology Information，NCBI）的基因表达综合数据库（Gene Expression Omnibus，GEO）收录的数据集中，中国人递交的数据仅占 3.9%，远低于文献报道中所体现出的数据量。数据的私有性使数据资源无法得到充分的利用，严重制约了我国生物大数据的发展进程。

其次，我国的生物医学大数据缺乏统一的标准规范和管理。20 世纪 80 年代起，美国、欧洲和日本就开始建设生物数据的保存和管理机构。目前，美国国家生物技术信息中心（NCBI）、欧洲生物信息研究所（European Bioinformatics Institute，EBI）和日本国家遗传学研究所（National Institute of Genetics，NIG）的数据库掌管着世界上绝大多数的生物数据和知识资源。而我国由于缺乏统一的数据管理机构，数据保存分散，亟须建立专门的机构确保生物大数据资源的安全。

最后，缺乏对大数据进行高效分析、整合和挖掘的方法。对精准医学研究和应用链来说，前端是生命组学数据和大规模人群队列的表型数据，需要标准规范的大数据收集、存储和管理技术；而后端则需要对上述生物大数据进行融合挖掘，形成可供医师使用的临床决策支持信息，寻找生物标志物和药物靶标，这些都需要高水平的大数据挖掘和分析方法。具体包括以下三方面：①在软硬件平台方面，需要利用云计算等计算体系实现快速和有效的数据分析；②在大数据存储方面，需要利用智能化存储系统存储和索引海量数据；③在大数据分析挖掘方面，需要通过信息化科研环境开发和测试新型处理算法。

1.2　生物大数据与精准医学

1.2.1　精准医学的定义

精准医学（precision medicine）是指在大样本研究获得疾病分子机制的知识体系基础上，以生物医学特别是组学数据为依据，根据患者个体在基因型、表型、环境和生活方式等各方面的特异性,应用现代遗传学、分子影像学、生物信息学和临床医学等方法与手段,制订个性化精准预防、精准诊断和精准治疗方案。精准医学研究集合了诸多现代医学科技发展的知识与技术体系,体现了医学科学发展的趋势,也代表了临床实践发展的方向。

精准医学一词首次出现在 2011 年美国科学院研究理事会(NRC)发布的《迈向精准医学:构建生物医学研究知识网络和新的疾病分类体系》(*Toward precision medicine*:*Building a knowledge network for biomedical research and a new taxonomy of disease*)报告中。报告指出:许多具有不同分子病因的疾病亚型被归类为同一种疾病,而许多现阶段不同种类的疾病却具有相同的分子病因。因此,应该建立一个能集成多种组学数据、临床数据、环境数据的新的疾病分类体系,利用系统生物学策略建立以个体为中心的多层次人类疾病知识整合数据库,并在此基础上形成可用于疾病精确分类的生物医学知识网络[2]。

2015 年,美国精准医学计划的提出将其上升为国家战略,在世界范围内掀起了精准医学研究的热潮。欧盟以精准医学理念指导其创新药物二期计划,英国早在 2012 年就启动了 10 万人测序计划,日本将精准医学相关内容列入科技创新计划中,我国也于 2016 年 3 月启动并实施了"精准医学研究"重点研发专项,许多制药和生物技术公司也将发展战略转向肿瘤和罕见病的精准治疗药物研发,这标志着在基因组数据利用、新药靶点发现、新的诊断治疗方法开发等领域的国际竞争进入一个新阶段。基于精准医学理念的个体化治疗市场规模日益扩大,新兴公司如雨后春笋般地出现,IBM 公司等信息行业巨头也投入巨资开展了大量研发工作。由此可见,精准医学的发展,不但会引领科学的前沿,更孕育着难以估量的产业价值。

1.2.2　美国精准医学的发展

2015 年,美国开始启动精准医学研究计划,标志着精准医学上升为国家战略。美国已在 2015 年 10 月开始投入 2.15 亿美元实施精准医学计划,由美国 NIH、美国 FDA 和国家卫生信息技术协调员办公室(ONC)共同执行。美国 NIH 在 2015 和 2016 财年的预算中将精准医学作为重点领域进行资助,将开展治疗药物新靶点的合作研究和个性化治疗手段的研究。美国 NIH 正在领导一项超过 100 万人的大型队列研究,通过对 100 万人进行基因组测序,同时整合健康表型数据建立大型精准医学数据库。志愿者将贡献包括医疗记录、基因组、代谢物、体内及体表的微生物、环境和生活方式等数据，以及来自个人移动传感器的数据。该队列研究将对有资质的研究人员广泛开放，并激励不同学科的科学家参与贡献新想法，碰撞出新火花。

美国精准医学计划的另一个重点是扩大基因检测为基础的癌症临床试验、扩展癌症生物学的基础研究以及建立国家"癌症知识网络"，产生和共享最新的知识以助力科学研究和指导治疗决策，从而阐明肿瘤学研究的关键问题，包括肿瘤耐药性、基因组异质性以及抗肿瘤药的联合用药等，进而加速个性化癌症治疗方法的设计和验证。美国国家癌症研究所（National Cancer Institute，NCI）将启动新的国家临床试验网络（National Clinical Trials Network），充分利用临床试验产生的患者队列，进行创新临床试验方法学的研究。研究计划将在现有临床数据采集的基础上，进一步增加多种高质量的组学数据，开展创新临床试验方法学的研究。同时 NCI 还将进一步加强肿瘤生物学的基础研究，通过建立肿瘤知识数据库、开发更好的动物或者细胞模型等方法以促进科学研究向临床应用的转化。在癌症基因组图谱（The Cancer Genome Atlas，TCGA）一期项目绘制出 1 万个肿瘤基因组图谱并发现近 1 000 万个癌症相关突变的基础上，美国 NCI 又启动了 TCGA 二期项目，对卵巢癌、大肠癌和肺腺癌等癌症类型进行测序。二期项目将会整合患者健康、医疗等相关数据，深入研究肿瘤体细胞突变对患者预后以及治疗反应的影响及机制。

此外，ONC 发布了全美互操作路线图（Interoperability Roadmap），其目的是在未来10 年内创建一个可互操作的全美医疗生态系统。该路线图计划到 2017 年底，全美绝大多数个人和医疗机构能在医疗过程中发送、接收、查找和使用常用的电子医疗数据集，以提高个性化电子医疗数据的使用。

1.2.3　其他国家精准医学的发展

2014 年 3 月，欧盟发布创新药物二期计划战略研究议程（IMI2），其主题是实现精准医学，即在正确的时机向正确的患者提供正确的治疗措施。IMI2 将带来新的工具、方法及预防和治疗方案，促进个体化医疗的发展。

2012 年，英国宣布对患有癌症及罕见疾病的 10 万英国人进行全基因组测序，旨在根据基因组学和临床数据为患者制订个性化疗法。英国技术战略委员会（TSB）还在2014 年建立了"精准医学孵化器"，帮助英国在该领域加快创新步伐；牛津大学已投入约

1.5 亿英镑，成立精准癌症医学研究所。

日本在 2011 年实施的 FANTOM 计划第 5 阶段中投入 1 亿美元开展功能基因组研究，计划在 2015 年建立疾病的全基因组数据库，识别日本人的标准基因序列，并利用基因数据对抗癫痫剂的不良反应进行预测性诊断。至 2030 年，大幅度改善终身性疾病（糖尿病、脑卒中、心脏病）的干预效果；建立对癌变可能性及抗癌药物的治疗效果或不良反应的预测性诊断方法；开展针对抑郁症和痴呆症患者的临床研究；开发神经肌肉疾病患者的诊断和治疗方法。

韩国政府于 2014 年启动了耗资 5.4 亿美元的后基因组计划，以推动新型基因组技术的发展和商业化。该计划包括绘制标准人类基因组图谱，发展本国的人类基因组分析技术以及依托基因组的疾病诊断和治疗技术等五大目标。

1.2.4　我国精准医学的发展

面对激烈的国际竞争以及民众迫切的健康需求，国家卫生计生委和科技部多次召开会议，论证精准医学计划，并在 2015 年 3 月成立了精准医学战略专家组，专门组织、论证精准医学计划的启动实施方案等。2016 年 3 月 8 日，科技部正式启动了"精准医学研究"重点专项，并发布了首批项目指南。中国的精准医学计划充分调研和考虑了社会重大需求，确定了以我国常见高发、危害重大的疾病及若干患病率相对较高的罕见病为切入点，基于中国人群独特的遗传背景和环境多样性，实施针对我国人群的精准医学研究计划，这将建立中国自己的精准医学体系。专项设置了新一代临床用生命组学技术研发，大规模人群队列研究，精准医学大数据的资源整合、存储、利用与共享平台建设，疾病防诊治方案的精准化研究和精准医学集成应用示范体系建设共 5 个主要任务。

中国的精准医学研究计划将重点突破精准医学发展的技术瓶颈，以全创新链协同攻关进行组织，构建总量达到百万人级自然人群国家大型健康队列和特定疾病队列，建立多层次精准医学知识库体系和安全、稳定、可操作的生物医学大数据共享平台，突破新一代生命组学临床应用技术和大数据分析技术，建立创新性的大规模研发疾病预警、诊断、治疗与疗效评价的生物标志物、靶标、制剂的实验和分析技术体系。这些研究将为重大疾病的治疗提供解决途径，提高我国在重大疾病领域的预防水平。

精准医学的最终目标是进入临床应用，解决现实需求问题，因此该专项确定了以临床应用为导向，形成重大疾病的风险评估、预测预警、早期筛查、分型分类、个体化治疗、疗效和安全性预测及监控等精准防诊治方案和临床决策系统,形成可用于精准医学应用全过程的生物医学大数据参考咨询、分析判断、快速计算和精准决策的系列分类应用技术平台,建设中国人群典型疾病精准医学临床方案的示范、应用和推广体系。

1.3 生物大数据研究面临的问题与挑战

1.3.1 高维基因组学数据的处理与标准化

高通量组学分析技术使人们可以从基因组、转录组、蛋白质组以及代谢组等多层次水平高效地检测复杂生物体系和生物过程,帮助人们从更宏观的角度对一些基本分子生物学现象(如基因表达、基因调控和基因变异等)、疾病的发生和发展机制、疾病的预防和治疗等系统地进行探索性研究。其中,疾病致病基因和分子标志物等研究成果因在靶向药物和分子诊断等方向的巨大应用潜力而被视为攻克人类复杂疾病的新曙光。

然而,研究人员最近发现,近年来发表的 53 篇临床肿瘤研究文献中,仅有 6 篇报道的研究结果(11%)是可重复的[3]。另一个极端的例子是,杜克大学发表的多篇组学研究论文由于试验结果不可靠已经被撤销。误导性的论文会导致研究者在错误的试验中花费相当多的时间、金钱和精力,这不仅会影响学界对科学问题的认识,也会浪费大量公司和投资者的相关资源,更严重的是,基于不可靠的数据分析结果选择的药物和治疗方案将对患者造成不可估量的伤害。由于组学数据不可重复性的报道越来越多,2014年 *Nature* 和 *Science* 杂志分别针对这一问题作了专门报道,科学研究的可重复性问题被提升到一个新的高度[4, 5]。

造成组学数据重复性低的原因有很多,虽然样本随机处理以及对实验人员进行双盲实验设计等方法能增强研究的可靠性,但是由于组学研究的系统复杂性大大超出了以往的科学实验设计模式,实验人员实际上并不能控制所有自变量,因此,从实验设计到数据分析的质量控制和标准规范显得尤为重要。因此,要将高通量组学技术真正转化成临床诊疗方法,必须建立全过程的质量控制体系,提高数据分析结果的准确度和可靠性。

此外,海量的数据特征加上各异的数据分析方法使得组学分析结果的可靠性进一步被质疑。当前,针对数据分析的各个具体环节都存在多种算法和工具软件,分析流程的复杂性和工具软件参数配置的多样性使得整个数据分析工作的复杂度和可变性大大提高[6]。现有的组学分析软件独立分散,对于输入、输出及参数设置没有统一规范的规则约束,同时缺少采用标准样本和标准数据集的验证,使得不同实验室、不同数据分析人员针对相同数据进行分析的结果各异。因此,为了使组学数据分析结果的可靠性满足临床诊断的需求,必须建立一套统一规范的数据分析流程以及质量控制方法,使得不同临床检测实验室在此标准之下,都能得到相同的诊断结论。

纵观科技发展历史,任何新技术从产生到成熟的过程都惊人地相似。目前,Oncotype DX 和 MammaPrint 等基因芯片在临床诊断中的价值毋庸置疑。然而,十几年前基因芯片技术的可靠性也曾经受到质疑,笔者于 2004 发起的 MAQC(Micro Array Quality Control)-Ⅰ期、MAQC-Ⅱ期研究计划,采用标准 RNA 样本和标准数据集建立的质量控制体系,大大提高了不同实验室、不同芯片平台之间结果的重复性和可靠性;同时,不同数据分析方法的优缺点也得到客观公正的评判,这为美国 FDA 制定药物基因组学指南奠定了基础[7, 8]。由此可见,建立一套质量控制体系评价和保障高通量组学新技术的可靠性,对新技术的应用至关重要。

近几年,下一代测序技术得到越来越广泛的应用。与基因芯片相比,其数据类型更加复杂,数据量更为庞大且应用范围更具多样性。笔者主持的 MAQC-Ⅲ期(即 SEQC 计划,Sequencing Quality Control)研究计划对 RNA-Seq 数据分析质量控制体系进行了深入的研究,结果发现不同测序平台和数据分析流程中均存在一定数量基因依赖的表达偏好,数据分析结果的优劣与测序技术平台和数据分析流程的选择关系很大。采用 MAQC-Ⅲ期研究所建立的 RNA 测序(RNA sequencing,RNA-Seq)质量控制方法,可以显著提高 RNA-Seq 数据分析结果的准确度和可靠性[9]。

除了 MAQC 联盟之外,国际上还有很多机构正在投身下一代测序(next generation sequencing,NGS)数据的质量控制和标准化研究。由美国国家标准与技术研究院(National Institute of Standards and Technology,NIST)组织的 ERCC(The External RNA Controls Consortium)联盟曾开发了标准 RNA 参比物质(the Ambion® ERCC spike-in control mixes,Mix 1 和 Mix 2)用于评价高通量基因表达检测技术的可靠性。ERCC 还开发了一套使用该标准参比物质进行质量控制的标准算法和规范,显著提高了 RNA-Seq 数据对基因表达定量的准确度。此外,隶属于 NIST 的 GIAB 联盟(the

Genome in a Bottle Consortium)在 DNA 测序(DNA sequencing,DNA-Seq)的质量控制研究方面也起步较早,GIAB 以来源于德系犹太人一家三口的混合 DNA 作为全基因组的参比物质,并且在此基础上产生了标准数据集,以评价不同数据分析流程(pipeline)的准确度。

从监管角度讲,虽然国内外很多公司如谷歌(Google)、基础医学公司(Foundation Medicine)、华大基因和药明康德等都已经投身于 DNA-Seq 临床检测领域。一些非官方机构发布了 DNA-Seq 在种系 DNA 检测与遗传咨询中应用的推荐指南,如 NexStoCT(Standardization of Clinical Testing)工作组在美国临床实验室改进修正案(Clinical Laboratory Improvement Amendments,CLIA)认证的基础上形成了《DNA 测序研究指南》[10],欧盟的 EuroGentest 也组织了针对遗传病诊断的 DNA-Seq 质量评估和验证,并制定相关指南[11]。希望通过更多的标准化研究,提高组学研究结果的可靠性,形成更多的可用于临床实践的指南,才能真正实现精准医学研究的临床应用。

1.3.2　健康医疗数据的标准化

在电子病历的集成和标准化方面,国内外多采用 HL7 CDA 标准[12]。这套标准定义了医疗信息数据交换的标准格式和通信协议,由美国 HL7 组织研究制定。HL7 组织成立于 1987 年,是美国国家标准学会(ANSI)授权的从事医疗服务信息传输协议及标准研究和开发的机构,以发展各种医疗信息系统间各项数据信息的传输协议和标准,规范临床医学和管理信息格式,降低医院信息系统互连的成本,提高医院信息系统之间数据信息共享的程度为主要使命。

HL7 CDA 是以交换为目的的规范临床文档结构和语法的标记标准,基于 HL7 RIM 及 HL7 V3 的数据类型,采用 XML 编码,旨在实现在多个异构的系统间交换不同的患者医疗文档。CDA 标准规定一个 CDA 文档由一个文档头(header)和一个主体(body)组成。一个 CDA 文档是一个已定义的可以存在于 HL7 消息内容以外或在 HL7 消息中的完整信息对象。目前,CDA 已广泛用于医院的电子病历,我国最新的电子病历标准就是基于 CDA 标准制定的。

关于健康档案的标准,国内只有国家卫生部 2009 年发布的《健康档案基本架构与数据标准》。由于该标准只定义了数据项,未定义数据结构,尚不适用于健康档案的构建与交换。在国外,很多国家采用 OpenEHR 标准[13]。OpenEHR 是在过去多年国际性研究与实施结果的基础上产生的一套开放的 EHR 体系结构,最新的稳定版本是 2008 年 12 月 31 日发布的 1.0.2 版,已经被纳入欧洲标准中。OpenEHR 的主要思想来源于欧盟的 GEHR 项目,继 GEHR 项目之后的很多其他项目,如 synapse 和 SynEx 等,逐渐发展并完善了 GEHR 的结果,对 OpenEHR 带来了一定的影响。OpenEHR 首先提出了医学信息系统开发的两层模型,将医学领域知识与通用的数据和信息模型分离,两部分分别由软件专家和医学专家实现。这种两层模型概念目前已经被广泛接受。HL7 组织在定义 HL7 V3 标准时,也参考了这一思想。

1.3.3 非结构化数据的转换与分析

患者的精准医学数据包括患者的医疗记录、基因组、代谢物、体内及体表的微生物、环境和生活方式等数据,以及来自个人移动传感器的数据等,其中既有结构化的存储在关系型数据库中的数据,也有半结构化的存储在 XML 和 JSON 文件中的数据,但更多的是非结构化数据,如医学影像检查、处方药记录、随访记录等。如何有效地处理大规模非结构化数据,并挖掘出对医学决策有重大影响的规律和信息,最终形成可供医师使用的临床决策信息,是大数据研究和应用的瓶颈问题。

首先,通过数据的提取与集成将这些结构种类复杂的数据转换为单一的或者是便于处理的结构,并对数据进行清理和"去噪声"。

其次,大规模非结构化数据的处理必须采用分布式存储的方式,如谷歌文件系统 (Google File System,GFS) 和 Hadoop 分布式文件系统 (Hadoop File System,HDFS)。在这些分布式文件系统之上,可以进行非结构化数据的聚类、分类及索引。在数据库存储方面,也需要从传统的关系型数据库的"一对多"转换到非关系型数据库(现在被统称为 NoSQL)的"一对一",如谷歌(Google)的 BigTable,亚马逊(Amazon)的 Dynamo,微软公司(Microsoft Corporation)的 AzureTable,脸书(Facebook)的 Cassandra,Hadoop 的 HBase、MongoDB、CouchDB、Redis,以及雅虎(Yahoo)的 PNUTS 等。

1.3.4 基因组数据与临床表型数据的集成与融合

要解决生物大数据的临床应用问题,需要多种数据集成应用,但是目前仍然缺少生物医学大数据的集成和融合方法。例如,患者电子病历、临床信息和组学数据的产生都缺少可靠的质量控制标准,三者之间的有效串联也没有一个标准化的数据集成引擎系统,缺乏以临床应用为导向的信息架构和参考流程等。

集成各种组学、医疗和健康等数据,建立以生物大数据为基础的精准诊疗,将是未来发展的主流。最大限度地利用信息的互补性,将不同系统产生的数据和信息进行集成并融合是实现现代化医疗的基础和必要条件。集成来自不同数据源的数据,是有效分析和利用数据,并实现其蕴含价值的重要步骤。然而,由于生物大数据具有多源异构性、时效性、高噪声和高扩展性等特点,现有的数据集成与处理技术水平尚无法达到在有效时限内对数据进行收集与解读的要求。所谓多源异构性,是指生物大数据包含针对同一主题的文本数据、图像数据、视频数据和本体论层次数据等多种类型的数据;时效性,是指在疾病预防、早期诊断、个性化治疗等方面的生物大数据具有最严格的时效限制;高噪声,是指组学数据具有超高维度和动态特征,辨识其有效维度和正确趋势需要大量去除背景噪声的数据操作;高扩展性,是指生物学研究在产出某单一数据的同时往往需要采集多方面的相关元数据信息,并随着生物医疗数据的持续巨量增长而不断增长。因此,生物医学大数据的处理要同时达到一致性、可用性和容错性的要求是传统的分布式技术无法实现的,需要同时发展高吞吐量传输技术、可扩展的信息模型及适于高维数据融合的数据接口技术。因此,探索适合生物大数据的集成技术是亟待解决的重要问题之一。

传统的数据集成技术主要是基于 ETL 模式,从多源系统中抽取(extract)数据,然后根据预先定义的方式进行数据转换(transform),最后载入(load)到数据仓库或者知识库,并在规定的时间运行。然而,在大数据环境里这些技术难以满足新的信息数量和复杂性的要求。

为了解决大数据集成问题,近年来形成了两大研究主题:①针对多源数据模式层和实例层的异质性,研究模式映射和匹配策略、实例间的实体记录链接(record linkage)等技术;②为解决不同数据源的数据冲突,发现反映真实世界的真值数据(truth finding)[14]。关于解决冲突(真值发现)方面的研究被认为是原始数据层融合(data fusion)[15, 16],针对大数据巨量的特征,给出了在线数据融合方案;针对大数据增长快的特征,提出了实时数据融合策略;针对数据类型繁多,提出了与记录连接技术结合的数据融合技术。由于数据融合目前仍是一个新兴的研究领域,工作多集中在 Web 数据源的数据融合技术研究上,在生物医学领域中只开展了少数的研究工作[17],而且这些工作都是零散的,也没有考虑大数据环境下的融合技术。

在临床信息和基因组数据整合方面,整合生物学及临床信息项目(Informatics for Integrating Biology and the Bedside,i2b2)平台获得了广泛的国际支持,已经在许多学术机构和产业界广泛使用[18]。i2b2 是美国 NIH 资助建立的,其主要目标是实现各类健康管理系统的信息整合,并在此基础上进行生物医学计算。i2b2 开发了一个可扩展的信息学框架,基于该框架,临床研究者可以使用已有的临床数据进行科研探索,也可以与基因组数据结合进行拓展研究。i2b2 框架使用模块化方式进行设计,每个模块就是一个独立应用(称为一个 cell)。除了核心模块外,其他模块都可以有选择地安装。通过这种架构,i2b2 解决了未知类型医学数据的整合问题。当出现新的未知数据时,通过 i2b2 提供的工具,用户可以方便地组合已有模块或设计第三方模块以完成数据的转换和整合工作。

1.3.5 提高生物标志物的临床转化应用性需要标准化的分析流程

在生物医学研究领域,重大疾病的早期诊断、预后预测以及分子标志物筛选等都有庞大的数据分析需求。针对每个分析的具体环节都存在多种算法和工具软件,分析流程的复杂性和工具软件参数配置的多样性使得整个数据分析工作的复杂度和可变性大大提高。此外,从多组学角度研究生物体已成为一个必然趋势,组学研究的对象是具有内在异质性的海量数据,其处理方法各异。现有的组学分析软件独立分散,对于输入、输出及参数设置没有统一规范的规则约束,同时大多未针对高性能计算环境进行相应的优化,不能很好地针对组学数据的大数据特征组织管理和处理数据,效率不高。

目前,国际上虽然已经有了 Galaxy(https://usegalaxy.org)等免费框架平台与 IPA(http://www.ingenuity.com)和 InfoScience(https://infoscience.epfl.ch)等商业平台,但是仍然难以应对"组学"大数据带来的挑战,尚需要在大数据处理的理论框架和技术体系方面实现突破。

Galaxy 系统是由宾夕法尼亚州立大学及约翰·霍普金斯大学共同开发的用于基因组学研究的开源工作流平台,在该平台上任何运行过的工具都可以按使用顺序自动生成工作流并与其他用户分享。工作流每个步骤产生的数据都有详细的报告,可以在线预览也可以下载,非常适合与其他平台融合。Galaxy 最大的优势在于支持完整的本地化,并且每个本地化的 Galaxy 都可以成为集群中的节点,对于大数据的繁重计算任务能够较好地进行负载平衡。由于 Galaxy 内建的工作流架构只是将存在的工具进行嫁接,不支持较复杂的逻辑设计,如条件判断、循环执行等;而且大部分工作流信息都存储在内建数据库中,对于跨平台的工作流分享是无能为力的。

因此,需要建立一套标准化的涵盖基因组学分析模块、转录组学分析模块、蛋白质组学分析模块、代谢组学分析模块、健康档案和电子病历信息及文本挖掘分析模块、组学数据与健康档案及电子病历数据整合分析模块、疾病样本信息管理与分析模块等功能的综合数据处理与质量控制系统,针对典型分析需求制订功能完备、可扩充性好和移植性强的工作流。同时,借鉴计算科学领域成熟的数据处理方法,高效地进行数据分析和信息挖掘;借鉴分子生物学和数学方法降低或消除实验上的各种噪声,尽可能在提高分析通量的同时保证分析的准确性。最终,通过复杂条件多因子分析,对医疗诊断等关键性生物学问题给出决策参考。

1.3.6　生物大数据的高效存储与共享对现有网络技术提出了新的要求

以美国国家生物技术信息中心(NCBI)下属的专门负责存储下一代测序原始数据的 SRA(Sequence Read Archive)数据库为例,5 年内存入的数据量呈指数型增长,由 2010 年的 10 TB 迅速增长到 2014 年初的 1 000 TB 以上(http://trace.ncbi.nlm.nih.gov/Traces/sra)。由于大数据的存储与管理面临容量大,数据结构复杂,内容更新速度快,查询高并发,低延迟等挑战,需要在文件存储结构、索引机制、访问协议、异构资源管理、元数据管理、查询调度、性能隔离、网络架构和编程模型等方面进行深入研究。同时由于生物大数据系统数据传输量大、并发访问频率高和安全隐私要求高等特点,需要研究适用于生物大数据环境的下一代互联网传输技术及安全保障,优化和攻克相关数据分析及网络技术。

目前,下一代互联网网络安全技术的发展主要分成两种路线,即演进路线和全新解决下一代互联网可信、可控和可管问题的路线。演进路线安全机制一部分依赖现有互联网协议的增强,另一部分通过网络设备对网络末端节点或核心网元进行加固,互联网中部署大量防火墙、流量清洗设备、监控和审计系统。而全新方案解决下一代互联网可信、可控和可管问题的关键技术包括:①针对下一代互联网协议的新特点与存在的安全新问题,构建面向下一代互联网的异常检测模型,通过对下一代互联网协议下的快速海量数据采集,以日志数据为驱动,准确提取正常行为模式,降低下一代互联网入侵检测中存在的漏报率与误报率；②基于真实源地址的 IPv6-Web 身份认证系统；③下一代互联网网络入侵检测系统研究。

大数据时代，高带宽业务对网络的压力在骨干网层面尤为明显，现网中普遍采用的 10G/40G 技术已经显得力不从心，100G 网络势在必行。目前，100G 网络在欧美部分地区得到了较为广泛的部署。中国教育和科研计算机网（CERNET）211 三期建设项目，成为中国 100G 网络商用历史上的重要里程碑。2012 年 5 月 22 日，阿尔卡特-朗讯推出 7950XRS 核心路由器，其处理速率可达 400 Gb/s。2012 年 6 月，中国移动成为首个开通干线 100G 网络的国内运营商，试点测试选取了杭州到福州的国家干线，全长 1 010 km，中间有 15 个站点、14 个跨段，为省际骨干传送网中最复杂的段落之一，进一步验证了 100G 路由器及 100G 光传输设备的综合承载能力。

在处理并发数可扩展性方面，可以通过修正操作系统内核以及用事件驱动型服务器（如 Nginx 和 Node）替代线程式服务器（如 Apache）来解决。在过去的几年中，可扩展服务器的采用率在大幅增长。但在不久的将来，由于 IPv6 普及，连接到每一个服务器的潜在可能连接数目将达到数百万，需要重新搭建技术架构，以处理千万级并发连接及千兆比特每秒快速互联网连接，这将导致更高级别的连接中断与阻塞。服务器扩展也许能够处理这样的增长，但是延迟将会很突出。因此，下一代互联网需要研究最大延迟微秒级别的方案。

大数据面临的另一个重要问题就是海量数据的存储。大数据存储的形式包括分布式的文件系统、分布式的键值对存储以及分布式数据库存储。当前的研究也集中在这 3 个方面，并依据应用需求进行相关的优化。在分布式文件系统研究方面，传统的分布式文件系统 NFS 应用最为广泛。为了应对搜索引擎数据，谷歌公司在 2003 年公布了其分布式文件系统技术 GFS[19]，能够用于存储网页数据。之后，开源社区据此开发的 Hadoop 分布式文件系统 HDFS 适合安装在廉价的机器上。微软自行开发的 Cosmos 支撑着其搜索、广告等业务。2010 年 Facebook 推出了专门针对海量小文件的文件系统 Haystack，可降低磁盘寻道速度，类似的还有淘宝推出的文件系统 TFS（http://code.taobao.org/p/tfs/wiki/index）。键值对存储也是一大类重要的存储系统。2007 年亚马逊公司提出的 Dynamo 以键值对为模式，是一个真正意义上的去中心化的完全分布式存储系统，具有高可靠性、高可用性且具有良好的容错机制。由于模型的简单性，键值对存储在应用模型不是很复杂的情况下能够获得更好的性能。当然，数据库模型还是一大类非常重要的存储模型。Bigtable 是谷歌公司开发的基于 GFS 和 Chubby 的非关系型数据库,是一个稀疏的、分布式的、持久化存储的多维度排序映射表。由于其缺乏一致性的支持,2011 年谷歌公司将其改进为 Megastore 系统。但是 Megastore 系统的性能不是很高,2012 年谷歌公司进一步开发了 Spanner 系统,能够进一步加强一致性,将数据分布到全球的规模,提高了一定的性能。Spanner 是第 1 个可以实现全球规模扩展并且支持外部一致的数据库。

1.3.7　生物大数据的伦理

在大数据时代,生物大数据已经成为一种新的资源宝藏。数据的采集权、保存权、所有权、知情权、使用权以及隐私权等已经成为公民的新权益,这些权益的滥用必然引发新的伦理危机。因此,在生产生物大数据的同时,还要重视和加强相应的资源管理体系建设,对生物大数据的标准规范、共享机制、权属、安全问题、隐私保护与公众利益的平衡等进行研究与讨论。

生物大数据的利用涉及数据安全和个人隐私,其中,个人隐私权问题是目前生物大数据所带来的最大伦理危机。如何在充分利用生物大数据的同时保护个人隐私和数据安全是目前相关技术研发的重点。

与传统的信息安全更加关注文件的私密性等安全属性不同,大数据时代的隐私性研究主要体现在不暴露用户敏感信息的前提下进行有效的数据挖掘。近年来,数据隐私性技术逐渐成为数据挖掘领域的研究热点,并形成了保护隐私的数据挖掘(privacy preserving data mining)概念,其研究主要集中于开发新型的数据发布技术,尝试在尽可能少数据信息损失的同时最大化地隐藏用户隐私。Dwork 在 2006 年提出了新的差分隐私(differential privacy)方法,这是解决大数据中隐私保护问题的一个方向,但是这项技术离实际应用还有距离。现有的隐私保护技术主要基于静态数据集,而在现实中数据模式和数据内容时刻都在发生变化。因此,还需要开发在更加复杂的环境下实现动态数据的利用和隐私保护的技术。

此外,生物大数据技术引起的其他伦理问题也不可忽视。例如,组学分析技术在临床应用的普及(如无创产前基因检测技术的使用)所引起的伦理问题、电子健康档案分析涉及的伦理问题、生物样本库建设及出生队列研究中生物样本库建设所面临的伦理问题(包括样本收集的知情同意和再次同意有关的问题、广泛同意的问题、保密性问题、所有权问题及商业化问题、参与者重新接触的伦理问题)等。

因此,生物大数据研究与使用需要充分考虑患者的隐私、知情同意、数据的发布和使用等问题,通过规范使用、伦理保护、安全分级以及立法保护,达到个人隐私利益和社会公众健康利益之间的平衡。

参考文献

[1] Gudivada V N, Baeza-Yates R A, Raghavan V V. Big data: promises and problems [J]. IEEE Computer, 2015,48(3): 20-23.

[2] National Research Council (US) Committee on a Framework for Developing a New Taxonomy of Disease. Toward Precision Medicine: Building a Knowledge Network for Biomedical Research and a New Taxonomy of Disease [M]. Washington, D. C.: National Academies Press (US), 2011.

[3] Begley C G, Ellis L M. Drug development: Raise standards for preclinical cancer research [J]. Nature, 2012,483(7391): 531-533.

[4] Mcnutt M. Reproducibility [J]. Science, 2014,343(6168): 229.

[5] Collins F S, Tabak L A. NIH plans to enhance reproducibility [J]. Nature, 2014,505(7485): 612-613.

[6] Xuan J, Yu Y, Qing T, et al. Next-generation sequencing in the clinic: promises and challenges [J]. Cancer Lett, 2013,340(2): 284-295.

[7] Shi L, Reid L H, Jones W D, et al. The Microarray Quality Control (MAQC) project shows inter-and intraplatform reproducibility of gene expression measurements [J]. Nat Biotechnol, 2006,24(9): 1151-1161.

[8] Shi L, Campbell G, Jones W D, et al. The Microarray Quality Control (MAQC)-II study of common practices for the development and validation of microarray-based predictive models [J]. Nat Biotechnol, 2010,28(8): 827-838.

[9] Su Z, Łabaj P P, Li S, et al. A comprehensive assessment of RNA-seq accuracy, reproducibility and information content by the Sequencing Quality Control Consortium [J]. Nat Biotechnol, 2014,32(9): 903-914.

[10] Gargis A S, Kalman L, Berry M W, et al. Assuring the quality of next-generation sequencing in clinical laboratory practice [J]. Nat Biotechnol, 2012,30(11): 1033-1036.

[11] Matthijs G, Souche E, Alders M, et al. Guidelines for diagnostic next-generation sequencing [J]. Eur J Hum Genet, 2016,24(1): 2-5.

[12] Dolin R H, Alschuler L, Beebe C, et al. The HL7 clinical document architecture [J]. J Am Med Inform Assoc, 2001,8(6): 552-569.

[13] Garde S, Knaup P, Hovenga E, et al. Towards semantic interoperability for electronic health records [J]. Methods Inf Med, 2007,46(3): 332-343.

[14] Dong X L, Berti-Equille L, Srivastava D. Truth discovery and copying detection in a dynamic world [J]. Proc VLDB Endowment, 2009,2(1): 562-573.

[15] Bleiholder J, Naumann F. Data fusion [J]. ACM Comput Surv, 2008,41(1): 1-41.

[16] Dong X L, Srivastava D. Big data integration [C]//IEEE. Data Engineering (ICDE), 2013

IEEE 29th International Conference On. Brisbane: IEEE, 2013: 1245-1248.

[17] Synnergren J, Olsson B, Gamalielsson J. Classification of information fusion methods in systems biology [J]. In Silico Biol, 2009,9(3): 65-76.

[18] Abend A, Housman D, Johnson B. Integrating clinical cata into the I2b2 repository [J]. Summit Transl Bioinform, 2009,2009: 1-5.

[19] Chang F, Dean J, Ghemawat S, et al. Bigtable: a distributed storage system for structured data [J]. ACM Trans Comput Syst, 2008,26(2): 1-26.

2 大数据研究的共性方法论

本章将介绍一些大数据研究的共性技术,这些技术具有普适性,可以用于每个大数据应用领域。针对医学大数据的非结构化特性,本章第 1 节介绍了非结构化数据的转换和处理方法,包括数据的分布式存储和处理的模型。人-机交互界面是大数据应用软件的重要组成部分,可视化是挖掘大数据中各层次知识的重要方法,本章第 2 节介绍了人-机交互技术和大数据可视化技术,并针对精准医学领域重点介绍了分子结构和基因组的可视化方法与软件。深度学习方法是当前机器学习和人工智能领域的研究热点,是一种大数据建模的有效方法,本章第 3 节介绍了深度学习的基本思想和常见的深度学习开发框架。大数据的体积通常比较大,因此数据传输速度常常会成为大数据系统的性能瓶颈之一,另外,保证数据的安全是大数据应用系统最基本的要求,本章第 4 节介绍了数据的高速传输技术,以及在数据传输中的隐私保护与信息安全技术。

2.1 非结构化数据的转换与处理

2.1.1 概述

随着社会的进步和科技的发展,特别是互联网技术的迅速发展,人们要面对的信息越来越多。在过去数十年中,计算机主要是用于处理结构化的数据。Forrest Research 的统计表明,两成的信息是存储在各种类型的结构化数据库中,但是剩余八成的非结构化信息则分散在整个业务过程和其他外部环境中。

早期大部分医疗相关数据是以纸质化的形式存在,而非电子数据化存储,如手写的病历记录、处方药记录、随访记录等。随着数据存储、计算平台及移动互联网的快速发展,非电子化记录的医疗数据都在不同程度上向数字化转化。与此同时,积累了大量其他的医疗电子化非结构化数据,如 X 线片记录、磁共振成像(magnetic resonance imaging,MRI)记录、计算机断层扫描(computed tomography,CT)影像记录等。医疗机构在日积月累地产生和存储着海量的关键业务数据。此外,各种健身和健康相关可穿戴设备的出现,使得血压、心率、体重、血糖、心电图等实时和准实时监测都变为现实和可能,数据的产生、获取和分析的速度已经从原来的按"天"计算,发展到了按"小时"、"分"、"秒"来计算。

海量医疗数据既有格式化的存储在关系型数据库中的数据,也有半格式化的 XML 和 JSON 文件等,但是更多的是非格式化数据,如文本文件、声音、图像、视频等。人们处理和使用这些海量非结构化数据的能力远远落后于数据的增长速度。非结构化数据已经成为人们决策的重要依据,如何有效处理大规模非结构化数据,并在这个基础上挖掘出对医学决策有重大影响的规律和信息,已经成为精准医学的数据基础和重要组成部分。

非结构化数据包含复杂的内容,并具有不同的结构特点,传统的数据处理,特别是以 Oracle、MySQL、SQL Server 等为代表的关系型数据库系统对非结构化数据只能提供有限的管理和利用。解决上述问题的一种方法就是对非结构化数据进行转换与处理,将大量无序、散乱的非结构化数据进行预处理,形成相对规整的格式,为数据的统一访问和数据分析做准备性工作,从大量数据中挖掘出潜在的规律,并以数据可视化的方式辅助分析和决策。

面向大数据的非结构化数据的转换和处理的关键技术包括:①统一数据模型,该模型将对海量异构非结构化数据进行统一描述(如通过语义特征、底层特征等);②分布式存储和并行处理模型与架构,这种架构应具有高度并行化与可扩展性,以保证大数据的处理效率。

2.1.2 数据模型

基于数据模型,可以建立可扩展的数据存储模型,使数据能够以某种结构和方式进行存储与读取;可以建立面向上层应用的灵活多样的数据操作模型,支持用户对数据的高效访问。目前非结构化数据模型主要有基于关系型数据库结构化的方法管理非结构化数据关系模型和扩展关系模型;借鉴多媒体数据库和空间数据库,采用封装、继承、多态和抽象的面向对象模型[1, 2];以实体、关系、问题为模型的基本元素,对系统进行抽象和描述的 E-R 模型[3];基于分层的数据模型;基于非结构化数据的基本属性、语义特征、底层特征以及原始数据 4 个组成元素,并描述了这些元素之间内在联系的四面体数据模型等[4]。

2.1.3　分布式存储

大数据时代的一大特征就是数据量巨大,大规模非结构化数据的处理涉及区别于传统的结构化数据的文件系统,一般采用分布式存储的方式,如 GFS 和 HDFS[5, 6]。在这些分布式文件系统之上,可以进行非结构化数据的聚类、分类以及索引。

传统的关系型数据库结构清晰,适用于数据的价值密度相对较高、有明确应用目的的结构化数据。随着大数据时代的到来,数据类型不仅局限于结构化数据,更多的半结构化数据、非结构化数据纷纷涌现。面对结构复杂、价值密度低的非结构化数据,数据库系统需采用不同于传统关系型数据库的非关系型数据库。BigTable 是谷歌公司设计的分布式数据存储系统,是用来处理海量数据的一种非关系型数据库。BigTable 数据库中的多维稀疏排序表中通过行、列关键字和时间戳来查询定位。除了 BigTable,还有其他的一些非关系型数据库,如 AzureTable、Cassandra、HBase、MongoDB、CouchDB、Redis 等[7, 8]。

2.1.4　并行处理模型

在大数据环境下,数据来源非常丰富且数据类型多样,存储和分析挖掘的数据量庞大,对数据展现的要求很高,并且注重数据处理的高效性和可用性,因此在各个处理环节中都需要采用并行处理方式。MapReduce 是谷歌公司于 2004 年提出的一种并行处理模型。MapReduce 将传统的查询、分解及数据分析进行分布式处理,将处理任务分配到不同的处理节点。MapReduce 包括映射(Map)和化简(Reduce)两个阶段,可以进行海量数据分割、任务分解与结果汇总,从而完成海量数据的并行处理。以谷歌公司提出的 MapReduce 为基础,提出了一些改进的并行处理模型,如 Barrier-less MapReduce、MapReduceMerge、Oivos、KPNs 等[9]。

2.2　人-机交互技术与数据可视化

2.2.1　人-机交互技术

人-机交互技术(human-computer interaction techniques)是指通过计算机输入、输出设备,以有效的方式实现人与计算机对话的技术[10]。人-机交互技术发展从最初的基本交互技术,发展到图形交互技术、语音交互技术,到目前的体感交互技术。从最初的键盘和鼠标,到最新的虚拟现实体感游戏,人-机交互技术随着科技进步不断发展。自然、便携、智能化、无侵入性是人-机交互系统的研究热点。追求交互过程更友好、更自然,交互体验更愉悦、更舒适则是人-机交互研究共同努力的方向。

一方面随着人-机交互、移动操作系统、语音智能、视觉识别、体感交互等技术的发展,人-机交互产品越来越轻巧、功耗越来越低,可穿戴等设备已被广泛用于工业、运动、娱乐、医疗和健康等多个领域。这些数据收集手段在逐渐增多,可挖掘的数字资源也在成倍扩展,不断地产生和存储海量的数据。

另一方面,身处大数据时代,面对纷至沓来的海量信息,人类的大脑要想处理所有内容并迅速找到所需要的信息无异于大海捞针。在大数据分析过程中,可以利用人-机交互技术,让用户直接参与具体的分析过程,利用交互式数据分析过程引导用户逐步地进行分析,使得用户在得到结果的同时能更好地理解分析结果的由来。欧盟设在西班牙庞培法布拉大学 CEEDS 项目的研究人员正在建立一种新的称为“经验归纳机器”的沉浸式多模式交互系统[11]。它通过配备一整套传感器的虚拟现实技术使用户走进庞大的大数据世界,辅助人脑分析数据。通过监控用户查找和浏览数据时的反应,寻找合适的方式向用户呈现信息,系统对用户的手势、眼球运动和心率进行监控,并据此调整数据展示方式。一旦系统识别出用户疲倦或面临信息量过大,会做出相应调整,如简化可视化数据以减少用户的认知负荷,或引导用户关注信息量较小的领域。

2.2.2　大数据可视化

挖掘大数据的大价值必然要对大数据进行内容上的分析与计算。深度学习和知识计算是大数据分析的基础,而可视化既是数据分析的关键技术,也是数据分析结果呈现的关键技术。

数据可视化是一种把抽象信息用图形表示的技术,借助可视化技术,以直观的方式分析原本抽象的数据,发现数据中隐含的信息、规律和模式。数据可视化已经成为人们分析复杂问题的强有力工具,它是一门集合了人-机交互、图形学、数字图像处理、数据挖掘、信息科学、决策理论等多学科于一体的交叉学科。大数据可视化技术是对传统的数据可视化和信息可视化的发展,通过大数据自动分析挖掘方法,利用支持大数据可视化的用户界面以及支持分析过程的人-机交互技术,融合计算机的计算能力和人的认知能力,挖掘和发现大规模复杂数据集隐含的价值。

大数据可视化不同于传统的信息可视化,面临的一个最大的挑战就是数据的规模。如何提出新的可视化方法帮助人们分析大规模、高维度、多来源、动态演化的信息,并辅助进行实时的决策,成为这个领域最大的挑战。为方便对大数据展开观察和分析,从而获得有价值的信息,可以从两个方面入手:有效地组织数据和提高视觉设计能力。有效地组织数据是大数据可视化的基础,是进行大数据分析并获取大数据隐含的信息、规律和模式的前提。提高视觉设计能力在于提高人们的视觉设计水平,一方面可以通过将多维的、抽象的数据以二维或三维图形的模式展现在人们的面前,实现人与信息数据的交互;另一方面,层次关系是抽象的、多维的信息普遍存在的关系,可以通过设计多尺度、多层次的方法实现信息在不同尺度上的展示,从而使用户可自主控制展示的尺度,在有限的视觉空间完整地将数据信息多层次呈现出来。

大数据可视化对生物大数据的分析至关重要,对于复杂的生物数据,数据可视化可以增加人类的认知资源,可以利用较少的空间表达大量的信息,从而减少搜索和发现关键信息的时间。数据可视化可以将大量不同类别的生物数据在一个视图中显示出来,从而有利于各种模式的识别和对比。生物大数据可视化包括分子结构可视化、基因组序列可视化、蛋白质结构可视化、代谢途径可视化等多个方面。下面主要介绍基因组和分子结构相关的可视化工具,这些工具从不同的侧面帮助研究人员理解和研究这些生物数据,为生物大数据的快速分析提供了便利。

2.2.3 基因组的可视化

随着新一代大规模测序技术的不断发展,产生了海量的基因组数据,越来越多物种的基因组已得到解析,使人们对基因的功能有了更加深入的认识。在利用深度测序技术研究复杂疾病的发病机制和遗传变化过程中，积累了海量的基因序列及其变异数据。发展基因组序列的可视化方法和开发支持生物大数据的交互式分析、集成和研究的可视化工具，可以帮助科研人员更深入地理解生物学系统，已经成为基因组学研究领域的一项重要课题。

目前，国内外基因组研究相关机构已开发了多种基因组浏览器，以满足基因组可视化、大规模基因组数据分析和应用的需要。部分浏览器是基于 Web，并相应地形成了一个集中的数据资源库，如 UCSC Genome Browser（UCSC-GB）、Ensembl、美国国家生物技术信息中心（NCBI）的 Map Viewer 等。另一类基因组浏览器是可以在用户本地安装，或作为独立的软件工具由用户自己配置所需的数据。这类浏览器包括 Integrative Genome Viewer（IGV）、Integrated Genome Browser（IGB）等。下面详细介绍 UCSC-GB 和 Circos 基因组可视化软件包，并对 Map Viewer、IGV、GBrowse、JBrowse 进行简单的介绍。

2.2.3.1 基因组浏览器

加州大学圣克鲁兹分校（University of California，Santa Cruz，UCSC）开发的基因组浏览器 UCSC-GB[12] 是目前最为流行的基因组浏览器。它功能强大，整合了大量基因组数据和注释数据，提供了方便浏览基因组和查看基因组注释信息的功能。UCSC-GB 目前在全世界应用非常广泛，很多浏览器网站如 Ensembl 都用到它的基因组序列数据，而一些用户本地基因组浏览器也需要通过它来获取大量公共数据资源。

UCSC-GB 起源于一段应用于秀丽隐杆线虫（C. elegans）基因预测拼接图谱的 C 语言脚本，在人类基因组测序完成后，不断扩充完善，逐渐发展成为一个现在这样强大的分析工具。现在 UCSC-GB 的主要开发语言是 Java 和 Python，后台数据库依赖于 MySQL，而且提供 MySQL 的公共接口。只要用户本地计算机装有 MySQL 客户端，就可以通过 UCSC-GB 提供的接口访问网站后台的数据库；UCSC-GB 可以较好地兼容 IE、Chrome、Firefox 等主流网络浏览器。此外，UCSC-GB 是完全开源的，用户可以下载其完整源码并在本地安装配置。

如图 2-1 所示，UCSC-GB 提供了一个解释基因组特征和元素的图形用户界面框架，以用户友好的访问机制提供数据查询、浏览和下载服务[12]。

目前，UCSC-GB 提供人、羊驼、黑猩猩、昆虫、线虫类、酵母、病毒等 100 多个物种的

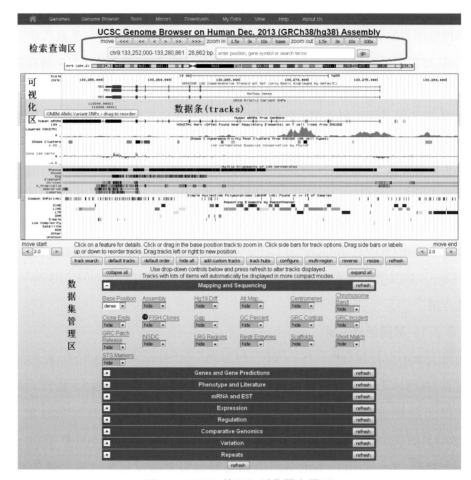

图 2-1　UCSC 基因组浏览器主界面

(图片修改自 http://hgw2.cse.ucsc.edu/cgi-bin/hgTracks? db＝hg38)

基因组可视化信息,可以任意比例快速可靠地显示所需的基因组,显示内容包括已知基因、预测基因、表达序列标签、mRNA、CpG 岛、组装序列间隙或重叠、染色体条带、物种同源性、单核苷酸多态性(SNP)、序列标记位点、辐射杂交数据和转座子重复等。UCSC-GB 中约有一半的注释信息是通过公共的序列数据计算得到的,其余部分则来自世界各地一些研究项目的结果。

UCSC-GB 系统主界面从上到下可分为三大部分: 检索查询区、可视化区和数据集管理区。

在检索查询区既可以直接通过染色体和核苷酸碱基范围查询,也可以根据基因名称等关键词进行查询,并可以在页面现有范围中进行左右平移和倍数缩放等操作,

图 2-1 中矩形条状框内即为检索查询区。通过缩放、平移等操作,用户可从宏观上查看整个基因组中的基因密度,或者打开一个细胞遗传区带查看可能的疾病基因,或进一步放大到某一特定基因,从微观上查看其表达序列标签或者替代拼接、突变位点等多种注释信息。

可视化区将基因组信息在参考基因组序列框架下,沿序列坐标轴方向,将不同类型数据集以轨道条带(tracks,本书下称“数据条”)形式层叠实现可视化以及不同类型信息的关联,这些数据集称为“注释轨道”(annotation tracks),提供了一个基因组区域内的背景信息。每条样本数据都用一条轨道来表示,并且提供 5 种展示模式(hide、dense、squish、pack、full)。根据展示的数据集内容不同,数据条会有不同的亮度,用户将鼠标放在数据条左侧可高亮显示数据条,并可拖动数据条的位置。数据条带上不同区域分别用不同的颜色、线条、箭头或方块等元素表示不同的生物含义,比如在基因结构视图中,矩形方块代表外显子,线形代表内含子。此外,点击这些数据元素后可以获得更详细的相关注释信息。基因组浏览器本身并不对数据给出结论,而只是将所有相关信息整合在一起,由用户自行考察和解释这些数据。

轨道数据集管理区,主要包括数据集的分组管理、展示模式的管理以及用户上传数据的可视化等。用户可以选择数据集分组,查看分组下所包含的数据集。每个数据集下方都有一个下拉菜单来选择是否展示以及展示模式。每个数据集的名字都链接到一个特定的网页,从中可以设置对该数据集显示的数据内容及显示方式,并查看该数据集的相关来源信息,还可能有相应的文献或者序列信息等。用户还可以上传自己的注释信息,与系统信息同时显示,用于科研或者教育。系统支持多种格式的用户自定义注释信息数据,其中最常用的文本格式是格式 BED 文件,其他格式包括 VCF、BAM、GFF 等十几种,用户可查看该网站上的《基因组浏览器用户指南》了解使用方法。

此外,在 UCSC-GB 的最上方是浏览条菜单栏,提供了到其他工具和数据源的链接。例如,在“View”菜单下有“Ensembl”和“NCBI”链接,可打开新窗口,将用户当前在 UCSC-GB 内显示的基因组区域转到 Ensembl 或 NCBI 的基因组浏览器中显示;而“DNA”链接则让用户查看浏览器内显示的基因组区域的原始基因组序列并下载。在“Tools”菜单下是一些其他工具,如“Table Browser”为用户提供访问 UCSC-GB 的数据和下载的功能。

与图形界面的 UCSC-GB 对应，UCSC 还提供了一个文本格式界面的表格浏览器(Table Browser，UCSC-TB)工具，让用户方便地访问基因组浏览器后台数据库中的数据。这一工具加强了对查询的支持，可对字段值加上一些条件限制，以及对多个数据集进行组合查询，对数据输出进行过滤以限制输出字段和返回行数，组织成多种多样的格式等，通过表格浏览器可方便地操纵和下载整个基因组以及数据集中的数据。

UCSC-GB 以 MySQL 数据库形式存储了所有数据集，用于图形化界面的基因组特征展示，以及文本界面的表格浏览器查询和下载的后台支持。如果用户熟悉 MySQL 数据库，并希望进行更为复杂的查询，可以在安装 MySQL 客户端后，直接连接到 UCSC-GB 提供的接口访问网站后台的数据库：

$$mysql—user = genome—host = genome\text{-}mysql.\ cse.\ ucsc.\ edu\ \text{-}A$$

通过这种方式访问的数据与 UCSC-GB 上的数据相同。

UCSC-GB 内还整合了其他一些特定主题相关的数据可视化和分析工具，如：

- Genome Graphs(http://genome. ucsc. edu/cgi-bin/hgGenome)
- In-Silico PCR(http://genome. ucsc. edu/cgi-bin/hgPcr)
- Variant Annotation Integrator(http://genome. ucsc. edu/cgi-bin/hgVai)
- VisiGene(http://genome. ucsc. edu/cgi-bin/hgVisiGene)
- ENCODE Portal(http://genome. ucsc. edu/ENCODE)
- Cancer Genome Browser(https://genome-cancer. ucsc. edu)
- ENCODE Portal(http://genome. ucsc. edu/ENCODE)

利用 UCSC-GB 同样的浏览器框架，为其他一些物种配置了单独的浏览服务。如：

- 古细菌(http://archaea. ucsc. edu)
- 疟原虫(http://areslab. ucsc. edu)
- 艾滋病病毒(http://www. gsid. org)
- 大麻(http://genome. ccbr. utoronto. ca)
- 棘鱼(http://sticklebrowser. stanford. edu)

为方便亚洲地区用户使用,为用户提供快速访问体验,UCSC-GB 于 2016 年 6 月在日本开通了亚洲镜像站点(http://genome-asia.ucsc.edu)。除客户自定义数据集不会从主站点自动转移到镜像外,该镜像的功能与原始站点完全相同。

基于网络的浏览器除 UCSC-GB 外,还有许多其他浏览器。比较流行的如欧洲生物信息研究所(EBI)的 Ensembl Genome Browser[13] 和美国国家生物技术信息中心(NCBI)的 Map Viewer[14] 等,也都有各自友好的用户界面和丰富的数据资源,数据展示方式也较为相似。GBrowse[15] 和 JBrowse[16] 是通用模式物种数据库计划开发的用于模式物种基因组浏览的工具,其中 GBrowse 开发较早,JBrowse 是 GBrowse 的后续项目。JBrowse 对服务器端资源需求很小,大部分工作在用户端网页浏览器完成,采用了动态 AJAX 局部刷新技术,达到更为流畅的可视化效果。JBrowse 的主要开发语言为 Javascript 和 HTML5,还有少量 Perl 程序用于服务器端数据整理。

此外,还有一些特色浏览器,提供以上普通基因组浏览器没有实现的功能,如家庭基因组浏览器(Family Genome Browser,FGB)[17] 可以观察带有谱系信息的基因组,识别突变体父系起源、检测新突变、识别潜在重组事件等;个人基因组浏览器(Personal Genome Browser,PGB)[16] 基于遗传-分子-表型模型,可以可视化观察个人基因组中的单核苷酸多态性、插入删除、结构变化等遗传变化以及关联的基因组特性和表型,内建检测功能突变的方法。这些浏览器为遗传病研究、个人基因组研究和健康护理提供了有效的工具。

另一类基因组浏览器则可以在用户本地安装或作为独立的软件工具,由用户自己为感兴趣的物种或项目数据配置所需的数据,提供浏览功能,并可下载公共数据集作为补充,因而具有较大的灵活性。这类浏览器包括:

- Integrative Genome Viewer(IGV, http://www.broadinstitute.org/igv/home)
- Integrated Genome Browser(IGB, http://bioviz.org/igb)
- Gaggle Genome Browser(GGB, http://gaggle.systemsbiology.net)

一些基于网页的基因组浏览器如 JBrowse 也可以作为单独的应用程序使用。

2.2.3.2 Circos 基因组可视化软件包

Circos[18] 是一个用于基因组数据可视化的软件包,与基因组浏览器不同的是,它以环形布局可视化数据,非常适合于考察数据对象和位置之间的关系。采用环形结构展示数据,图形紧凑美观,可显示对象之间的连接,而在线性布局情况下难以组织这些对象间的联系。Circos 可以创建符合出版质量的图形,完全按照用户的意图控制图片中的元素,展示丰富的多层次数据。环形区域内图形可达到的分辨率由内向外随半径线性增加,使圆形中心适合于展示低分辨率的摘要统计数据或指明关注点,而周边区域可以展示高分辨率的数据细节。

Circos 中数据的可视化由文本格式的配置文件控制,生成的图片可以很容易地整合到数据获取、分析和报告的自动化流程以及网络页面中去。Circos 还可以为图片生成图像映射文件,定义图片中的不同区域,并添加链接,适合于网络应用。例如,上海生物信息技术研究中心开发的乙型肝炎病毒综合数据分析平台(http://lifecenter. sgst. cn/hbv-diap)整合了 Circos 程序,用于展示乙型肝炎病毒的基因定位、基因和蛋白突变等(见图 2-2)。

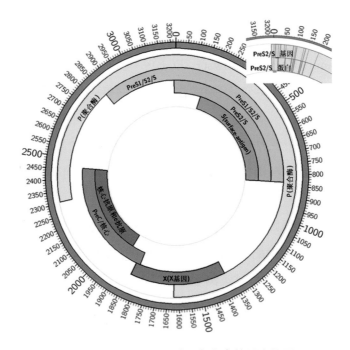

图 2-2 HBV-DIAP 乙型肝炎病毒基因定位图

乙型肝炎病毒基因组序列长度约为 3 215 个碱基对(base pair, bp),图中显示了乙型肝炎病毒 7 个关键基因在基因组上的位置信息。右上角为 PreS2/S 基因和蛋白的突变位点(图片修改自 http://lifecenter. scbit. org/hbv-diap/research/sequenceDetail. do? sequence. sequenceId=68941)

图 2-3 是 Circos 网站提供的一幅教学图片,展示了 Circos 程序的大量作图元素。对于一个基因组,首先需要绘制出其染色体组型图,如图 2-3 中 a 区域下侧的一条环形

区带即为染色体组型,图中右侧是人类的 22 条常染色体,左侧是小鼠和大鼠的各一条染色体。染色体组型图上可以加上坐标,表示染色体上碱基的位置;也可以将染色体区带信息添加到组型图上。染色体组型图的功能大致相当于基因组浏览器中的参考序列。在环形染色体组型外侧或内侧可以绘制不同的图形元素,以表达不同的生物学含义。常见的元素包括坐标标记、文字标签、链接飘带、散点图、线形图、柱形图、瓦片图、高亮图、热图以及一些表意符号等。

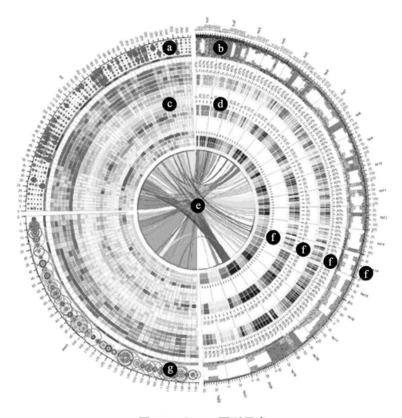

图 2-3 Circos 图形元素

(a)散点图,其中表意符号的大小对应数据值的大小;(b)双向柱状图;(c)热图,透明度对应数值大小;(d)不同分辨率的数据热图;(e)链接束,表示数据对象之间的联系;(f)多个层次显示绝对和相对的坐标标记;(g)对应热图 c 的散点图(图片修改自http://circos.ca/documentation/course/)

　　输出图片中的许多特性可以使用动态规则进行调整,即根据输入数据值改变图形元素的类型、颜色等。例如,图 2-3 中一些表意符号的大小对应数据值的大小,热图透明度对应数值大小等。不同规则还可以结合起来使用,如在应用表意符号大小规则之外,可进一步将值落在某一范围内进行数据隐藏,这样在不改变输入数据和配置文件的情况下就可创建不同的图像。

Circos使用Perl脚本语言实现,在可以使用Perl语言的操作系统上都可以安装配置Circos程序。用户可以纯文本形式文件提供数据,并在配置文件中使用其特有的绘图语言告诉Circos需要如何作图,即可运行程序创建图片。支持的图片格式包括位图PNG格式和矢量图形SVG格式。由于Circos的运行依赖许多第三方Perl程序包,其安装配置略微复杂,用户可按照Circos网站上提供的详细安装说明,完成安装测试工作。Circos还提供了由浅入深、易于学习的使用教程,用户可以用教程中的配置文件作为模板,构建自己需要的配置来展示数据。

Circos有很强的灵活性。虽然Circos最初的设计是用于生物信息领域的基因组数据可视化,主要是癌症基因组学和比较基因组学数据,但是实际上它也很适合其他任意领域的数据可视化,尤其是显示数据间的关系,包括一些应用领域如汽车购买趋势、化学反应、数据库设计模式图等。感兴趣的用户可以在其网站上了解更多的信息。

2.2.3.3　Map Viewer

Map Viewer是美国国家生物技术信息中心(NCBI)提供的一个非常有用的基因组可视化工具(见图2-4),除能浏览和检索某有机体完整的基因组信息外,还可以在序列

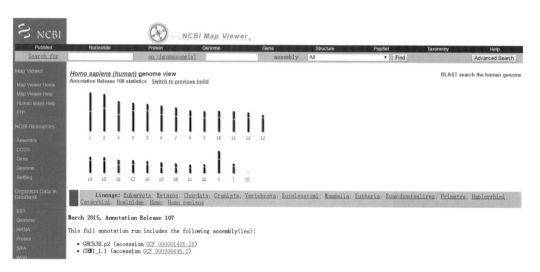

图2-4　Map Viewer界面的可视化效果

(图片来自 http://www.ncbi.nlm.nih.gov/projects/mapview)

水平通过浏览单个染色体图谱或某染色体上的特定区域探查相关基因信息，包括基因在基因组中所处的位置、基因序列、内含子及外显子的排列、基因的细胞遗传学图、EST、SNP 等[14]。

2.2.3.4　基因组的可视化工具

基因组的可视化工具（Integrative Genomics Viewer，IGV）由博德研究所（Broad Institute）开发（见图 2-5）。IGV 能放大基因组上的某个特定区域，整合并分析不同类型的基因组数据，分析遗传密码中的序列变化或突变、拷贝数变化、染色质沉淀数据和表观遗传学修饰[19]。

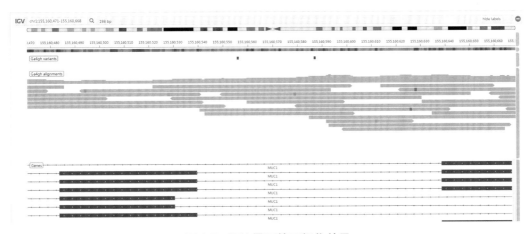

图 2-5　IGV 界面的可视化效果

（图片来自 http://software.broadinstitute.org/software/igv）

2.2.3.5　GBrowse

GBrowse 是 GMOD（Generic Modal Organism Database）组织采用 Perl 语言开发的一个基于 Web 的基因组浏览器工具。GBrowse 呈现以序列长度作为横坐标、以各数据项作为纵坐标的二维显示界面（见图 2-6），目前支持基因组序列中基因、SNP 等常见注释数据的显示[15]。

2.2.3.6　JBrowse

JBrowse 和 GBrowse 功能比较类似，它采用 HTML5、JavaScript、AJAX 等前端技术实现快速访问和浏览基因组数据（见图 2-7），支持多种基因组学常用格式，如 VCF、BED、FASTA、BAM 和 GFF3 等[16]。

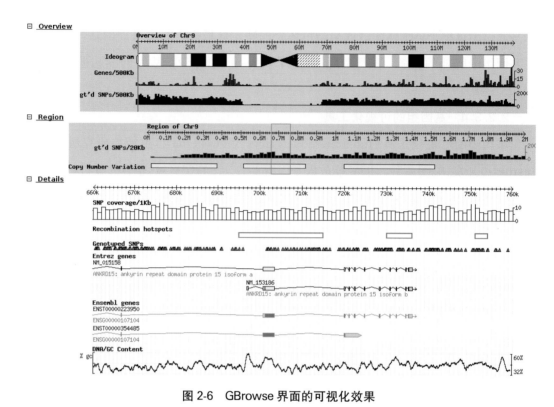

图 2-6 GBrowse 界面的可视化效果

(图片来自 http://gmod.org/wiki/GBrowse)

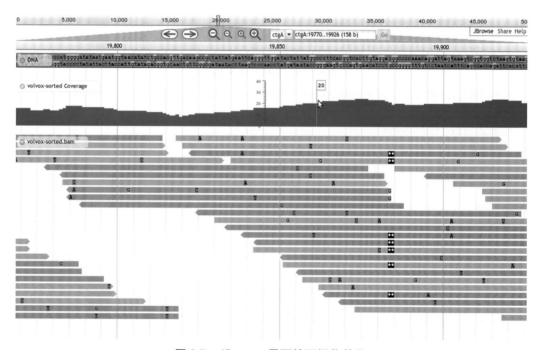

图 2-7 JBrowse 界面的可视化效果

(图片来自 http://gmod.org/wiki/JBrowse)

2.2.4 分子结构的可视化

随着分子生物学的发展和计算机技术的不断进步,生物分子的结构可视化对于生物信息的分析起着越来越重要的作用,借助计算机图形学等相关技术对分子结构的探测与分析过程可达到可视化和精确化。分子结构可视化方面的软件主要有 VMD、PyMol、Jmol 和 Chimera 等。

2.2.4.1 VMD

VMD 是一款开源软件(见图 2-8),由伊利诺伊大学的 TCB 团队开发。VMD 使用 OpenGL 提供高质量的三维分子图形,用于显示和分析大的生物分子体系。VMD 支持多种分子模型、多种可视化方式、多种输入及输出设备和多种分析处理功能[20]。

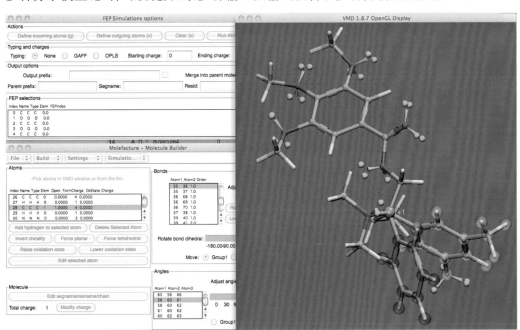

图 2-8　VMD 界面及其可视化效果

(图片来自 http://www.ks.uiuc.edu/Research/vmd)

2.2.4.2 PyMOL

PyMOL 以 Py+MOL 命名,"Py"表示它是由计算机语言 Python 开发,"MOL"表示它是用于显示分子结构的软件(见图 2-9)。PyMOL 由 Warren Lyford DeLano 等编写,并且由 DeLano Scientific LLC 将其商业化。PyMOL 适用于高品质小分子或是生物大分子(特别是蛋白质)的三维结构可视化[21]。

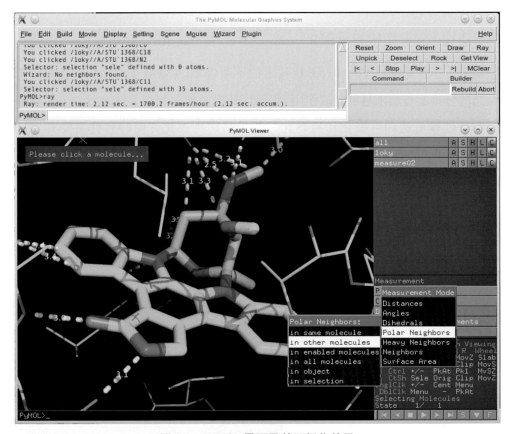

图 2-9　PyMOL 界面及其可视化效果

（图片来自 http://www.pymol.org）

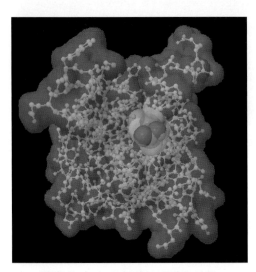

图 2-10　Jmol 界面的可视化效果

（图片来自 http://www.ks.uiuc.edu/Research/vmd）

2.2.4.3　Jmol

Jmol 是使用 Java 语言编写的开源和轻量级的免费三维分子可视化工具（见图 2-10）。它支持多种量子化学程序输出的文件类型，支持基本单位晶胞、二级结构示意图，支持测量距离、键角和扭转角等。同时，它支持四十余种分子格式，如 CIF、CML、GAMESS 和 XYZ 等[22]。

2.2.4.4　Chimera

Chimera 是美国加州大学旧金山分校开发的一个用于分子结构和相关数据的交

互可视化和分析的程序(见图 2-11),支持密度图、超分子组装、序列比对、对接结果、轨迹和构象集合等可视化[23]。

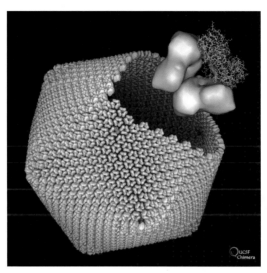

图 2-11　Chimera 界面的可视化效果

(图片来自 http://jmol. sourceforge. net)

2.3　深度学习

深度学习(deep learning)是近几年随着计算机硬件、大数据技术等的发展而迅速发展的一种机器学习方法。本节对深度学习的基本思想及常见的开发框架进行介绍,若要深入了解和应用深度学习方法,可参考相关文献。

2.3.1　概述

使计算机具备人类一样的智能,一直是相关领域科学家们的梦想和追求。近年来,随着计算机硬件的快速发展和人工智能(artificial intelligence,AI)理论与方法的不断突破,这样的梦想正在逐渐变为现实。机器学习(machine learning,ML)正是人工智能的核心方法与技术之一。

机器学习是一门研究如何使用计算机模拟和实现人类学习行为的学科。卡内基梅隆大学(Carnegie Mellon University)计算机系的 Tom Mitchell 教授在他的 *Machine*

Learning 一书中对机器学习的定义是："Machine learning is the study of computer algorithms that improve automatically through experience"（机器学习是对能通过经验进行自动改进的计算机算法的研究）[24]。机器学习是一门多领域交叉的学科，涉及数学、计算机科学、生物学等多个领域，如统计学、概率论、算法理论和神经生理学等。

机器学习的算法分为两种，包括有监督学习（supervised learning）和无监督学习（unsupervised learning）。前者是指从已经分好类的数据集中学习分类函数，以对新的数据进行分类；后者是指对未分好类的数据集进行学习，以发现数据集中的结构性知识，并将其应用到新数据中。人工神经网络（artificial neural network，ANN，简称神经网络）是机器学习的一种重要方法，其算法中既有有监督学习算法，也有无监督学习算法。

神经网络的理论模型于 20 世纪 40 年代由 Warren McCulloch 和 Walter Pitts 首先提出。1957 年，康奈尔大学（Cornell University）的 Frank Rosenblatt 提出了"感知器"（perceptron）的概念[25]，第 1 次用算法精确地描述了神经网络模型。感知器模拟了人类大脑的一个神经元，具备了基本的自组织、自学习功能。随后，多节点、多层次的神经网络模型得到了研究和应用。到 20 世纪 80—90 年代，在系统辨识、模式识别、智能控制等多个领域神经网络都得到了广泛的应用。但是随着问题复杂度的增加和规模的扩大，神经网络的节点数需要不断增加，这大大增加了计算量。

进入 21 世纪，尤其是近 10 年来，随着计算硬件技术的不断发展，结合并行计算、协处理器（GUGPU）等技术，计算机的运算速度越来越快，上述神经网络计算瓶颈的问题逐步得到解决。2006 年多伦多大学（University of Toronto）计算机系的 Geoffrey E. Hinton 和 Ruslan R. Salakhutdinov 在 *Science* 上发表的研究文章，被认为是第 1 个使用深度学习方法解决问题的例子[26]，从此深度学习开始被广泛地研究和应用。

深度学习方法近几年来在多个领域取得了令人瞩目的成绩，如文字符号识别、图形图像识别、视频实时识别、音频实时识别、人脸自动识别、自然语言处理、自动驾驶等。一个广为人知的例子是，2016 年春天谷歌公司研发的 AlphaGo 围棋软件，在分先比赛中以 4∶1 击败职业围棋世界冠军李世石。AlphaGo 软件获胜的基础是历代职业棋手的棋谱及自我对弈的大数据和深度学习算法的应用。

2.3.2　深度学习的基本思想

深度学习是对神经网络的深化与发展,要想了解深度学习,应首先了解神经网络的概念和方法。

2.3.2.1　感知器

感知器是 1957 年由 Frank Rosenblatt 提出的,它模拟了人脑的一个神经元,可以说是最简单的神经网络,是神经网络和深度学习最基本的单元。图 2-12 是感知器的示意图。

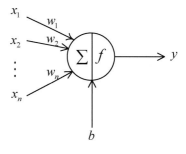

图 2-12　感知器示意图

在图 2-12 中,x_1, x_2, $\cdots$, x_n 是 n 个实数输入,w_1, w_2, $\cdots$, w_n 是每个输入对应的权重值,b 是偏差项,y 是二值输出。可以将所有的输入值和权重值定义为实数列向量 $\boldsymbol{x}$ 和 $\boldsymbol{w}$。

从算法角度说,感知器是一个二元分类算法,提供了一个分类函数,可以将一个输入实数向量 $\boldsymbol{x}$,映射为一个二值输出 $y = f(\boldsymbol{x})$,$f(\boldsymbol{x})$ 称为激励函数,通常采用如下形式的函数:

$$f(\boldsymbol{x}) = \begin{cases} +1 & \text{如果 } \boldsymbol{w}^{\mathrm{T}}\boldsymbol{x} + b > 0 \\ -1 & \text{如果 } \boldsymbol{w}^{\mathrm{T}}\boldsymbol{x} + b \leqslant 0 \end{cases}$$

式中,$\boldsymbol{w}^{\mathrm{T}}$ 是向量 $\boldsymbol{w}$ 的转置向量。

在感知器中,权重向量 $\boldsymbol{w}$ 和偏差 b 是未知的,需要通过学习算法求取。若将偏移看作是一个值为 1、权重值为 b 的输入,则可将原来的列向量 $\boldsymbol{x}$ 和 $\boldsymbol{w}$ 进行扩展,即 $\boldsymbol{w}^{\mathrm{T}} = [w_1, w_2, \cdots w_n, b]$,$\boldsymbol{x}^{\mathrm{T}} = [x_1, x_2, \cdots x_n, 1]$。上述公式变形为

$$f(\boldsymbol{x}) = \begin{cases} +1 & \text{如果 } \boldsymbol{w}^{\mathrm{T}}\boldsymbol{x} > 0 \\ -1 & \text{如果 } \boldsymbol{w}^{\mathrm{T}}\boldsymbol{x} \leqslant 0 \end{cases}$$

给定 N 组样本 (x_i, y_i),$i = 1$, $\cdots$, N,通过学习算法求得上述扩展过的向量 $\boldsymbol{w}$,使得对于任意一个大于 1 小于 N 的整数 i 都有:

$$\begin{cases} \boldsymbol{w}^{\mathrm{T}}x_i > 0, & \text{当 } y_i > 0 \\ \boldsymbol{w}^{\mathrm{T}}x_i < 0, & \text{当 } y_i < 0 \end{cases}$$

则感知器的特性就唯一确定了对于任意 n 个实数的输入向量 $\boldsymbol{x}$,都可以相应计算出

y,实现对 x 的分类。

Frank Rosenblatt 提出的感知器学习算法是一种错误驱动的学习算法,首先给出一个 w 的初始向量,然后对所有样本进行循环,当某组样本的分类结果出现错误时,就用这组样本更新权重,如此经过一定的迭代次数后,w 向量收敛。具体的算法步骤请参考文献[27]。

2.3.2.2 神经网络

人工神经网络是对生物神经网络的一种模拟和近似,它从结构、实现机制和功能上模拟生物神经网络。神经网络是由前述大量神经元(节点)通过极其丰富和完善的连接构成的自适应非线性动态系统。

在神经网络中,每个节点都是一个感知器,整个网络的所有连接权重决定了这个网络的特性,因此,神经网络的建立实际上就是要求取这些权重。神经网络的基本学习、使用过程与感知器类似:首先确定一个称作训练集的输入输出样本数据集合和权重的初值,通过一定的迭代规则,使得网络满足训练集的数据要求或者误差要求,然后将网络应用到未知的输入数据上,从而得到输出结果。

神经网络的连接拓扑、神经元的激励函数、学习规则等是区别不同神经网络模型的主要因素。从节点的连接拓扑来看,如果神经网络的节点构成层次关系,则将层次类型分为 3 种,分别称为输入层、隐藏层和输出层,每层节点的输出信号是下一层节点的输入信号,并且在整个网络中信号只向前传递而没有反馈,这样的神经网络称为前馈神经网络(feedforward neural network)或前向网络。前馈神经网络又称为多层感知器(multi-layer perceptron),是最常见的神经网络模型。图 2-13 是前馈神经网络的连接拓扑示意图。

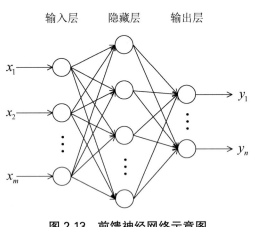

图 2-13　前馈神经网络示意图

在前述感知器中所采用的激励函数 $f(x)$ 是一个非连续函数。在神经网络中,激励函数通常采用连续函数,并且为了增强神经网络的表达能力,通常采用非线性函数。一种最常见的激励函数是 sigmoid 函数,其形式为:

$$\sigma(x) = \frac{1}{1 + e^{-x}}$$

除前馈神经网络外,另外两种常见的神经网络是反馈神经网络(feedback neural network)和自组织神经网络(self-organizing map,SOM)。

反向传播算法(backpropagation algorithm,BP 算法)是一种有监督学习算法,是最常见的前馈神经网络学习算法。BP 算法由 Paul Werbos 于 1974 年首次提出[28],但直到 20 世纪 80 年代才广泛应用。BP 算法使用最速下降法,通过误差的反向传播不断调整网络的权值,使网络的误差平方和最小。

BP 算法分为两步,分别为正向传播和反向传播,其过程如下。①正向传播,输入的样本数据从输入层经过隐藏层逐层进行处理,最后经输出层得到结果。在逐层处理的过程中,每一层神经元的状态只对相邻下一层神经元的状态产生影响。在输出层把现行计算结果和样本的期望输出结果进行比较,如果不相等或超出允许的误差范围,就进入反向传播过程。②反向传播,把误差按原来正向传播的通路反向传回,并对每个隐藏层各神经元的权重进行修改,以期误差趋向最小。BP 算法的详细步骤请参考文献[29]。

自从 20 世纪 80 年代中期以来,神经网络借由 BP 算法等在许多领域获得了广泛的应用。但人们在应用神经网络时也发现了一些问题,主要有两个:一是容易过拟合,权重参数的调节比较困难;二是网络的训练速度较慢,并且在层数小于等于 3 的情况下其分类效果并不比其他机器学习算法更优。

随着计算机硬件技术的发展,在人工神经网络的基础上,Geoffrey E. Hinton 等人于 2006 年发表文章[26],提出了"深度学习"的方法。10 余年来,深度学习在计算机视觉、语音识别、自然语言处理等多个领域都取得了优异的成绩,成为机器学习近年来取得突破性进展的一项技术,它同云计算、大数据一样是当前非常活跃的研究方向。

深度学习通常是由一个具有多个隐藏层的神经网络完成的。所谓"深",是相对于传统的分类、回归方法和单隐藏层的神经网络而言的,后者在有限样本和计算单元的情况下对复杂函数的表示能力有限。深度学习则可通过深层次、非线性的网络结构,实现复杂函数的逼近。深度学习的实质是通过构建具有多个隐藏层的网络模型,使用海量训练数据学习更有用的特征,从而最终提升分类或预测的准确性。例如,谷歌的 AlphaGo 采用了 12 层网络,通过自我对弈 3 000 万盘作为训练数据集。

除了在节点层数和训练集规模上的不同之外,深度学习与神经网络的另一个不同是在学习算法上。神经网络采用的 BP 算法应用到层数很多的情况时,误差从输出层反向传输到输入层时会变得太小,从而很难对权重作出有效的调整;同时在某些情况下,会收敛到局部最优值而非全局最优值。深度学习则采用两步学习法来避免这些问题:①采用无监督学习方法从输入层开始逐层训练,每次只训练一层,训练结果作为下一层的输入,这步称作预训练(pre-train);②从输出层开始,误差反向传播,采用有监督学习的方式对权重加以调整,进行全局优化。

目前应用较多的深度学习模型有自动编码器(autoencoder)、稀疏编码(sparse coding)、限制波尔兹曼机(restricted Boltzmann machine,RBM)、深信度网络(deep belief network)、卷积神经网络(convolutional neural network,CNN)、循环神经网络(recurrent neural network,RNN)等。

2.3.3 深度学习开发框架

学习和使用深度学习方法不必从零开始,可以利用互联网上一些现成的深度学习开发框架。下面简单介绍一下 Caffe、CNTK、MXNet、TensorFlow、Theano 和 Torch 几个常见的开发框架。

2.3.3.1 Caffe

Caffe 由美国加州大学伯克利分校的计算机视觉和学习中心于 2013 年开始开发,采用 C++实现,具有速度快、模型定义方便等优点。网址为 http://caffe.berkeleyvision.org。

Caffe 是一个主流的工业级深度学习工具,卷积神经网络的实现非常出色。在计算机视觉领域 Caffe 是比较流行的工具包,但是它对递归神经网络的支持比较差。由于 Caffe 是基于 C++的,可以在多种设备上编译运行,具有跨平台性,部署比较方便。

2.3.3.2 CNTK

CNTK 由微软公司创建,最初用于语音识别领域,如 Cortana 和 Skype 均采用了 CNTK。目前,CNTK 已经发展成一个通用的深度学习系统。网址为 http://cntk.codeplex.com。

CNTK 简单快速,使用方式与 Caffe 相似,首先编写配置文件,然后以命令行方式运行。CNTK 基于 C++语言,是为数不多的可运行于 MS Windows 下的深度学习框架之一。CNTK 未来也计划支持 Python 和 C#语言。

2.3.3.3　MXNet

MXNet 由分布式机器学习社区(DMLC)创建,是一种同时注重灵活性和效率的深度学习框架,主要开发语言是 C++。网址为 https://github.com/dmlc/mxnet。

MXNet 质量小、便携、使用灵活,并且支持分布式计算和移动计算,并能对动态的、突变的数据流进行调度。MXNet 支持 Python、R、Julia、Go、Javascript 等编程语言。

2.3.3.4　TensorFlow

TensorFlow 由谷歌公司开发,是一种基于数据流图的深度学习开发框架。网址为 http://www.tensorflow.org。

TensorFlow 是一个理想的 RNN 应用程序接口(application programming interface,API)和实现。由于 TensorFlow 使用了向量运算的符号图方法,这使得新网络的定义变得相当容易,但 TensorFlow 并不支持双向 RNN 和三维 CNN。

TensorFlow 的架构清晰,采用了模块化设计,支持多种前端和执行平台。它支持 C++语言,同时由于使用了 Eigen 而不是 BLAS 类库,它能够基于 ARM 架构进行编译和优化,因此支持移动设备。TensorFlow 还支持 Python 语言,但它不支持 MS Windows,因此其模型无法部署到 MS Windows 设备上。

2.3.3.5　Theano

2008 年诞生于蒙特利尔理工学院的 Theano,是用 Python 开发的,可以高效地定义、训练、优化深度学习网络。网址为 http://www.deeplearning.net/software/theano。

Theano 在大型网络上的性能与 Torch 不相上下,并且可以跨平台,模型可以部署到 MS Windows 环境下。

2.3.3.6　Torch

Torch 的网址是 http://torch.ch。

Torch 的目标是让用户简单、灵活、快速地建立深度学习网络,它以图层的方式定义深度学习网络,对 CNN 的支持非常好,并可通过非官方的扩展支持 RNN。

虽然 Torch 是以一种不太知名的 LuaJIT 脚本语言编写,但是运行速度不逊于以 C++、C♯ 等语言写的程序,同时它还提供 C 语言接口。Torch 可以提供嵌入式方案,也支持 iOS、Android 设备和 FPGA 等,但它并不支持 MS Windows 系统。

由于 Torch 出色的性能,2016 年 6 月脸书(Facebook)公司发布了基于 Torch 的深度学习开发框架 Torchnet,并将其用于图像识别和自然语言处理取得了很好的效果。

深度学习方法的计算量通常都非常大,因此上述这些开发框架大多支持 GPU 协处理器。若要用好它们,还需要学习 CUDA 编程。

此外,深度学习开发框架还有 Chainer、ConvNetJS、Deeplearning4j、Deeppy、Idlf、Keras、Marvin、MXNetJS、Neon、OpenDeep、Reinforcejs、Sickit-Neuralnetwork 和 Theano-Lights 等。读者可根据需要自行上网检索、使用。

2.4 大数据的传输与信息安全

2.4.1 概述

以互联网为代表的"信息高速公路"引发了数据规模的爆炸式增长。在 2013 年,全网流量每日累积量就已达到 1 EB。据预测,未来 10 年全球数据将增加 50 倍。但目前的网络体系是电信时代建立起来的,无法提供大数据时代的大容量高效传输,这已成为大数据应用快速发展的一个瓶颈。

如何有效增大网络节点交换容量,提高网络资源利用效率,成为大数据时代网络技术面临的最大挑战。而以基因研究、高能物理、科学计算、云服务和数据中心之间数据同步为代表的海量数据传输需求,更对大数据的高速网络传输提出了实际的要求。一个典型的例子是,作为世界上最大基因研究所的华大基因(BGI),目前仍然依赖于传统的邮寄方式,而不是网络传输方式传递数据[30]。相关研究表明,大数据时代网络数据流的分布同时也体现出新的特征,如少量的巨块数据消耗了大部分的网络带宽等。而这些新的特征为大数据高速网络传输技术指明了新的研究方向。

同大数据带来的价值相比,大数据引发的安全问题同样令人关注。近几年接连爆发的安全事件,如美国第二大医疗保险公司 Anthem 的数据泄露事件和美国健康保险公司 Premera 的信息泄露事件等,更加剧了人们对大数据背景下信息安全的担忧。同传统的信息安全相比,大数据的信息安全面临着新问题和新挑战,尤其是数据传输方面,具体包括大数据中的用户隐私保护(位置隐私保护、标识符隐私保护、连接关系匿名保护)、大数据的可信性(数据内容可验证)和大数据的访问控制(数据受控共享)。尽管已经有相应的诸如大数据威胁发现技术、网络认证技术、传输加密技术等安全技术被提出,但国内外针对大数据信息安全领域的相关研究还不充分,相关的政策法规也并不完善。不过,值得一提的是,尽管大数据带来了新的安全问题,但它自身也是解决信息安全问题的重要手段[31]。

2.4.2 数据高速传输技术

数据高速传输技术的发展涉及多个领域和方向,细分可包括计算机网络技术、网络传输协议、负载均衡技术等网络层面的技术,同时也包括底层数据包处理架构、并行文件系统、高性能传输应用程序等主机软件层面的技术。

计算机网络技术方面,高速以太网技术发展迅猛,从 100BASE-T 以太网到吉比特以太网,再到 10 吉比特和 100 吉比特以太网,其数据传输速度从 10 Mb/s 演变到 10 Gb/s、100 Gb/s 和 400 Gb/s。网络数据传输媒介也从双绞线、同轴电缆演进到现在普及的光缆。在广域网中高速以太网也已俨然替代同步光纤网 SONET 成为主流技术。当前高速传输网的建立也无一不依赖于光纤技术和高速以太网技术的发展。

底层数据包处理方面,近几年代表性的技术有 Netmap、Intel DPDK 等。其中由 Luigi Rizzo 等人设计实现的 Netmap 是一个高性能收发原始数据包的框架[32],它在不修改现有操作系统软件以及不需要特殊硬件支持的情况下,实现了用户态和网卡之间数据包的高速传输。位于用户空间的程序收发数据包时直接与网卡进行通信,绕过传统的 TCP/IP 协议栈,避免了数据从内核态到用户态的拷贝。与之相似的还有英特尔 (Intel)公司开发的 DPDK(data plane development kit)。DPDK 提供了一组针对数据包高速处理的数据平台库和网卡驱动集合。它不经过传统的操作系统内核网络协议栈,通过结合巨页、CPU 亲和、轮询模式驱动等技术大幅提高了收发网络数据包的性能,借助这套软件库网络数据包处理性能最多可提高至 10 倍[33]。

网络传输协议方面,由于高带宽网络环境的逐步建立,大规模网络数据传输已经成为可能。但在高速网络的环境下,传统 TCP 传输协议的固有性能瓶颈限制了传输速度的提升,如无法有效地利用高速网的可用带宽,在链路条件较差的情况下,其丢包率和往返时延(round trip time,RTT)会显著增加。其根本原因在于传统的 TCP 协议是针对低速、低延迟的网络设计的,其 AIMD 拥塞控制算法并不适用于高速长距离的网络。近年来,针对高速广域网的网络传输,研究人员提出了一些基于 TCP 的改进协议,如 HSTCP、SCTP、XCP、H-TCP 和 DCTCP(主要是针对数据中心)等。同时也提出了许多基于 UDP 的高速传输协议,如 RBUDP、Tsunami 和 UDT 等。以 UDT 协议为例,作为一种应用层的传输协议,它在 UDT 协议之上实现了可靠性传输和拥塞控制。它采用窗口流量控制和速率控制结合的方式对数据包发送进行控制,使用了具有较好稳定性和公平性的 DAIMD 拥塞控制算法。UDT 协议的设计目标是为了能更好地支持高速广域网上的海量数据传输,在高速广域网环境下 UDT 对可用宽带的利用率能达到90%,且传输速度和性能较传统 TCP 协议传输有很大的提升[34]。

高性能应用层程序设计方面,提高数据传输速度公认的普遍方法是使用并行 TCP流,典型的如 PSockets 和 GridFTP。尽管使用多条 TCP 流能更有效地利用网络带宽,但这种性能的提升并没有完全的保证。并行 TCP 传输性能的影响因素众多,从终端主机到网络状态等各类因素都可能会成为其性能提升的瓶颈,如 TCP 流的并行度和每个TCP 流的缓冲区的大小。由于各主机和网络环境的不确定性及复杂性,它们各自的最优值都高度依赖主机和网络的实时状况,因此很难进行特定的性能优化分析。此外,在使用并行 TCP 流提高传输效率的同时 TCP 原有的 RTT 公平性问题也被保留下来。目前,针对高性能网络传输工具的研究主要分为两个方向,一个是自动优化机制的研究(并行度、块大小和缓冲区大小等各类因素的自动调节)如 GridFTP-APT,另一个是应用层传输协议的研究。例如,高速传输工具 GridFTP 不仅提供了针对大数据传输性能的优化接口,其最新版本(包含在 Globus Toolkit 6.0 套件中)还很好地支持了 UDT 应用层传输协议。

负载均衡技术方面,由于网络技术的飞速发展,大规模并行分布式处理系统,特别是工作站集群、大型数据中心和云服务(云计算、云存储)得到了进一步应用。如何采用有效的调度技术和策略平衡各服务节点间的负载,从而提高整个系统资源的利用率,提高网络数据处理能力和网络传输速度,已成为当前网络研究的一个热点。根据实现层次的不同,网络负载均衡可分为基于客户端、应用服务器、DNS 域名系统、高层协议、网络接入(如 NAT)和传输链路多个方面。结合流量工程和其他新兴网络技术,通过链路聚合(trunking)、动态负载均衡和智能感知实现网络中数据的高速传输是一个主要的研究方向。例如,通过传输链路的负载均衡技术可实现数据的三角传输和多路径传输,从而提高网络的传输性能。

其他方面,分布式并行文件系统如 HDFS、GPFS、PVFS 以及对象存储系统Lustre、Ceph 等,在高性能计算机系统中被广泛使用。例如,美国能源部为解决海量存储和文件高速传输的问题而设计的文件系统 Lustre,可支持 PB 级的存储量和 100 GB/s的传输速度[35]。新型创新技术的研究方面,典型的如借助 SDN(software-defined networking)架构的集中式控制与数据平面/控制平面相分离的特性可实现网络流量聚合和带宽预留,进而提升网络数据传输速度,典型的应用如用于带宽时间规划(bandwidth calendaring)技术的实现。在全球化背景下,大规模的数据传输可能会横跨多个地域和时区,网络的复杂性和重叠的昼夜使用模式会使得制订一个宽带预留传输解决方案变得困难,而 SDN 技术为这类问题提供了一个很好的解决方向。其中谷歌公司基于 SDN(特别是 OpenFlow 协议)搭建的数据中心——WAN 网络(B4)以及华为技术有限公司、Verizon 公司等提出的软件定义光传送网(SDN-OTN)都是很好的实例。

下面以 Science DMZ[36] 和 WLCG[37] 为例,简要介绍高速传输网的架构原理和传输技术。

Science DMZ 作为美国能源科学网的一部分,主要用来解决网络高性能问题,包括大容量的批量数据传输、远程实验控制和数据虚拟化。Science DMZ 融合了系列新兴技术,如 100G 以太网技术、虚拟电路、软件定义网络等,其中还包括高性能网络架构的设计和专用数据传输节点 DTN(data transfer node)的设计。Science DMZ 概念架构如图 2-14 所示。高性能数据传输节点同 Science DMZ 交换机或路由器相连,其中 perfSONAR 是一个多域网络性能的端到端监控和故障诊断工具。

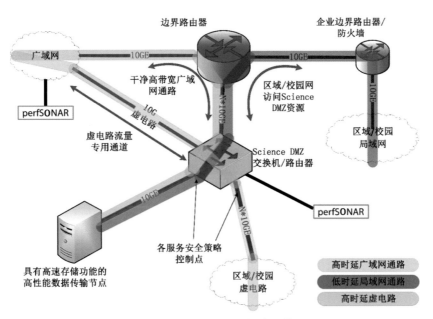

图 2-14　Science DMZ 概念架构图

图中 DTN 作为高速传输网的核心节点,不仅可以访问本地高速存储系统,还可直接同 SAN(storage area networking)相连。基于底层高性能并行文件存储系统(如

Lustre、GPFS 等）和应用层高性能网格传输工具 Globus Toolkit、GridFTP 等其他技术，DTN 提供了可靠高效的数据传输服务。为更好地适配广域网高速传输的要求，DTN 不仅融合了 UDT 传输协议，还进一步扩展了 XIO 框架。

WLCG 是世界最大的分布式计算网络系统，全称为全球 LHC（Large Hadron Collider）计算网格系统（也称国际高能物理网格平台）。欧洲粒子物理研究中心（CERN）建造的 LHC 大型强子对撞机，通过 WLCG 将其每年产生的几十 PB 的数据传输到 42 个国家中的 170 多个研究机构。WLCG 分为 4 层，其体系结构和计算模型如图 2-15 所示。中心为位于 CERN 的第 0 层，然后是各大区域中心的第 1 层，每个区域内由各个研究机构或大学建立的第 2 层，物理学家分析计算平台的第 3 层。与 Science DMZ 类似，WLCG 也是通过网格系统实现科学数据的高速传输。

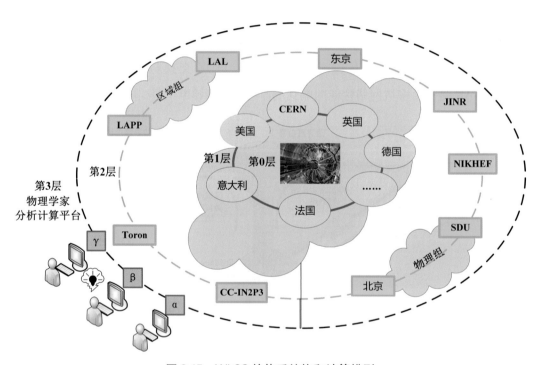

图 2-15　WLCG 的体系结构和计算模型

2.4.3　数据传输中的隐私与信息安全

信息化、网络化是如今社会的发展趋势。在当今的大数据时代下，由于计算机网络所具有的开放性、共享性，如何保证数据传输过程中的隐私及安全性已经成为人们日益关切的问题。

需要保证数据不被泄露，以及如果数据被窃取仍具有一定的安全性。通过对敏感数据进行变形，保证了对隐私的可靠保护，通用的隐私保护技术可以实现较低应用层次上的数据保护，如引入统计模型和概率模型，而在高层数据应用中一般运用面向数据挖掘的隐私保护技术，实现对敏感数据的保护。这种变形通常包括匿名、随机扰动的数据失真、基于聚类的匿名化、差分隐私保护和社交网络隐私保护等，即数据脱敏技术。

对于数据传输，通常有 3 种安全机制，分别为加密机制、安全认证机制和访问控制机制。

加密机制　加密可以分为数据加密和信息传输加密。一个是对信息本身进行加密保护，一个是对传输过程中的数据包进行加密保护。加密就是从明文到密文的过程，解密是从密文到明文的过程。一个加密算法是否高效可靠，取决于算法复杂度和密钥长度。加密算法分为对称密钥加密算法（专用密钥）和非对称密钥加密算法（公开密钥）。对称密钥加密算法是使用相同的密钥对数据进行加密和解密，发送者和接收者均使用相同的密钥。对称密钥加密算法的特点是算法公开、加密速度快，但是管理成本高，每对用户与每对用户之间均需不同的密钥，密钥的数量呈几何级数增长，管理相当困难，典型算法是 DES（数据加密标准）、AES 等。非对称密钥加密算法的特点是加密和解密使用不同的密钥，因此非对称密钥加密算法需要两个密钥，一个是公开密钥，另一个是私有密钥。非对称密钥加密算法具有很高的安全性，并且解决了密钥管理困难的问题，通过特有的密钥发放体制，当用户数量大幅度增加时，密钥的数量不会过快增长；由于私有密钥是用户自己保存，从而也避免了密钥传输，极大地降低了密钥泄露的风险，安全性得以保障；不过加密、解密过程的速度较慢。非对称密钥加密的典型算法是 RSA（RSA algorithm）。

安全认证机制　在信息传输中，为保证数据信息的完整性、有效性，需要确认通信双方身份的真实性以及数据信息在传输的过程中是否已被伪装、篡改，防止恶意攻击者伪装或是对传输数据进行攻击。为保证数据传输双方的身份真实可靠，需要有一种机制验证传输中各方的真实身份。安全认证是数据安全传输的保证，PKI（公钥基础设施）以及 CA（认证中心）是通用的安全认证技术。

访问控制机制　访问控制也称存取控制或接入控制。因为网络是一个十分庞大而且复杂的环境，所以必须对接入网络的权限进行控制，并对接入网络的用户权限加以规定。访问控制机制是对于接入网络的权限规定和防范的安全措施,禁止不具备权限的非法用户访问及使用网络资源。

这3种安全机制是点对点传输中的保护措施,保证了通信双方在整个数据传输过程中的每一环节都有安全机制保证。这3种技术相结合就相当于通信双方之间在公网上建立了一条专有线路,他人不能访问,不能窃取,即构建了虚拟专用网 VPN(virtual private network)。

通常情况下,安全性能强的网络由于众多软硬件安全设施的部署,传输性能会受到较大影响,所以如何保证网络安全性能和数据传输速度之间的平衡非常重要。以 Science DMZ[36]的安全策略为例,Science DMZ 运用了两种安全方法,风险检测和缓解及访问控制,并没有部署专用应用级防火墙。因为安全性能高的专用应用级防火墙一般覆盖了 4～7 层,处理过程较复杂,所以处理压力大、匹配速度慢,导致时延增长,影响数据传输速度;同时如果出现丢包现象,更会破坏数据完整性,使得网络表现力差。

新一代网络技术 SDN 网络架构,是一种很好平衡了大数据传输速度和安全性的技术。SDN 网络架构的集中管理和网络虚拟化特性使得在 SDN 底层部署软件实现的分布式包过滤防火墙更方便、灵活,且成本低。控制器可以向交换机下发流表,无须专用的防火墙硬件设备。由于控制器的集中管理,可将防火墙规则下发到网络中的每台交换机上,这样就相当于在 SDN 网络中部署了分布式防火墙。当数据包进入交换机时,会进行流表匹配,并执行该条流表项中相应的动作,转发或是丢弃。SDN 交换机的这种行为就相当于防火墙的过滤功能。SDN 对于几台交换机转发流表的下发,可以通过一个控制器实现,也就是说,安全策略只需要创建一次,然后下发到每台设备进行部署即可。通过 SDN 实现的防火墙,安全策略就相当于交换机中的普通转发流表项,保证了网络中大数据的高速传输。

其他常见的网络安全设备除防火墙外,还有入侵检测系统(IDS)、网络访问控制设备(NAC)及网闸等。IDS 作为防火墙的补充,通过对网络的运行状况进行旁路式监测,发现各种攻击行为,保证网络资源的机密性、完整性和可用性。NAC 可以控制网络访问,检测与主机连接的网络接入方法,而网闸可以进行安全隔离,即将两个不同的网络分隔开,保证信息的安全性。

参考文献

[1] Doan A，Naughton J，Baid A，et al. The case for a structured approach to managing unstructured data[C]//CIDR Organizing Committee. Fourth Biennial Conference on Innovative Data Systems Research，Asilomar Conference Grounds，Asilomar，California，USA，January 4-7. Washington，D. C. ：National Academy of Sciences，2009.

[2] Srivastava D，Velegrakis Y. Intensional associations between data and metadata [C]//ACM. Proceedings of the 2007 ACM SIGMOD International Conference on Management of Data. Washington，D. C. ：National Academy of Sciences，2007：401-412.

[3] Chu E，Baid A，Chen T，et al. A relational approach to incrementally extracting and querying structure in unstructured data [C]//VLDB Endowment. Proceedings of the 33rd International Conference on Very Large Data Bases. Vienna：VLDB Endowment，2007：1045-1056.

[4] 李未，郎波. 一种非结构化数据库的四面体数据模型[J]. 中国科学：信息科学，2010，40(8)：1039-1053.

[5] Ghemawat S，Gobioff H，Leung S T. The Google file system [C]//ACM. Nineteenth ACM Symposium on Operating Systems Principles. Washington，D. C. ：National Academy of Sciences，2008：29-43.

[6] The Apache Hadoop software library[EB/OL]. (2017-12-18). http：//hadoop. apache. org.

[7] NoSQL[EB/OL]. (2018-03-17). https：//en. wikipedia. org/wiki/nosql.

[8] NoSQL Databases[EB/OL]. http：//nosql-database. org.

[9] Dean J，Ghemawat S. Mapreduce：simplified data processing on large clusters [J]. Commun ACM，2008，51(1)：107-113.

[10] Human-computer interaction[EB/OL]. https：//en. wikipedia. org/wiki/human _ computer _ interaction

[11] The Collective Experience of Empathic Data Systems (CEEDs) project[EB/OL]. https：//ceeds-project. eu.

[12] UCSC Genome Browser[EB/OL]. http：//genome. ucsc. edu.

[13] Ensembl[EB/OL]. http：//www. ensembl. org/index. html.

[14] Map Viewer[EB/OL]. http：//www. ncbi. nlm. nih. gov/projects/mapview.

[15] The Generic Genome Browser (GBrowse)[EB/OL]. http：//gmod. org/wiki/gbrowse.

[16] JBrowse[EB/OL]. http：//gmod. org/wiki/jbrowse.

[17] PGBowser[EB/OL]. http：//www. pgbrowser. org.

[18] Circos[EB/OL]. http：//circos. ca.

[19] The Integrative Genomics Viewer[EB/OL]. http：//software. broadinstitute. org/software/igv.

[20] VMD[EB/OL]. http：//www. ks. uiuc. edu/research/vmd.

[21] PyMOL[EB/OL]. http：//www. pymol. org.

[22] Jmol [EB/OL]. http：//jmol. sourceforge. net.

[23] UCSF Chimera[EB/OL]. http：//www. cgl. ucsf. edu/chimera.

[24] Mitchell T M. Machine Learning [M]. New York：McGraw—Hill，1997.

[25] Rosenblatt F. The Perceptron－A perceiving and recognizing sutomaton [R]//Cornell Aeronautical Laboratory. Cornell Aeronautical Laboratory report. New York：Cornell Aeronautical Laboratory，1957.

[26] Hinton G E，Salakhutdinov R R. Reducing the dimensionality of data with neural networks [J].

Science，2006，313(5786)：504-507.

[27] Rosenblatt F. The perceptron：a probabilistic model for information storage and organization in the brain [J]. Psychol Rev，1958，65(6)：386-408.

[28] Werbos P. Beyond Regression：New Tools for Prediction and Analysis in the Behavioral Sciences [D]. Boston：Harvard University，1974.

[29] Rumelhart D E，Hinton G E，Williams R J. Learning representations by back-propagating errors [J]. Nature，1986，323(6088)：533-536.

[30] 孙卫强，胡卫生. 大数据时代的数据传输网[J]. 大数据，2015(2)：1-10.

[31] 冯登国，张敏，李昊. 大数据安全与隐私保护[J]. 计算机学报，2014，37(1)：246-258.

[32] Rizzo L. Netmap：a novel framework for fast packet I/O [C]. The USENIX Association. USENIX Conference on Technical Conference. Berkeley：USENIX，2012：101-112.

[33] DPDK[EB/OL]. http：//dpdk. org.

[34] Gu Y，Grossman R L. UDT：UDP-based data transfer for high-speed wide area networks [J]. Comput Netw，2007，51(7)：1777-1799.

[35] The Lustre© file system [EB/OL]. http://lustre. org.

[36] Science DMZ[EB/OL]. http://fasterdata. es. net/science-dmz.

[37] The Worldwide LHC Computing Grid (WLCG)[EB/OL]. http://wlcg. web. cern. ch.

3 健康人群队列研究

大型健康队列是针对数十万以上人群,数十年持续对人群健康状况及疾病进行追踪、随访调查、研究的科学方法。完备的大型健康队列一方面可以收集个体从健康到发病,再到预后的所有环境数据及临床表型,另一方面也可以建成大型的队列样本库,为精细化的组学研究提供生物标本。由于人群特殊性不可复制、环境特殊性不可替代,大型、超大型队列关乎本国、本地区的国民健康战略、生物资源战略、国家安全战略。本章将介绍健康人群队列的建设。

3.1 国际大型队列的现状与发展历程

二战以来,心脑血管病肆意猖獗,医学家开始只知道心血管病是一种老年人的退行性疾病。直到 1940 年以后,流行病学家和临床医学家才逐渐了解到该病可能是一种由环境因素和生活方式引起的疾病,并相信可以通过预防得到控制。之后,这种观点通过美国公共卫生专家长期对该病风险因素的队列研究得以证实。1948 年,美国心肺血液病研究所(NHLBI)在美国国立卫生研究院(NIH)的支持下,建立了人类史上第 1 个大规模前瞻性队列——弗莱明翰队列(Framingham Heart Study, FHS, http://www.framinghamheartstudy.org),以探索心脑血管病的病因和慢性病病因研究的思路和方法。迄今,该队列已经进行了 3 代研究。第 1 代 FHS 启动于 1948 年,包括 5 209 例 30~62 岁男女性人群。1971 年 FHS 启动了子代队列,1994 年启动全队列,2002 年启动第 3 代队列,2003 年启动新生代配偶队列,同年又启动了第 2 代全队列。随着弗莱明翰研究的深入,一系列有关心血管病的队列研究和干预研究蓬勃地开展起来。

队列研究(cohort study)又称为前瞻性研究、随访研究、纵向研究,是针对明确范围的人群按是否暴露于某些可疑因素及其暴露程度分为不同的亚组,追踪其各自的结局,比较不同亚组之间结局的差异,从而判定暴露因素与结局间有无"因果"关联及关联程度的研究方法,是国际上公认的研究环境因素和遗传危险因素与疾病发生结局之间关系的群体流行病学研究方法,是解决现代医学一些迫切问题的重要研究手段,也是转化医学研究的重要基础。大型队列研究是一种针对数万乃至数十万人群,在数年乃至数十年内持续对疾病进行追踪调查和相关研究,揭示疾病发生、发展和转归的病因学研究方法体系。发达国家一直将大型队列建设作为国家需求和生物医学战略储备,并已经建立了综合性、先进性的具有标准化、一体化特点的生物样本存储库和信息平台。

目前,越来越多的科学家认识到大型人群队列是重要的开放性科研基础设施和卫生决策支撑平台,关乎国民健康战略和国家安全战略。随着科技的快速发展,综合性、前瞻性的大型人群队列的意义不断凸显。由于人群特殊性不可复制,以及对国家遗传资源安全的高度关注,许多国家已经由政府主导建设了国家级队列。据不完全调查,1990 年以来,美国支持的 10 万人以上队列超过 10 个、50 万人以上队列 3 个。英国政府 2006 年起,实施"英国生物银行"(UK Biobank,http://www.ukbiobank.ac.uk)项目,基线调查超过 50 万人,号称全球最高水平;2012 年又开展了 10 万人基因组计划。法国、瑞典、挪威都建成了 50 万人级的全国队列,欧盟正在实施百万级标准队列建设。在亚洲,日本、新加坡率先建成高质量的国家队列,沙特阿拉伯建设了 20 万人队列,我国台湾地区新近投资 70 亿新台币建设 20 万健康人群和 10 万患者的大型队列。表 3-1 列举了当前大型队列在世界上的分布情况。

表 3-1　大型队列在世界上的分布

名　　称	国家或地区
泰州生物样本库	中国
英国生物样本库	英国
生命因子(LifeGene)	瑞典
凯萨医疗机构(Kaiser Permanente)	美国
日本生物样本库	日本
未来加拿大合作伙伴研究(Canadian Partnership for Tomorrow)	加拿大
基因解码(deCODE Genetics)	冰岛
爱沙尼亚基因组计划(Estonian Genome Project)	爱沙尼亚

（续表）

名　　　称	国家或地区
马来西亚人群研究计划（Malaysian Cohort Project）	马来西亚
Genizon 生物科学（Genizon Biosciences）	加拿大
苏格兰的一代（Generation Scotland）	英国苏格兰
拉脱维亚人口的基因组研究（Genomic Studies of Latvian Population）	拉脱维亚
流行的基因［Pop-Gen（University Hospital Schleswig-Holstein）］	德国
CARTaGENE	加拿大
西北大学基因工程（NUgene Project）	美国
台湾样本库	中国台湾地区
国家公共健康协会（National Public Health Institute）	芬兰
国家健康与医学研究院（INSERM）	法国
三一生物银行（Trinity Biobank）	爱尔兰
神经肌肉组织与 DNA 样本库	意大利
欧洲双胞胎基因组（GenomEUtwin）	芬兰
多瑙河生物样本库基地（Danubian Biobank Foundation）	德国
INME 基因（INMEGEN）	墨西哥
科拉基因（KORA-gen）	德国
新加坡生物组织网（Singapore Tissue Network）	新加坡
卢森堡综合生物样本库（Integrated BioBank of Luxembourg）	卢森堡
国家 DNA 样本库	西班牙
澳大利亚西部基因组健康项目（Western Australian Genome Health Project）	澳大利亚

（表中数据来自 http://www.p3g.org/）

　　科学家们虽已意识到慢性病的发展是不同环境、生活方式和遗传因素之间复杂作用的结果，但这些因素间的相互作用机制并不清楚。为了适应基因组医学时代的需求，需要在新的策略下建立大型的以生物样本库为基础的前瞻性队列研究，进行长期细致的疾病发病和死亡随访，并获得足够的新发病例评估暴露比例较低、致病风险较弱的疾病风险因子。

　　既往队列产生的病例数少，加之潜在风险因素的低估（系统低估疾病关联）和不完全控制混杂因素（导致过度或低估）等因素的影响，已经不能满足现代医学对队列的需求。进入 20 世纪 70—80 年代后，为了评估各种慢性病的主要原因，西方开始建设一系列大规模的前瞻性队列研究,如护士队列、卫生职业者随访研究等。护士队列是1976年美国哈佛大学公共卫生学院和医学院联合启动的大型前瞻性健康研究队列,包括 NHS Ⅰ、NHS Ⅱ 及 NHS Ⅲ,目的是评估长期服用口服避孕药、饮食和生活方式对女性健康的影响,并探索新时代的激素、饮食和职业暴露对美国不同种族女性健康的影响,探索生育、怀孕及青春期的饮食同乳腺癌发病风险的关系,建设规模接近25万人(http://www.nurseshealthstudy.org/)。

政府建立生物样本库的目的是利用遗传资源促进全球性的医学和遗传研究,驱动医药产业的发展。由于规模较大,花费不菲,因此目前国际上生物样书库发展的总趋势是多中心相互协作,资源整合,共同开展多疾病、多因素的研究,综合性和深度不断提高。近年来,欧洲各国联合组织的欧洲营养与肿瘤调查(the European Prospective Investigation into Cancer and Nutrition,EPIC)是整合了10个欧洲国家(丹麦、法国、德国、希腊、意大利、挪威、瑞典、荷兰、西班牙和英国)23个中心的52万人样本开展的遗传资源研究。EPIC 于1992年启动,研究对象为20岁以上的人群。EPIC 的基线调查从1993年开始,对队列内人群至少随访20年。迄今,EPIC 已经通过对参与者(包括2.6万例病例及1.6万例死亡者)的随访,在结肠癌、直肠癌、乳腺癌、前列腺癌、肺癌、子宫内膜癌等疾病的病因学领域获得了重要发现。自2001年起,EPIC 已逐步根据队列内各种不同疾病的发病状况向医学顶级期刊发布研究成果,到目前为止已经发表768篇研究论文。研究成果包括发现了膳食纤维摄入减少增加直肠癌发病风险,血清雌二醇和睾酮在绝经期后升高增加乳腺癌发病风险,蔬菜和水果不降低乳腺癌发病风险等[1-3]。

3.2 中国大型队列现状

我国的中老年人大多经历了3年自然灾害、经济体制改革、医疗卫生体制改革等重大事件或政策的影响。中国人的生活方式、社会和自然环境、文化心理等方面受传统、改革及外来因素影响均很大,中国人在环境暴露、亚临床病、疾病发生及发展的轨迹、疾病的预后、卫生政策、预防康复模式等方面均不同于西方人,西方队列研究出的成果不一定适用于中国人,加之中国人的遗传背景同西方人差异很大,因此需要建立中国人的各种人群健康大型队列,如集中式队列、分散式队列、专病队列、城市队列等以应对慢性病防控和转化研究数据支撑的需求。国内也陆续建立了一些大型队列。

中国目前尚未建成国家级的生物样本库。但在国家的支持下，人类遗传资源的收集和保存工作日益完善，具体包括大规模队列的建立、家系样本的收集和研究、特有遗传资源永生细胞库的建立等。此外，国内的科研机构、医疗单位、大专院校还收集和保存了大量血液、组织标本、病理切片等。据不完全统计，目前全国的遗传资源保存单位超过2万家，如泰州队列、中国慢性病队列、心血管病专病队列、上海市女性健康队列、东风同济队列、广州生物银行等。在"十一五"期间完成了遗传资源的调查摸底，"十二五"期间进行了部分资源的数字化呈现和网络连接。下面对这些队列进行简单介绍。

（1）泰州人群健康跟踪调查（Taizhou Longitudinal Study，TZL）。2007年，复旦大学联合泰州市人民政府启动了中国人大型慢性病研究队列——泰州人群健康跟踪调查，以中华民族的一个样板人群——泰州人群为主要研究对象，探索中国经济转型期重大慢性病流行病学队列研究需要解决的关键共性问题，阐明若干环境和遗传因素与重大疾病发生、发展、治疗和转归的关系。通过前期队列建设，已建成20万人规模125万份样本的大型健康人群队列，建成生物样本库、数据库、资源共享平台、研究设施，开发一系列生物医学研究关键技术，制定标准和规范[4]。

（2）上海市女性健康队列（Shanghai Women's Health Study，SWHS）。在NIH资助下，SWHS由美国范德堡大学医学部、美国国立肿瘤研究所与上海交通大学肿瘤研究所在上海市区联合建立，于1997—2000年启动，研究对象为40～70岁的户口在上海市区7个街道的社区女性，样本量达75 322例。该队列的主要研究目标是探索中国女性独特的生活方式、环境暴露同肿瘤的关系[5]。

（3）中国慢性病前瞻性研究（Kadoorie Study of Chronic Disease in China，KSCDC）。在香港Kadoorie慈善基金会、英国医学研究委员会、英国心脏基金会及英国肿瘤研究基金的资助下，KSCDC研究由英国牛津大学、中国疾病预防控制中心（CDC）及中国医学科学院于2004年联合建立，调查地区最北到哈尔滨，最南到海口，最东到青岛，最西到甘肃，在10个地区50万中老年个体中开展现场调查，评估一系列已知和未知的风险因素在不同阶段、不同疾病发生中的作用[6]。

（4）中国多省市心血管病前瞻性队列研究（Chinese Multi-Provincial Cohort Study，CMCS）。在国家"八五"攻关课题的资助下，CMCS研究由首都医科大学附属北京安贞医院-北京市心肺血管疾病研究所赵冬教授等人于 1992 年开始建立,覆盖地理区域为 11 个省市、16 个协作中心,包括南北、城乡、不同职业(工人、农民、知识分子、个体经营者)的人群。量化评估了中国人群传统风险因素(血压、血脂、糖尿病、吸烟和肥胖)与心血管病发病的相对风险和归因风险,建立了适合中国人群的心血管病风险预测模型和预测工具,探讨了基线心血管病风险因素水平和亚临床动脉粥样硬化性病变发生、发展的关系[7]。

(5) 社区干预对糖尿病及并发症预防研究。由中日友好医院、北京大学人民医院、北京大学第一医院及解放军总医院共同开展,建立不同糖耐量的人群即正常糖耐量的人群、糖尿病前期人群和糖尿病患者人群 3 个队列,样本量达到 13 200 例。探索社区健康教育对减少糖尿病发病率的作用,探索社区健康教育对减少糖尿病并发症的作用,建立糖尿病发病风险的预测模型[8]。

(6) 中国高血压调查流行病学随访研究。由中国医学科学院阜外心血管病医院顾东风教授等人于 1991 年启动,进行了覆盖中国 17 个省市、样本量达 169 871 人的基线调查。在大样本人群中研究中国人群的主要死亡原因,探讨吸烟、饮酒、体力活动等行为危险因素及体重指数和血压等体格检查指标与心血管病发病和死亡的关系。基线利用了全国高血压普查资料,但仅有问卷调查与身高、体重和血压的测量,没有血液生化检查指标。研究对象随访间隔为 9 年[9]。

(7) 广州生物银行队列研究(Guangzhou Biobank Cohort Study,GBCS)。GBCS是作为中国慢性病前瞻性研究(KSCDC)的一个研究样板建立的,在香港大学、英国伯明翰大学、广州市第十二人民医院、广州市卫生局、广州市科委的启动基金资助下,由香港大学社区医学部、英国伯明翰大学公共卫生与流行病学系、广州市第十二人民医院联合开展,目标是探索环境、职业、遗传和生活方式对南方中国人常见慢性病的影响。GBCS从 2003 年开始进行第 1 期基线调查,其研究对象是广州市尊老康乐协会的 3 万~5 万例50 岁以上人群,调查内容包括问卷调查、体质人类学测量、血糖、血脂、肝功能、肾功能、肺功能、胸部 X 线片、血常规检查等化验和检查。

3.2.1　泰州队列的数据采集与管理

2007 年 7 月,复旦大学联合泰州市人民政府启动了中国人大型慢性病研究队列——泰州人群健康跟踪调查,旨在描述中国人常见慢性病(常见恶性肿瘤、心脑血管病、免疫病、代谢性疾病、老年退行性疾病等)及其亚临床疾病的流行与风险因素。评估亚临床疾病同临床疾病的关联。研究常见慢性病的自然史,鉴定其临床过程相关的因素,同时评价常见慢性病的医疗质量和预后。泰州队列研究对象为30~80岁泰州海陵区、高港区及其下辖泰兴市常住户籍居民,调查内容为生活方式、病史等问卷调查,器械、生物标志物检测等。泰州队列采集了血液、尿液、粪便、龈沟液等标本,建立了标本库、数据库及信息系统。队列每3~4年随访监测一次以上测量指标的变化,并年度随访获取当地医院、社区卫生服务中心、CDC、社保、新农合等单位的发病和死亡资料。在国家科技支撑项目、卫生行业专项、江苏省和泰州市人民政府等的支持下,泰州队列致力于大型队列关键技术开发、行业标准规范制定、标本数据等资源共享,从而为转化医学研究、医疗卫生政策和慢性病防控服务。

3.2.2 队列基线调查数据采集

在泰州队列建设过程中,对建设方案进行了优化。队列建设模式为集中式,由泰州队列协调中心——复旦大学泰州健康科学研究院负责调查点选择、人员招募培训、物资供给、募集调查对象、组织随访调查、仪器装备、标本库建设、数据库和信息平台建设等,而各个调查点主要负责现场调查、采集标本和数据。抽样方式为3阶段分层随机整群抽样。阶段1:根据地理和经济特点抽取海陵区、高港区、下辖泰兴市1/3的街道(乡镇)。阶段2:在抽中的乡镇中随机抽取50%的居委会/行政村。阶段3:对抽中居委会/行政村的全部30~80岁个体进行调查。

泰州队列调查分两期,第1期样本量为20万例。调查方式主要为集中调查,内容包括问卷调查、现场体格检查、采集血液及漱口液标本。第2期从第1期社区中抽取效果更好的社区,样本量为10万例,进行更为细致的问卷调查(如附加食物频率问卷、体力活动问卷等)、体格检查、生化检查等(见图3-1)。

问卷调查由经过培训并考核合格的调查员进行。前期用纸质版问卷进行面对面问答,后期用笔记本式计算机进行电子问卷调查并同步录音。调查内容主要包括一般情况、家庭和社会经济地位、吸烟史、饮酒史、饮茶史、职业史、月经婚育史、食物频率、体力活动状况、疾病史、家族史、精神睡眠状况等。体格检查包括身高、体重、腰围、臀围、血压、体脂、肺功能等。生物样本采集包括空腹静脉血、唾液、尿液、龈沟液、粪便等。血液采集完毕后,立即在调查现场离心、分装,其中一份进行生化检查,其余若干份对血浆、

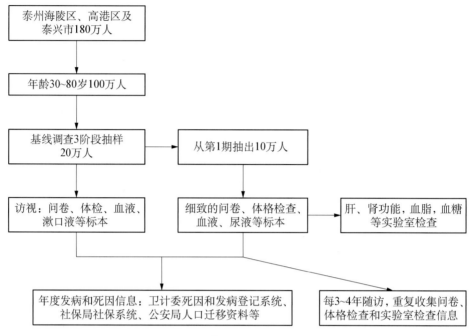

图 3-1　泰州队列设计方案

血清、白细胞、红细胞进行超低温保存,其余种类的标本亦进行超低温保存。生化检查指标包括总胆固醇、三酰甘油、高密度脂蛋白胆固醇、低密度脂蛋白胆固醇、血糖、转氨酶、胆红素、肌酐、尿素氮、胱抑素 C 等。

泰州队列同国内多家医院相关科室合作,由专科医师进行专科检查并采集数据和标本。专科数据采集流程如图 3-2～3-4 所示。

现场部门所有工作人员在上岗之前都必须签订所涉数据的保密协议。在现场数据产生、流通和存储的每个环节都设置了相应的数据管理负责人员。

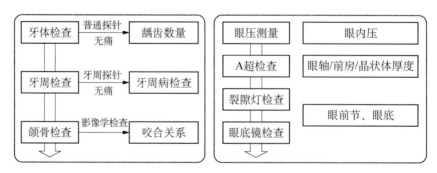

图 3-2　五官科暴露采集流程

检查项目
具体内容
口腔医师检查禁忌
无
有
口腔卫生维护暴露
主观问询
刷牙情况
其他检查
牙体检查
普通探针
无痛
龋齿
牙齿数量
牙周检查
牙周探针
无痛
牙周病检查
牙科检查结束
颌骨检查
影像学检查
牙齿咬合关系

图 3-3　口腔数据采集流程

▪高解析头颅
磁共振(MRI)扫描
▪血液
▪唾液
▪龈沟液
▪粪便
▪尿液
研究对象
选择
头颅
(MRI)
认知功能
评价
生物样本
采集
▪队列内个体
▪MMSE
▪MoCA
▪嗅觉功能

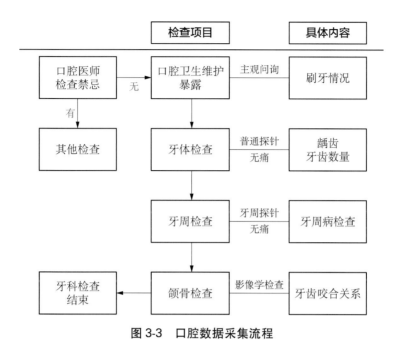

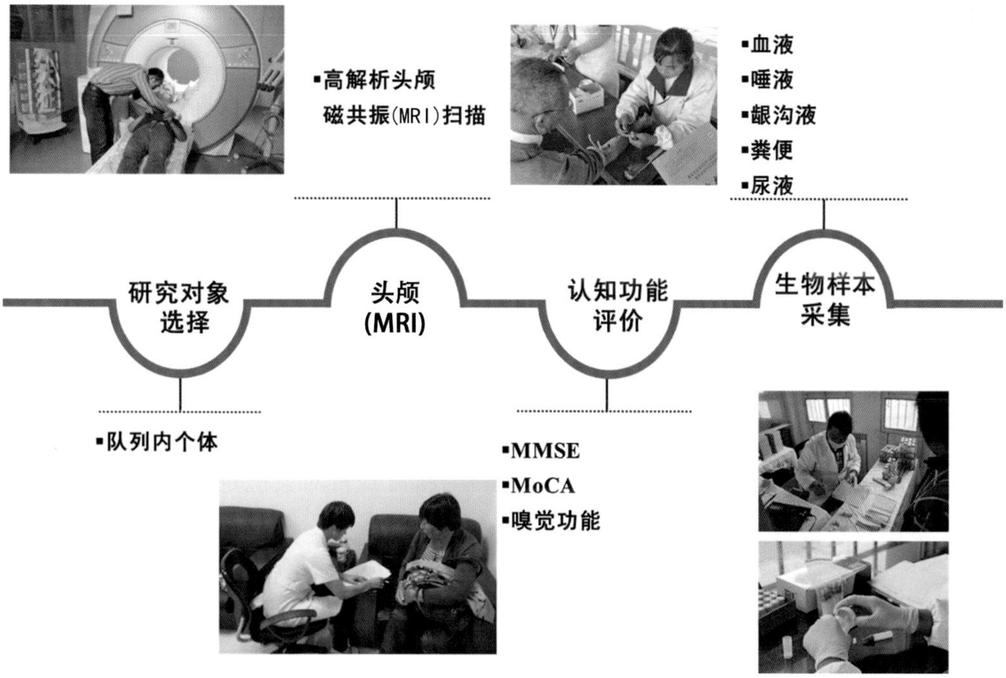

图 3-4　老龄相关暴露采集流程

MMSE为简易精神状态检查量表；MoCA为蒙特利尔认知评估量表调查现场产生的数据，根据具体项目的要求应进行及时备份。通常在现场调查项目完成后由现场数据管理负责人立即进行备份操作并做好备份记录，备份数据使用专用移动硬盘存储，现场产生的音频影像资料使用磁盘或者光盘刻录的方式存储。

现场数据对数据中心的安全传输，根据不同现场的实际情况，在数据备份完成之后，由数据管理负责人或者调查人员将数据在线实时传输至数据中心服务器，并做好上传记录。

3.2.3 队列随访数据采集

3.2.3.1 队列随访

在选定研究的人群并收集了有关暴露及一般人群特征资料后，下一步的任务就是随访、追踪观察这些对象，确定他们在观察期间的结局，以此收集结局资料（outcome），同时收集情况的变化。随访的主要目的有两个：①确定死亡和失访人群，即弄清楚率（发病率、失访率等）的分母信息；②确定终点事件的发生，即确定率（发病率、死亡率等）的分子信息。

1) 结局指标的选择

结局可以是发病或死亡或具有某种生化指标、血清学指标等，根据所观察疾病的诊断技术、死因判断的可靠程度、病死率的高低、病程的长短，以及常规发病或死亡登记报告制度的有无和完整性确定，结局的判断采用国际或国内统一的标准。

2) 随访的内容和项目

随访有统一的内容和项目，并做好访视记录。观察项目应制成调查表或各项检查记录表，并按照要求填写随访登记表格。同时研究者对每次随访工作及随访记录都要进行质量控制，发现不符合要求者及时查漏补缺，因为一次不合格的随访可能使一个研究对象失去被统计分析的价值（实际上是失访）。所有观察对象确定结局的方法应保证相同。采用盲法进行调查访问，调查者不知道被调查对象属于暴露组还是非暴露组，以避免主观因素的影响。

3) 随访期

随访期的确定应根据所研究的目的而定，以暴露因素作用于人体至产生疾病结局的一般潜隐期为依据。在不失这个原则的基础上尽量缩短随访期，以节约人力、物力，减少失访。保证随访成功是队列研究的关键之一,随访的目的是确定研究对象是否在观察之中,确定研究人群的结局发生情况,进一步收集有关暴露与混杂因素的资料,以备分析使用。尽量减少失访,是保证队列研究成功的重要条件。一般随访时间越长,失访率越高。失访率若超过 10%,偏倚会随之增大。失访率在 30% 以上,随访结果是否反映真实情况将会受到怀疑。应答率以不低于 90% 为宜。

4)观察终点和观察终止时间

观察终点是指当观察对象出现预期结果(如死亡或发病),至此就不再继续追踪。观察终止时间是指整个研究工作可以得出结论的时间,到了观察终止时间,研究对象中有部分人出现了预期的结局事件。观察终点常为规定的疾病发生或者死亡。如规定发生肿瘤或者死亡为终点,则患了其他疾病不应视为已经到达观察终点,如得了糖尿病还应继续随访,直至观察终止时间。但如果研究对象在未到观察终点之前死于其他疾病,表明对其已不能继续随访,但相对于整个研究来说,该数据属于截尾数据,进行资料分析时应对其作相应处理。

5)失访及其处理

由于随访对象多、时间长,不可避免会有中途不知下落的成员,也可能有拒绝继续受观察的人,这就产生了失访。如果暴露组与未暴露组的失访率相似,失访者与未失访者的结局发生率也相似,则失访将不会产生偏倚。所以应尽可能取得失访者结局的信息,或从失访者中抽取样本调查其结局。如果有健全的生命统计制度和完善的社会福利制度,要检索队列中某一成员的死亡日期和死因,可以利用多种便利的信息来源,所以即使对失访者也有可能知道其结局。比较现实可行的方法是把失访者与未失访者基线资料中的一些特征加以比较,如差别不大,则可假定结局发生率的差别可能也不大。否则,对选择偏倚可能产生的影响应有充分估计。因为失访产生的问题不易圆满解决,所以一方面要尽可能减少失访,另一方面要认识可能由此产生的偏倚并设法估计其影响。随访率可作为衡量研究质量的一个标准。如无把握保持近于完全的随访率,则不应贸然进行队列研究。失访问题主要是在封闭队列(固定人群)发生的问题。

6)偏倚

队列一般是全人群的一个有高度选择性的亚群,所以队列研究的结论不能无条件地推及全人群,但这并不影响其真实性。如果随访工作做得好,一般不会发生选择偏倚。疾病或死亡信息(即终点的判定)的收集,要保证各组间信息质量的可比性,而且不受研究对象暴露状态的影响,以免发生信息偏倚。回忆导致的信息偏倚是影响病例-对照研究真实性的一大问题,但对队列研究影响不大。混淆因素最普通的是年龄与吸烟,其他混淆因素视暴露种类而异,应收集资料,以便在分析时控制其作用。

3.2.3.2 泰州队列的随访策略

为了能持续监测危险因素、亚临床疾病、常见慢性病的发病和死亡,并确定老年多发病患者的死因,泰州队列发展了以下几个渠道进行随访监测(见图 3-5)。

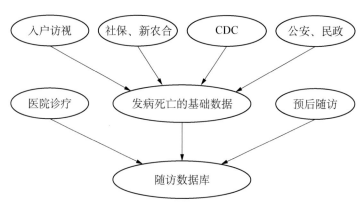

图 3-5 泰州队列的随访策略

签约相应的农村或城市社区医师,每年接触调查对象一次,获得健康信息及住址变化等信息,同时同调查对象保持联系。

与当地社区卫生服务中心建立协作关系,利用居民健康档案、老年人健康体检及慢性病登记随访信息补漏潜在的失访。

从 CDC 获取肿瘤发病登记及死因登记信息。民政局火化资料是一个死亡信息补充渠道。冠心病、脑卒中的发病信息很难准确获得,为此,泰州队列同 CDC 共建心血管病发病登记制度,并用此平台获取的信息随访心脑血管病发病。

农村个体获取新农合信息,城市个体每年获取医保信息。

查阅当地医院病历(包括电子病历)的病史、诊断、治疗信息,明确队列人群的发病诊断。

对第 2 期个体每 3~4 年重新做问卷调查、体格检查、实验室检查,观察暴露、亚临床疾病、疾病等变化状况。进行不同的重测调查时还会加入新的调查模块。

3.2.4 队列数据清理

任何数据的获得都不可能完全满足研究的需要,特别是在队列研究的庞大人群调查中,不可避免地会存在数据的错误、缺失等情况,因此在使用数据之前需要进行详尽的数据整理。队列数据的清理包括以下几个主要步骤。

(1) 命名数据(labeling data)。根据实际情况,为数据库中每个变量的值赋予实际意义,如数据性别存储为 1、2,需在此阶段标明男、女。

(2) 寻找错误(searching for errors)。找出明显不合逻辑或有明显错误的数据,如性别为男性也有妊娠信息,年龄为 30 岁但有 25 岁的子女等。

(3) 缺失数据(missing data)。缺失数据是数据分析阶段最关键的问题之一。如不谨慎对待,很有可能造成分析结果的偏倚。

(4) 更正数据(correction of errors)。对于上述发现的错误或缺失数据,推荐根据原始资料(录音、问卷或重新询问调查对象等)进行更正。若无法获得原始资料,可根据分析需要,制订相应的规则进行处理(如根据现有数据估算模拟出原始数据中的缺失值等)。

3.2.5　队列数据信息平台建立与管理

3.2.5.1　队列数据信息平台的建立

1) 建立数据工作组

为了更好地进行大型队列数据管理,需要成立数据管理工作组,成员包括科研人员、统计学家、数据库管理员、样本库管理员、数据采集人员和 IT 成员等。科研人员和统计学家等负责整体数据采集、储存、管理等各个环节的技术支撑和原则制订;数据库管理员负责数据库的日常维护、管理、备份等,并遵循相关规范对数据使用者进行权限分配;IT 成员主要负责数据中心的硬件和软件系统、生物样本库硬件和软件设备的正常、平稳运转,保证数据中心以及其他各部门的仪器设备、软硬件系统的安全等。

2) 数据采集

数据采集过程中,应遵循以下一些原则。①数据的合法性,在知情同意书签署之后才能采集数据,必须符合法律要求;②数据的通用性,用通用的术语和共同的元数据描述数据,保持文字内容的标准格式,方便数据的共享和理解;③数据的有效性,只有经过培训的人员才能采集、输入、编码数据并使之最终成为可用的数据,监控采集数据的质量,保证数据的长期有效;④数据的可追溯性,数据应通过编码的唯一性进行追溯;⑤数据的完整性,多方面收集数据,加强各数据库间的交流和共享;⑥数据的安全性,安全保存采集的数据,限定使用者的权限,阻止数据的非法获取。

3)数据库建立

大型队列的研究对象是数十万人群,收集个体从进入队列直至终点事件的各种健康和疾病过程,不仅需要通过现场流行病学调查获取基线数据,还需要从各个相关卫生医疗机构获取相应的随访、疾病诊断等数据。此外,各项科学研究也需要向队列反馈相应的生物学(基因组学、蛋白质组学等)数据,从而形成了庞大的数据集合,需要建立一套完备、高效的数据库系统进行数据的存储和处理。根据大型队列复杂的数据结构和类型进行数据库设计,构造最优的数据库模式,建立数据库及其应用系统,使之能够有效地存储数据,并能满足各种应用需求(信息需求和处理需求)。数据库设计主要分为以下几个主要阶段:需求分析、概念结构设计、逻辑结构设计、物理结构设计、数据库实施(试运行)和运行维护等。下面主要对数据库建立过程中和大型队列相关的关键问题进行介绍。

数据录入(采集)　与其他研究的数据库不同,队列研究产生数据库最大的特点是具有动态性,各种变量及来源均有可能更新。例如,结局变量中死因的获得可能来源于医院或者对家属的访问;对于疾病的诊断依据可能来源于 CT、MRI 检查,病理或者相应的临床指标及症状;随着随访时间的延长,还会出现迁出及失访的情况。又如,对于暴露的测量,每隔一段时间,有可能采取重复的问卷或者重复的检测。

数据接口　基于国内外常用的数据接口标准,从中国的实际国情出发,选择在一个或几个标准文档层面上,实现队列基本数据、医疗与健康数据、各种组学数据的共享和传输。能够将不同格式的数据转换为标准文档,并将转换后的标准文档保存在数据库中。

数据整合　按照相关卫生信息标准,利用数据质量控制、数据清理等数据集成技术,处理现有医药卫生数据(如健康档案、电子病历资源数据)以及生物医学信息数据,完成大型队列数据的整合。

元数据建立和管理　元数据是描述数据属性(property)的信息,用于支持指示存储位置、历史数据、资源查找、文件记录等功能。元数据描述数据的产生并随时间推移而演化的整个过程的信息,为数据提供了一个参考框架。

3.2.5.2　队列数据信息平台的管理

为了确保数据的完整性、一致性和准确性,应定期对数据信息平台的数据进行维护，进行月度和年度的数据审核，找出有疑问和不完整的数据，问题数据将被重新核对，进行补充和修改，确保数据得到修正。数据的访问，针对不同的访问角色，设置相应的访问权限。设置硬件和软件的防火墙，确保敏感信息在网络中得到保护，在没有足够级别防火墙的情况下数据访问必须被监控。数据的删除，应有相应的记录。数据的备份，应有相应的备份计划。例如，每月在本研究中心备份，每季度在其他数据中心备份等。

数据信息平台所有的工作人员在上岗之前应签订数据信息保密协议。

数据信息平台按功能主要分为以下 6 个部门：数据库管理部门、信息平台管理部门、IT 维护部门、数据录入部门、数据清理部门和数据协调管理部门。依据数据产生、流通、储存的特点制订各部门、各环节的标准操作规程。

（1）数据库管理部门。主要由数据库管理员（database administrator，DBA）负责数据库的日常维护、管理、备份以及根据信息平台部门工作人员的要求，遵循相关规范对数据使用者进行权限分配。

（2）信息平台管理部门。依据合作协议，信息平台管理员与数据库管理员、相关单位负责人员共同实施数据传输和共享操作。

（3）IT 维护部门。主要负责数据中心机房的硬件和软件系统、现场计算机及相关软件操作系统、实验室计算机及相关软件操作系统、生物样本库硬件和软件设备的正常、平稳运转，保证数据中心及其他各部门的仪器设备、软件系统的安全。

（4）数据录入部门。按照数据操作标准规程进行非电子数据信息的录入、上传及备份。

（5）数据清理部门。对原始数据的备份数据进行清理后，按照数据库管理部门的要求，遵循相关操作规程，将清理数据返还数据库管理部门。

（6）数据协调管理部门。主要协调和负责现场、实验室、生物样本库、合作单位等多部门的数据传输、管理。

3.2.6　大型队列数据的共享与应用

在数据库的共享方面，首先应该遵循对项目成员和其他研究人员开放的原则。因此，需要发表文章和建立网站介绍队列的相关内容，包括研究背景、计划和所收集的数据与标本类型等。

3.2.6.1 大型队列数据共享原则

（1）监管和审理。建立审理委员会（包括伦理委员会和科学顾问委员会），对大型队列所有数据和样本的使用进行监管和审理。为了强化队列的价值，促进科学进步，审理委员会应欢迎研究者在队列的基础上进行科学研究。所有使用队列样本进行科学研究的计划既要符合参与者同意原则和伦理框架要求，还要对其科学性进行评估，取得科学顾问委员会的批准。

（2）公开和透明。遵循对学术界开放的原则，建立网站和发表文章介绍队列的相关内容，包括研究背景、计划和所收集的数据及标本类型等。同时，大型队列也要求所有利用队列资源的研究者将其研究成果对公众开放，并尽可能将这些研究成果发表在科学刊物上。

（3）公益与回报。作为基础的、公益的、战略的大型科学设施，大型队列具有的公益性质要求其成果归全社会共有。与此同时，为了保证队列的顺利运营，利用者应该支付相应的费用，并且将利用队列资源进行的科学研究成果和数据反馈给队列管理机构。

3.2.6.2 大型队列数据共享流程

申请者申请数据库的使用以及文章的撰写发表，均需要向伦理委员会和科学顾问委员会提出书面申请。一般情况下，伦理委员会和科学顾问委员会以一次完成一个项目为原则，提供数据和标本给有能力完成者。因此，委员会需要按照申请者的研究能力、经费实力及其所提出的科学假设进行判断，以此决定是否向该申请者提供数据或标本。泰州队列建立了队列资源共享的一系列流程规范，当国内外研究人员使用队列资源时可按此规范流程操作。

（1）科研假设和提出申请。研究方案（包括项目资助号）、需要获取的变量和标本在通过伦理委员会和科学顾问委员会审议后，由标本库和数据库负责人分别向队列执委会（负责人为学术带头人）递交样本使用咨询单和数据使用咨询单。一般情况下，不允许缺乏任何科研假设和研究基础的研究。因此，申请者应该以书面形式提交完整的科研假设给委员会，其内容至少应该包括研究项目的背景介绍、研究目的、项目的设计及其合理性、所需的材料和数据变量、分析方法和必要的参考文献等。申请使用的变量内容或标本材料应该直接与科研的目的相关。完成该项目后，一般情况下不允许直接利用数据和标本进行未经审批的其他项目研究。

（2）文件签署。经批准同意后，申请者需与队列执委会签署具有法律效力的文件，如《资源使用保密协议》《复旦大学泰州健康科学研究院样本共享使用申请单》《复旦大学泰州健康科学研究院数据共享使用申请单》等。该协议规定,申请者应履行整理数据、保存数据、不外传或泄露数据、交流实验结果和数据分析结果的义务;同时还应该规定,申请者具有决定作者顺序的权利。任何违背此协议的行为都将导致研究课题的终止,并且今后该研究者将失去使用任何泰州队列平台数据及样本的权利。

(3)提供数据。队列执委会按照申请者的书面申请内容及申请者本身的研究实力进行评定。一般只允许申请提供与科研目的直接相关的数据或标本材料。若申请者基于现有的数据和标本材料产生了新的研究设想,应该另外递交书面材料进行审批,经出库人签字、实验室负责人签字、业务负责人签字、行政负责人签字后获得资源。数据管理员提供数据应该快速,提供日期与审批通过的日期间隔一般不超过2周。若有特殊情况需要向审理委员会和申请者说明。

(4)数据反馈。申请者拿到数据库后都应该对其进行整理,经研究产生的二次数据(包括实验分析过程产生的数据及结果)需反馈给数据管理人员复制一份保存,产生的文章须注明泰州队列及同期主要基金资助项目号。所有的分析过程都应该有说明文件,数据结果发表后均应该将所有文件归档至少保存10年备查。图3-6为大型队列数据进行共享利用的基本流程。

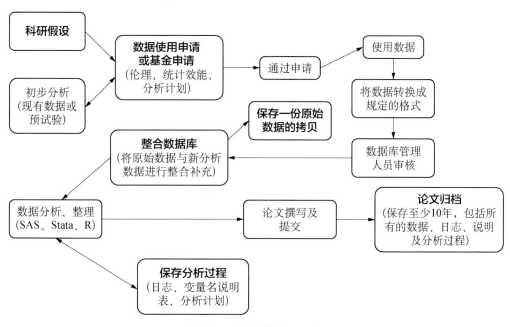

图3-6 大型队列数据共享利用的基本流程

3.2.6.3　队列数据共享过程中的数据管理

数据分析之前,需要仔细检查数据的质量和可靠程度,找出缺失数据和逻辑上不一致的数据并进行处理。提出申请的科学研究人员应该有明确的假设及分析计划,包括使用正确的统计学模型和方法。常用的统计分析软件包括 SAS、Stata、R。研究结果表格的制作需要符合文献发表的要求。文章发表后,所有文件均应该归档,至少存放 10 年备查。

不允许交换敏感信息,如姓名、身份证号、住址等。研究成果发表后,需要向数据管理人员反馈整理过的数据。文章署名一般包括对文章的撰写和发表有贡献的人员,并不一定包括数据采集人员、标本采集人员、单纯负责数据及标本管理的人员、只提出想法的人员等。值得一提的是,大型队列的项目负责人并不是必须作为每一篇文章的作者出现。

3.2.6.4　队列数据共享应用实例

泰州队列针对多种公共卫生疾病进行顶层设计,建立代表我国人群遗传结构和反映相关环境与社会因素特征的大型慢性病队列。从建设起,泰州队列就同其他国内大型队列一道致力于中国人大型队列的组织实施、暴露调查、体格检查、各类疾病的专科检查、各种生物标本的采集处理和存储、生物标志物的检测、标本库的建设、管理运行机制和资源共享方案的探索等大型队列关键技术的开发,建设生物技术平台,为公共卫生行业提供标准、规范和技术。

泰州队列在建设过程中开发了大型队列数据库和数据集成共享平台。针对队列基线和随访调查的量表、体格检查、一般和特殊实验室检查设计标准数据模型,建立队列数据仓库。对于量表数据源中常见的语义冲突,建立语义模型,实现最大化的数据兼容。对于体格检查及实验室检查数据,使用标准对照进行协同。基于汇交的数据矩阵,借用大数据分析技术设计适用于队列研究的分析方法与软件,并以此建立分析应用平台。

泰州队列从建设起就一直作为资源共享平台,开放给国内外科研人员进行研究,提供横断面数据、发病数据及生物学标本。因为基线调查采集的血液标本仅有 12 ml,为了保证标本足够用,队列协调中心——复旦大学泰州健康科学研究院实验室采用了不同的 DNA 放大倍增技术,便于长期为科研人员提供标本。

在 9 年的建设期中,利用泰州队列的样本与数据资源,通过技术整合、资源共享,复旦大学泰州健康科学研究院已与国内外多家高等院校、科研院所建立长期合作关系。

复旦大学泰州健康科学研究院与复旦大学双方紧密合作，通过资源共享，利用复旦大学独特的技术、人才和资源优势，在多个国家级及省部级项目基础上，已经在健康管理产业的相关领域（如居民健康档案、区域医疗等）形成了特色鲜明的综合性科研联合创新平台，并已经初步和相关企业合作，推动了健康产业创新资源的集聚。此外，复旦大学泰州健康科学研究院还同瑞典卡罗林斯卡学院（Karolinska Institutet）、美国得克萨斯大学、美国 NIH、中国科学院、上海交通大学、中国人民解放军军事科学院军事医学研究院、北京大学、北京协和医学院、南京大学、山东大学等科研院所和大学广泛合作交流，产生了一批高水平学术论文，培养了一支转化医学研究队伍[10-47]。

3.3　大型队列数据在精准医学时代的挑战与机遇

精准医学研究是针对健康到疾病发生、发展的全过程建立干预手段。要实现精准防诊治，就要鉴别疾病病因，而人群队列研究可提供疾病病因的最高等级证据。同时，可以发现从健康到疾病过程中的分子事件及相关分子标志物，用于疾病的早期预测、预警和诊断。所以，大队列研究是实施精准医学的必要条件。

我国拥有巨大的人群健康资源优势。各人群处于不同的社会经济发展阶段，拥有不同的遗传结构，且不同人群的疾病发病谱及防控、诊疗重点均存在明显差异。经过多年的建设，我国已建成若干大型队列，各个健康队列累积的有效目标人群逾 100 万，队列研究也取得了一些成效，为我国生物医学研究及疾病的防控做出了重要贡献。然而，与世界先进水平相比，国内队列的标准化、规范化和系统化水平亟待提高，各队列的有效规模、科学管理、质量控制和利用率亟待加强，队列之间的联合运行和共享机制亟待完善，大型队列的随访、可持续发展等问题亟待解决。在此精准医学时代里，中国进行大型人群队列研究面临着一系列挑战与机遇。

3.3.1　大型队列数据面临的挑战

虽然严格评估的新型预防和治疗策略已经导致人群整体层面的发病率和死亡率下降，然而，未识别的疾病病理、环境暴露、社会和行为及遗传因素导致的个体间变异致使很多人用药治疗无效，甚至预后较差。目前，因为个体病因和治疗反应变异的知识不完整导致对每个个体进行最佳疗效鉴定的进展较慢。另外，理想的途径首先应该能控制疾病的进展。这需要识别特定疾病的高危个体，从而开发新型干预策略以预防后续疾病的进展。如何在大型人群队列研究中鉴定相关因素，开发相关干预策略是我国大型队列研究面临的一个挑战。

医疗记录的综合收集，不同医疗系统资源的高效共享、交换和合并，以及患者能否接触到其自身的数据一直是大型队列研究的一个重要挑战。然而，链接电子健康档案的大型队列网络不仅有潜力加速生物医学研究，也可在纵向研究中被动随访个体的健康状况。

队列需要反映人群的多样性。队列对人群，尤其是对弱势人群（如儿童、认知能力受损的个体等）的代表性不足一直是既往队列研究饱受诟病的一点。建设宽泛的反映国人多样性的队列（尤其是在某些亚层中进行抽样）将应对这个挑战。

队列建设既往一个重要的挑战是如何使公众得知其收益并保障其参与性。然而，同科学技术进步同时发生的是医疗实践和医学研究文化的改变。如今，医师、研究者、患者、社区越来越多地参与讨论如何提升个体、家人和社区的健康。参与者目前已经不仅是患者或研究对象，而逐渐变成了伙伴，这也降低了研究对象募集、长期随访监测以及邀请他们参加随后临床试验的难度。因此，现在开展的大型队列研究已经能够很好地保障公众的参与性，有效地降低了队列人群的失访率，如中国的精准医学队列和美国的精准医学队列等。

3.3.2　大型队列数据面临的机遇

虽然有诸多挑战，我国在建设大型队列方面也面临着前所未有的机遇。

既往在中国建设大型队列过程中难度最大的是队列的长期随访，而目前医院电子病历的普及、社区电子健康档案的普遍建档、重点人群的公共卫生服务措施（新生儿访视及儿童保健管理、孕产妇访视、65 岁以上老年人定期健康体检等）、高血压及精神病的登记管理和定期随访为队列人群疾病发病的长期随访监测提供了新的渠道。

移动健康技术的飞速发展，手机、可穿戴式设备和居家传感设备的普及使人们能够支付得起进行日常活动、行为、心血管功能等方面监测的费用。具有临床意义的革新设备，如心理健康测量设备等也被快速设计出来为人群普遍使用。传感设备已经越来越多地用于检测身体指标的变化同疾病的关系。全球定位系统（global positioning system，GPS）可以整合到环境污染物和日常活动中进行环境暴露的测量。这些廉价的主动持续监测设备为队列评估人群健康提供了新的测量手段。营养和体力活动的精准测量也得到了长足的改善。

近期生物医学技术的飞速发展为低价基因组测序，代谢组、信号分子免疫系统的活性测定提供了新的机遇。大数据分析技术应用到医学影像学可更加精准地对疾病谱和疾病的特殊发展阶段进行分类。

精准医学的发展为我国大型人群队列研究提供了发展契机。在"十三五"精准医学重点研发专项中，布局了大型自然人群队列和专病队列，并强调统一标准与信息化共享，同时要构建大型、纵向、分散式超大队列的数据库和知识库。这些研究内容的设置无疑将大大提升我国大型人群队列的研究水平，比肩世界，并推动队列研究在医学研究和疾病诊疗方面发挥重要作用。

参考文献

[1] Bingham S A, Day N E, Luben R, et al. Dietary fibre in food and protection against colorectal cancer in the European Prospective Investigation into Cancer and Nutrition (EPIC)：an observational study [J]. Lancet, 2003, 361(9368)：1496-1501.

[2] Kaaks R, Berrino F, Key T, et al. Serum sex steroids in premenopausal women and breast cancer risk within the European Prospective Investigation into Cancer and Nutrition (EPIC) [J]. J Natl Cancer Inst, 2005, 97(10)：755-765.

[3] van Gils C H, Peeters P H, Bueno-de-Mesquita H B, et al. Consumption of vegetables and fruits and risk of breast cancer [J]. JAMA, 2005, 293(2)：183-193.

[4] Wang X, Lu M, Qian J, et al. Rationales, design and recruitment of the Taizhou Longitudinal Study [J]. BMC Public Health, 2009, 9(1)：223.

[5] Zheng W, Chow W H, Yang G, et al. The Shanghai Women's Health Study：rationale, study design, and baseline characteristics [J]. Am J Epidemiol, 2005, 162(11)：1123-1131.

[6] Chen Z, Lee L, Chen J, et al. Cohort profile：the Kadoorie Study of Chronic Disease in China (KSCDC) [J]. Int J Epidemiol, 2005, 34(6)：1243-1249.

[7] Liu J, Hong Y, D'Agostino R B, et al. Predictive value for the Chinese population of the Framingham CHD risk assessment tool compared with the Chinese Multi-Provincial Cohort Study [J]. JAMA, 2004, 291(21)：2591-2599.

[8] Li G, Zhang P, Wang J, et al. The long-term effect of lifestyle interventions to prevent diabetes in the China Da Qing Diabetes Prevention Study：a 20-year follow-up study [J]. Lancet, 2008, 371(9626)：1783-1789.

[9] Reynolds K, Gu D, Muntner P, et al. A population-based, prospective study of blood pressure and risk for end-stage renal disease in China [J]. J Am Soc Nephrol, 2007, 18(6)：1928-1935.

[10] Jiang C, Thomas G N, Lam T H, et al. Cohort profile：The Guangzhou Biobank Cohort Study, a Guangzhou-Hong Kong-Birmingham collaboration [J]. Int J Epidemiol, 2006, 35(4)：844-852.

[11] Zhu M L, Wang M, Cao Z G, et al. Association between the ERCC5 Asp1104His polymorphism and cancer risk: a meta-analysis [J]. PLoS One, 2012, 7(7): e36293.

[12] He J, Xu Y, Qiu L X, et al. Polymorphisms in ERCC1 and XPF genes and risk of gastric cancer in an eastern Chinese population [J]. PLoS One, 2012, 7(11): e49308.

[13] Wang M, Zhang R, He J, et al. Potentially functional variants of PLCE1 identified by GWASs contribute to gastric adenocarcinoma susceptibility in an eastern Chinese population [J]. PLoS One, 2012, 7(3): e31932.

[14] Zhang Y, Wang M Y, He J, et al. Tumor necrosis factor-alpha induced protein 8 polymorphism and risk of non-Hodgkin's lymphoma in a Chinese population: a case-control study [J]. PLoS One, 2012, 7(5): e37846.

[15] Yi L, Wang J C, Guo X J, et al. STAT4 is a genetic risk factor for systemic sclerosis in a Chinese population [J]. Int J Immunopathol Pharmacol, 2013, 26(2): 473-478.

[16] Wang Y L, Feng S H, Guo S C, et al. Confirmation of papillary thyroid cancer susceptibility loci identified by genome-wide association studies of chromosomes 14q13, 9q22, 2q35 and 8p12 in a Chinese population [J]. J Med Genet, 2013, 50(10): 689-695.

[17] Zhou X D, Yi L, Guo X J, et al. Association of HLA-DQB1 * 0501 with scleroderma and its clinical features in Chinese population [J]. Int J Immunopathol Pharmacol, 2013, 26(3): 747-751.

[18] Xu J, Mo Z, Ye D, et al. Genome-wide association study in Chinese men identifies two new prostate cancer risk loci at 9q31.2 and 19q13.4 [J]. Nat Genet, 2012, 44(11): 1231-1235.

[19] Zhuang M, Yuan Z, Lin L, et al. Reproducibility and relative validity of a food frequency questionnaire developed for adults in Taizhou, China [J]. PLoS One, 2012, 7(11): e48341.

[20] Li Q, Gu C, Zhu Y, et al. Polymorphisms in the mTOR gene and risk of sporadic prostate cancer in an Eastern Chinese population [J]. PLoS One, 2013, 8(8): e71968.

[21] Peng Q Q, Basang Z, Cui C Y, et al. Physiological responses and evaluation of effects of BMI, smoking and drinking in high altitude acclimatization: a cohort study in Chinese Han young males [J]. PLoS One, 2013, 8(11): e79346.

[22] Wang M Y, Zhu M L, He J, et al. Potentially functional polymorphisms in the CASP7 gene contribute to gastric adenocarcinoma susceptibility in an eastern Chinese population [J]. PLoS One, 2013, 8(9): e74041.

[23] Yi H, Jin L. Co-phylog: an assembly-free phylogenomic approach for closely related organisms [J]. Nucleic Acids Res, 2013, 41(7): e75.

[24] Hong S, Chen X, Jin L, et al. Canonical correlation analysis for RNA-seq co-expression networks [J]. Nucleic Acids Res, 2013, 41(8): e95.

[25] Tan J, Yang Y, Tang K, et al. The adaptive variant EDARV370A is associated with straight hair in East Asians [J]. Hum Genet, 2013, 132(10): 1187-1191.

[26] Shen L, Chen C, Zheng H, et al. The evolutionary relationship between microbial rhodopsins and metazoan rhodopsins [J]. Sci World J, 2013, 2013(17): 435651.

[27] Zhang Y H, Xu Q, Zhao Z, et al. Polymorphism rs7214723 in CAMKK1 and lung cancer risk in Chinese population [J]. Tumour Biol, 2013, 34(5): 3147-3152.

[28] Wei W J, Wang Y L, Li D S, et al. Association between the rs2910164 polymorphism in pre-Mir-146a sequence and thyroid carcinogenesis [J]. PLoS One, 2013, 8(2): e56638.

[29] Wang J, Guo X, Yi L, et al. Association of HLA-DPB1 with scleroderma and its clinical features

in Chinese population [J]. PLoS One, 2014, 9(1): e87363.

[30] Gu C Y, Li Q X, Zhu Y, et al. Genetic variations of the ADIPOQgene and risk of prostate cancer in Chinese Han men [J]. Asian J Androl, 2014, 16(6): 878-883.

[31] Tan J, Peng Q, Li J, et al. Characteristics of dental morphology in the Xinjiang Uyghurs and correlation with the EDARV370A variant [J]. Sci China Life Sci, 2014, 57(5): 510-518.

[32] Zhu M L, He J, Wang M, et al. Potentially functional polymorphisms in the ERCC2 gene and risk of esophageal squamous cell carcinoma in Chinese populations [J]. Sci Rep, 2014, 4:6281.

[33] Li S, Hu B, Wang Y, et al. Influences of APOA5 variants on plasma triglyceride levels in Uyghur population [J]. PLoS One, 2014, 9(10): e110258.

[34] Zhang J, Huang X, Xiao J, et al. Pri-miR-124 rs531564 and pri-miR-34b/c rs4938723 polymorphisms are associated with decreased risk of esophageal squamous cell carcinoma in Chinese populations [J]. PLoS One, 2014, 9(6): e100055.

[35] Li Q, Gu C, Zhu Y, et al. Two novel PRKCI polymorphisms and prostate cancer risk in an Eastern Chinese Han population [J]. Mol Carcinog, 2015, 54(8): 632-641.

[36] Zhou Y, Wang S N, Li H, et al. Quantitative trait analysis of polymorphisms in two bilirubin metabolism enzymes to physiologic bilirubin levels in Chinese newborns [J]. J Pediatr, 2014, 165 (6): 1154-1160.

[37] Zhou Y, Wang S N, Li H, et al. Association of UGT1A1 variants and hyperbilirubinemia in breast-fed full-term Chinese infants [J]. PLoS One, 2014, 9(8): e104251.

[38] Guo S, Yan F, Xu J, et al. Identification and validation of the methylation biomarkers of non-small cell lung cancer (NSCLC) [J]. Clin Epigenetics, 2015, 7: 3.

[39] Li L, Zheng H X, Liu Z, et al. Mitochondrial genomes and exceptional longevity in a Chinese population: the Rugao Longevity Study [J]. Age (Dordr), 2015, 37(1): 9750.

[40] Liu Z, Huang J, Qian D, et al. Prevalence and related factors of chronic kidney disease (CKD) among long-lived individuals (LLI) over 95 years of age [J]. Arch Gerontol Geriatr, 2015, 60(2): 354-358.

[41] Chu M, Ji X, Chen W, et al. A genome-wide association study identifies susceptibility loci of silica-related pneumoconiosis in Han Chinese [J]. Hum Mol Genet, 2014, 23(23): 6385-6394.

[42] Gong J, Zhu M, Chu M, et al. Genetic variants in SMARC genes are associated with DNA damage levels in Chinese population [J]. Toxicol Lett, 2014, 229(2): 327-332.

[43] Huang P, Zhu L G, Zhai X J, et al. Hepatitis C virus infection and risk factors in the general population: a large community-based study in eastern China, 2011-2012 [J]. Epidemiol Infect, 2015, 143(13): 2827-2836.

[44] Zheng H, Wang L, Huang P, et al. Incidence and risk factors for AIDS-related mortality in HIV patients in China: a cross-sectional study [J]. BMC Public Health, 2014, 14: 831.

[45] Xu Y, Fu L R, Jia M, et al. HIV prevalence and associated factors among foreign brides from Burma in Yunnan Province, China [J]. PLoS One, 2014, 9(12): e115599.

[46] Chen Y, Zhang Q, Wang Y, et al. Estimating the causal effect of milk powder supplementation on bone mineral density: a randomized controlled trial with both non-compliance and loss to follow-up [J]. Eur J Clin Nutr, 2015, 69(7): 824-830.

[47] Zhang H, Ge T, Cui X, et al. Prediction of advanced ovarian cancer recurrence by plasma metabolic profiling [J]. Mol Biosyst, 2015, 11(2): 516-521.

4 临床大数据及其标准化

在精准医学研究与应用中，临床大数据需要加快整合和标准化，从而更好地为疾病的预防和治疗做贡献。随着云计算、大数据、人工智能等生物技术与信息技术的融合发展，临床大数据越来越受到政府、医院、学术界和科研机构的重视。对于整个临床大数据行业来说，急需通过标准的制定整合资源，形成统一的临床数据格式、接口、数据安全开放等规范。临床大数据多种多样，要成为大数据就需要收集和整合，并把这些数据进行分类和描述。只有准确的数据才能真正帮助了解患者的状况。采集和整合临床大数据的最终目的不在大数据本身，而是通过大数据帮助预防和治疗疾病。本章重点介绍国际上应用较为广泛的 ICD-10、HL7 卫生信息交换等标准，并以美国 i2b2 研究平台和欧洲 EHR4CR 项目为例，介绍临床大数据的整合利用。

4.1 临床大数据的来源

临床大数据是进行精准医学相关研究和应用的重要资源，主要来源于临床实践，也有部分来自临床研究或者药物的临床试验（clinical trials），而临床研究和临床试验的受试者数据也都来自于临床实践。因此，医疗实践所产生的电子病历（electronic medical record，EMR）、电子健康档案（electronic health record，EHR）及其他相关的电子医疗记录是临床大数据的重要组成部分。

我国从 20 世纪 90 年代开始大力推动以电子病历、电子健康档案和公共服务信息平台为基础的区域卫生信息化建设。经过多年发展，卫生信息化建设已经比较成熟，医院信息管理系统（hospital information system，HIS）在大多数地区已经普及。医院信息管理系统主要包括电子病历信息系统(如医嘱、病程记录、手术记录、护理记录等)、实验室信息管理系统(各种检查、检验结果报告)和医学影像系统(包括各种医学影像如磁共振、CT、X线、超声、红外仪等产生的影像),这些系统每时每刻都在产生大量的电子化数据,数据量从 MB 到 GB,又从 TB 到 PB,日积月累,形成了临床大数据。

在精准医学的研究和应用中,需要将来源不同的各种临床大数据资源进行有效的整合,使其能够被更多的临床医师和临床研究人员充分利用和共享。这需要对临床大数据进行标准化,使其能够在不同医疗体系和研究单位之间无障碍地快速传递和交换,并要建立整合共享利用机制,在保护个人隐私不受侵犯的前提下,最大限度地共享和利用临床数据,还需要建立临床大数据整合利用信息平台,以帮助临床研究人员充分利用相关数据进行精准医学研究和发现。

本章重点介绍临床大数据标准化的有关技术标准以及整合利用方面的相关研究和探索。

4.2　临床大数据的标准化

临床大数据标准化是建设和推动精准医学发展的关键步骤,也是当今生物医学和公共卫生研究领域的重要课题。通过标准化数据和质量控制,使来源不同的各种临床数据能够在不同的研究和应用环境下无障碍地快速传递、交换、共享并进行有效整合和综合分析,从而可以最大限度地利用临床大数据提供的信息,为临床实践提供科学的决策支持和远程监控诊疗服务,大幅减少对疾病的误诊、误治,提高家庭护理质量;也可以为卫生主管部门提供更强、更可靠的公共卫生监管能力,通过监控数据库和进行实时统计分析,对传染病进行快速检测、响应和跟踪。下面将对国际上应用较为广泛的临床数据标准进行介绍。

4.2.1　ICD-10 标准

1) ICD-10 标准简介

《国际疾病分类》(*International Classification of Diseases*,ICD)是由世界卫生组织(WHO)制定和维护的国际上通用的疾病分类和编码标准,用于规范和标准化对疾病和健康状况的报告,以便在全球范围内统计和发现疾病的有关趋势,其发展已有 120 多年的历史。早在 1891 年,为了对死亡进行统一登记,国际统计研究所(International Statistical Institute)组织了一个对死亡原因分类的委员会,并在 1893 年提出了《国际死亡原因编目》(*International List of Causes of Death*),即为第 1 版。在以后的 120 多年里,随着健康和医疗科学的不断发展,ICD 也发布了一系列修订本。从 1948 年的第 6 次修订本(ICD-6)开始,由 WHO 承担修订工作,开始引入了疾病的分类,并强调继续保持使用病因分类的方法。目前,世界上广泛使用的 ICD-10 是 1990 年 5 月在第 43 届世界卫生大会上通过的,已经被 100 多个国家所采用。从第 10 版开始,ICD 分类的名称也由原来的《国际疾病分类》改为现在的《疾病和有关健康问题的国际统计分类》(*International Statistical Classification of Diseases and Related Health Problems, 10th Revision*),但简称仍然沿用 ICD-10[1]。

ICD-10 标准可以用来规范和标准化 EMR 和 EHR,是提高临床大数据质量和可用性的必要和有效手段。

2) ICD-10 的分类原理和基本结构

ICD-10 分类的基础是疾病名称,没有名称就无法进行分类。由于疾病是根据其内在本质或外部表现命名的,因此疾病的本质和外在表现也正是 ICD-10 分类的依据。分类与命名之间存在一种对应关系。

实际上,ICD-10 对疾病的分类主要根据疾病的 4 个主要特征,即病因、病理、解剖部位和临床表现(包括症状、体征、分期、分型、性别、年龄和急慢性发病时间等),每一个特征构成一个分类标准,形成一个分类轴心。因此,ICD-10 是一个多轴心的分类系统。

ICD-10 对疾病和身体状况以及相关的原因按以下模式归类分群:传染病、影响全身的一般疾病、依部位编排的局部性疾病、发育性疾病、损伤和外部原因引起的疾病与状况等。

对每一种疾病或身体状况按照 ICD-10 标准进行分门别类和编码时,会得到一个有序的、唯一的组合编码,这个编码代表了该病的本质和特征,也表明该病在 ICD-10 分类系统里的上下左右联系。ICD-10 的分类编码由三字符的核心类编码和四字符的亚类编码组成。其中,WHO 死亡数据库和国际比较研究中一般要求报告核心类编码。利用 ICD-10 标准编码可以对临床电子病历中的有关数据进行标准化处理,提高临床大数据的一致性和可靠性,便于不同来源临床大数据的整合和综合分析。

ICD-10 分类标准由 3 卷组成：第 1 卷是疾病和有关健康问题的类目表；第 2 卷是 ICD-10 的使用指南；第 3 卷提供了有关类目的字母顺序索引。其中，第 1 卷共分 22 章，每一章分别给出了有关的三字符核心类编码和相应四字符亚类编码的详细列表。图 4-1 是 ICD-10 第 1 卷第 1 章的部分内容，左边以树状列出了各核心类编码和相应亚类编码的层次结构，右边以表格形式给出了核心类编码和亚类编码更为详细的说明。

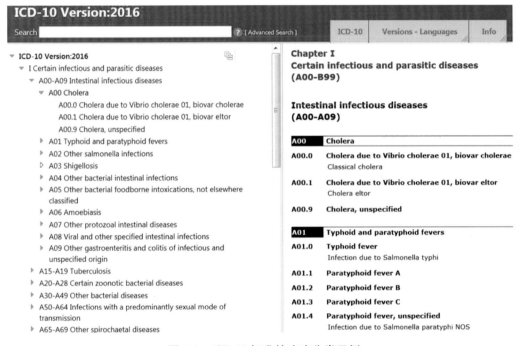

图 4-1 ICD-10 标准的疾病分类示例

(图片来自 http://apps. who. int/classifications/icd10/browse/2016/en)

ICD-10 的第 1～17 章都是与疾病和其他患病状况及其他病态条件有关的编码；第 18 章是症状、体征、临床与实验室所见异常以及不能归到其他类的编码；第 19 章是损伤、中毒和外因引起的某些其他后果的编码；第 20 章是疾病和死亡的外因的编码；第 21 章是影响健康状态和保健机构接触因素的编码；第 22 章是特殊用途编码 U00 U99，其中 U00 U49 是 WHO 用于分配新疾病或未知疾病的编码，U50 U99 则可以用于特殊的研究目的，如为了一个特殊项目而检验一种替代的子类时。由于 U 字母没有确定的统一意义，因此不要随意使用。

ICD-10 核心类编码由 3 个字符组成,包括一个字母和两个数字,且第 1 个字符必须是英文字母。例如,A01 代表伤寒和副伤寒。除了字母"D"和"H"之外,其他每个英文字母都与某一特定章相联系。字母"D"用在第 2 章肿瘤与第 3 章血液和造血器官疾病以及免疫机制的某些疾病,而"H"用在第 7 章眼和附器疾病与第 8 章耳和乳突疾病。第 1、2、19 和 20 等章中均用到两个以上的英文字母。

ICD-10 亚类编码由 4 个字符组成,其中前 3 个字符是核心类编码,子类用一个数字表示,与核心类编码之间用小数点分隔。例如,A01.1 代表甲型副伤寒。

ICD-10 第 3 卷由 3 个部分组成。其中,第 1 部分列出了可归类于第 1 卷第 1～19 章及第 21 章内所有名词和用语的索引,但药品及其他化学物质除外。第 2 部分是所有患病及死亡的外因的索引,以及所有可归类于第 1 卷第 20 章的名词和用语,但药品和化学物质除外。第 3 部分是药品和化学物质列表,以及可归类于第 1 卷第 19 章药品所导致的中毒及不良反应的编码和第 20 章指明意外、蓄意(自我伤害)、未确定的中毒的编码和正确服用药物所导致不良反应的编码。

ICD-10 第 3 卷的字母索引包含位于最左侧的主导词,其下有不同层次的其他字词对主导词进行修饰和限定。第 1 部分的修饰和限定通常是一些会影响编码的种类、部位或者环境情况。在第 2 部分,修饰和限定通常指向不同形式的意外或事故,如涉及的交通工具等,不影响编码的修饰词则会出现在括号内。

4.2.2　HL7 卫生信息交换标准

HL7(Health Level Seven International)卫生信息交换标准是目前医疗信息数据交换标准中应用最广泛的一种信息传输协议,是基于国际标准化组织(International Standard Organization,ISO)所公布的网络开放系统互连模型(Open System Interconnection,OSI)第 7 层(应用层)的医学信息交换协议。HL7 标准汇集了不同厂商用来设计应用软件之间接口的标准格式,它允许各医疗机构在不同的系统之间进行数据交互,以提高医疗系统之间信息共享的程度。

HL7 标准由非营利机构 HL7 国际委员会发布(http://www.hl7.org)。HL7 国际委员会成立于 1987 年,是美国国家标准化协会(ANSI)认可的标准开发组织,致力于提供用于交换、集成、共享和检索电子健康信息的全面框架和相关标准,用于支持临床实践和管理及评价卫生服务。经过 20 年的发展,HL7 国际委员会已经拥有 50 多个工作组和 1 600 多名成员,包括美国、中国、德国、加拿大、澳大利亚等。HL7 中国委员会 (http://hl7.org.cn)是唯一代表中国参与 HL7 国际委员会活动的成员,是依照 HL7 组织国际会员相关规定建立的非营利性社会团体,协会的宗旨是借鉴 HL7 标准研究发展符合中国实际的医疗信息交换标准,提高中国医疗信息化水平,同时加强国际医疗信息化交流。

1) HL7 V2 标准和 V3 标准

目前,HL7 分为两种应用体系,即 HL7 V2.x 和 HL7 V3.0。

HL7 V2.x 主要应用于医院内部系统之间的信息交换,内容包括患者管理、财务收费、化验信息交换、药品信息、医疗安排、医嘱等。1989 年发布 HL7 V2 第 1 版,目前最新版本为 HL7 V2.8.2。

HL7 V3.0 是基于 HL7 V2.x 重构的,后期与 HL7 V2.x 并行开发。HL7 V3.0 与 HL7 V2.x 有很大的不同,采用了基于统一建模语言原则的面向对象方法,并采用了大量的信息模型和仓库,限制了 HL7 消息的可选择性,增强了消息的一致性。在 HL7 V3 标准中,参考信息模型(Reference Information Model,RIM)定义了所有 HL7 消息的通用模型,是 HL7 V3 标准的基石。它将所有医疗数据模型标准化为共享、通用的模型,为 HL7 V3 标准用到的所有信息提供一个静态、统一的模型框架。然而,由于 HL7 V3.0 体系庞大,技术较复杂,目前 HL7 V2.x 仍为应用最广泛的版本。美国约 95% 的医院系统使用的是 HL7 V2.x系统[2,3]。在中国,大部分医院采用的也是 HL7 V2.x 系统。

2) HL7 CDA 标准

随着医疗交换标准研究的深入,HL7 还专门成立了一个小组开发临床文档的交换标准,并于 2000 年发布了基于 XML 的医疗行业临床文档结构(Clinical Document Architecture,CDA)标准,目前的最新版本为 2.0 版[3]。

HL7 CDA 是以交换文档为目的的一种指定结构和语义的文档标记标准,且以该标准构建的临床文档可以在 HL7 消息中进行传输[4,5]。HL7 CDA 标准能够用一个模型表述结构化程度不同的临床文档,它支持结构化信息,也支持非结构化信息,包括文本、图像、声音和其他多媒体内容,从而可以方便地管理各种临床信息。HL7 CDA 标准作为临床文档结构标准,本身并不包含数据交换传输内容,需要借助 HL7 V2/V3 标准。因此,HL7 CDA 标准是 HL7 标准在临床文档方面的补充,两者结合可以使临床文档能够合理地组织与交换,实现电子病历的互通。

4.2.3 其他数据标准

1) 医学数字成像和通信标准

医学数字成像和通信标准(Digital Imaging and Communications in Medicine,DICOM)由美国放射学会(ACR)和全美电子厂商联合会(NEMA)联合推出,是一个涵盖了医学数字图像的采集、归档、通信、显示及查询等的协议。

由于医疗设备生产厂商不同,造成与各种设备有关的医学图像存储格式、传输方式千差万别,这使得医学影像及其相关信息在不同系统、不同应用之间的交换受到严重阻碍。DICOM 标准以开放互联的架构和面向对象的方法定义了一套包含多种类型医学影像及其分析报告等的信息对象集;定义了用于信息传递、交换的服务类与命令集,以及消息的响应;结构化定义了制造商的兼容性申明,使医学图像及各种数字信息在计算机间的传递有一个统一的标准[6, 7]。目前广泛使用的标准是 DICOM3.0,它已成为医学影像信息领域的国际通用标准,国际标准号为 ISO 12052[8]。

2) 临床数据交换标准协会

临床数据交换标准协会(Clinical Data Interchange Standards Consortium,CDISC)是非营利性机构,成立于 1997 年,致力于开发行业标准,为医学和生物制药产品的开发提供临床实验数据和元数据的获取、交换、提交以及存档的电子手段,以提高医学研究及医疗保健相关领域的效率,促进公共卫生事业的持续发展。作为行业生产协作的催化剂,CDISC 将医疗保健行业各相关领域进行有机结合,并发展成全球性、开放、公认的医学研究数据标准[9]。

3) 医疗处方用药信息传输标准

医疗处方用药信息传输标准(SCRIPT)由美国国家药物处方委员会(National Council for Prescription Drug Programs,NCPDP)开发发布,是从医院到保险机构发送的药品处方信息的相关标准,以便及时进行处方管理,接收获准信息和付费信息。NCPDP 委员会于 1977 年成立,目标是建立并促进医疗保健产业中药品服务部门之间信息交换及处理的标准,支持将处方从药房送到收费处、处方管理服务以及接收承认和支付信息回传等各个流程的信息交换[10]。

4.3 临床大数据的整合利用

临床大数据的整合利用是精准医学研究和应用的重要内容之一。目前,临床数据的电子化及标准化已经使得对来源不同的临床大数据进行整合分析和利用成为可能。然而,由于临床数据自身的特殊性(如包含大量自然语言描述和大量影像学等非结构化的数据,没有建立健康信息记录规范,没有标准统一的术语等),这种整合利用在目前依然存在很大的难度,除了需要解决技术性问题(如发展和完善相应的标准化体系,开发有效的自然语言处理技术和影像信息处理技术,建立标准统一的临床术语,开发建设相应的数据挖掘技术平台)外,还有伦理学问题、数据使用与个人隐私保护的矛盾问题以及数据公用的利益协调机制问题等。解决这些问题,将是一个长期的过程。近年来,研究人员已经在临床数据的整合分析和利用方面做了许多研究和有益的探索,具有代表性的有美国 NIH 资助的整合生物学及临床信息项目(Informatics for Integrating Biology and the Bedside,i2b2)中心的相关研究和欧盟资助的临床研究电子健康档案(Electronic Health Records for Clinical Research,EHR4CR)项目等。

4.3.1 美国 i2b2 及相关研究

i2b2 是美国 NIH 资助的第 1 批 4 个国家生物医学计算中心(National Center for Biomedical Computing,NCBC)之一,成立于 2004 年,致力于开发和建立一个可扩展的计算框架,以加速将基因组学研究发现以及与人类健康有关的模型系统中的假设转化为临床应用,即开发出新的诊断、预后和治疗方法等。这一框架将计算方法学研究、软件工具开发、生物学研究、临床诊疗、知识传播等联合起来,提供了一个成员组织间高效协作的平台,便于基础科研人员、临床研究人员、信息技术开发人员及临床医师等能够及时交流信息,加深对问题的理解,从而促进组学知识的临床转化。i2b2 的组件、组织成员以及它们之间的互动关系如图 4-2 所示。

1) i2b2 信息系统

i2b2 开发的开源可拓展的信息架构"蜂巢"(Hive)软件系统(见图 4-3)可以将临床大数据整合起来进行挖掘和共享。该系统由一系列功能不同的称作"蜂房"(cells)的核心模块组成,每个"蜂房"提供一类特定的功能,"蜂房"之间通过网页服务和患者数据对

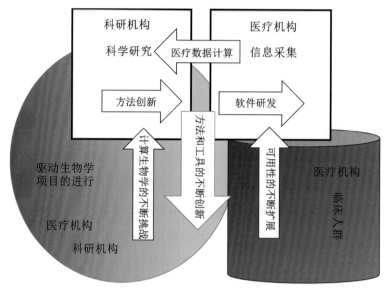

图 4-2　i2b2 组件、组织成员及其互动关系

(图片修改自 https://www.i2b2.org/about/index.html)

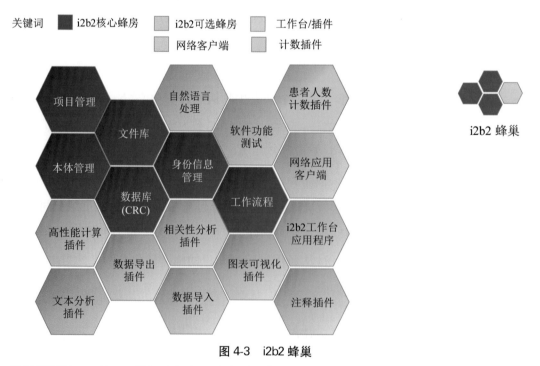

图 4-3　i2b2 蜂巢

(图片修改自 https://www.i2b2.org/software/index.html)

象(patient data object，PDO)进行通信。这些"蜂房"组合在一起，形成一个复杂的多功能临床研究支持系统，提供诸如自然语言处理、去除识别、患者临床信息可视化、存取患者样本、队列分析、信息共享以及数据分析管线等临床研究中常用的功能和工具，方便用户整合和共享临床大数据。此外，i2b2 系统完全遵循美国伦理审查委员会(Institutional Review Board，IRB)的伦理审查制度，临床数据中涉及与患者隐私有关的信息可以得到严格的保密。

i2b2 信息系统提供本地化分析和在线分析(i2b2 Web Client)两种平台。本地化分析平台可以安装在本地计算机上运行，有 3 个可下载的软件包：i2b2 Workbench、i2b2 VMWare 和 i2b2 Source。i2b2 Workbench 为本地客户端工作台，包含"蜂巢"的各个功能分析模块。i2b2 VMWare 为本地化运行软件包，包括客户端和服务器端，能够实现数据的本地化处理。i2b2 Source 为源代码包，利用这些源代码可以从头构建 i2b2 Workbench 和 i2b2 VMWare。

i2b2 在线分析平台为用户提供更为直观、方便的查询和数据分析服务(见图 4-4)，

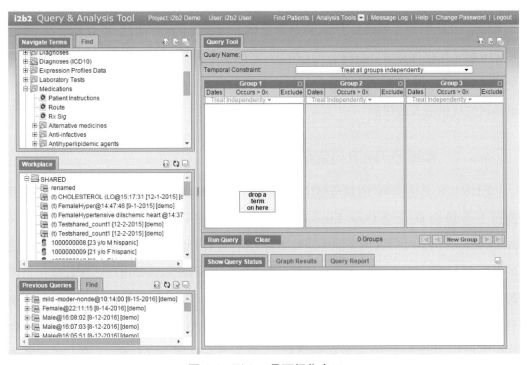

图 4-4　i2b2 工具可视化窗口

(图片来自 https://www.i2b2.org/webclient)

主要功能包括患者筛选(Find Patients)和分析工具(Analysis Tools)两大部分。利用在线分析平台的查询导航系统(Navigate Terms),依据其提供的筛选分类包括千人基因组人口统计学(1 000 Genomes Demographics)、临床试验、人口特征统计(如年龄、性别、肤色等)、临床数据、蛋白质组信息以及基因组突变信息等诸多筛选选项,可以方便地筛选出用户所关注的患者。

2) i2b2 电子病历命名实体标注语料库

电子病历是临床大数据的重要组成部分,不仅包含临床实践过程中产生的自然语言描述(如以往病史、患者主诉和临床医嘱等),还包含由医疗器械产生的医疗影像等数字化信息。这些数据中包含的信息很难直接用于临床数据挖掘研究中,需要事先将这类数据进行转化和信息抽提,为此,需要建立良好的电子病历命名实体标注语料库。

2006—2014 年,i2b2 先后组织了 7 次挑战项目(i2b2 Challenges),对临床数据中的信息进行概念抽取,建立电子病历命名实体标注语料库,进而推动医疗领域电子病历信息抽取的研究[11]。在 i2b2 2010 年的评测任务中,首次给出了较为完整的电子病历命名实体类型及修饰类型的定义[12]。它参照统一医学语言系统(Unified Medical Language System,UMLS)定义的语义类型,将命名实体分为 3 类:医疗问题、检查及治疗;并给出了 6 种实体修饰类型,现在的、不存在的、非患者本人的、有条件的、可能的及待证实的。这是迄今为止对电子病历命名实体较系统的分类,为临床大数据的挖掘和临床疾病的研究提供极大的帮助。

4.3.2 欧洲 EHR4CR 研究项目

EHR4CR 是由欧洲"创新药物计划"(Innovative Medicines Initiative,IMI)和欧洲制药工业协会联合会(the European Federation of Pharmaceutical Industries and Associations,EFPIA)共同资助的研究项目,旨在设计开发一个可扩展的和广泛可接受的有效方法实现 EHR 系统和临床研究系统之间的互操作性,推动电子临床数据在临床医学研究中的应用,从而促进医学研究,改善医疗卫生,提高患者安全性。EHR4CR 项目始于 2011 年,历时 5 年,投资超过 1 600 万欧元,共有 34 个来自学术界和工业界的合作伙伴参与,其中包括 10 家制药公司和 11 家分布在法国、德国、波兰、瑞士和英国的医院[13]。

在 EHR4CR 项目中,研究人员充分利用了先前开发的或者是其他可利用的相关解决方案、组件、应用和服务(如项目合作伙伴先前开发的中间件、安全组件、查询引擎和终端用户应用程序以及由其他组织开发和维护的开源数据查询与数据分析工具等),通过一种新的方法组合和扩展这些组件和服务,建立了一个通用的综合临床数据信息平台(见图4-5),将存储在多个国家不同医院的多种不同EHR系统的临床大数据整合起来供临床研究使用,同时还要完全符合每个参与国的道德、监管和数据保护政策与要求。为了使这些来源不同的由不同语言和不同格式保存的电子临床数据能够得到有效整合,EHR4CR研究人员基于现有标准,包括ICD-10、LOINC[14]和SNOMED-CT[15]等建立了一套EHR4CR"关键术语"(pivot terminology),用于这些异构系统中对不同术语系统下概念之间的映射和转化。

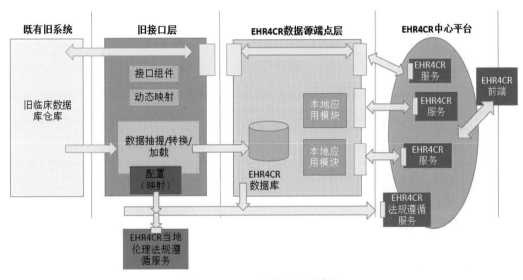

图 4-5　EHR4CR 信息平台框架

(图片修改自参考文献[13])

EHR4CR信息平台支持端到端的临床研究过程,包括研究计划可行性、试验中心选择、患者招募以及临床试验执行等(见图4-6)。目前,EHR4CR信息平台已经为参与EHR4CR项目的欧洲7个国家的11家医院和10家制药公司提供通信、安全和术语服务,其相应的功能也在EHR4CR的试验性研究中得以评估和验证。以上仅对EHR4CR作了简要介绍,有关EHR4CR信息系统的详细情况及最新研究进展,有兴趣的读者可以参考其网站(http://www.ehr4cr.eu)的有关内容。

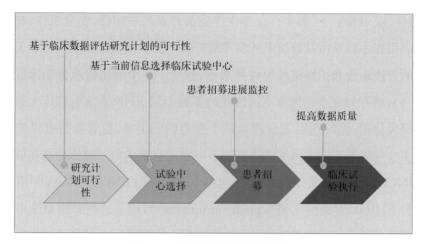

图 4-6　EHR4CR 信息平台服务

(图片修改自 http://www.ehr4cr.eu/views/solutions/platform.cfm)

参考文献

［1］World Health Organization. International statistical classification of diseases and related health problems 10th revision［S］. 5th ed. Geneva：WHO Press，2016(2).

［2］俞汝龙. HL7 组织与 HL7 标准简介［J］. 中国数字医学，2007，2(7)：41-43.

［3］Health Level Seven International (HL7)［EB/OL］. http://www.hl7.org/.

［4］梁秀娟，孙震. 基于 HL7CDA 标准和 XML 技术在电子病历系统中的应用［J］. 中国数字医学，2008，3(3)：21-24.

［5］夏卫. 基于 HL7 CDA 的电子病历信息交换研究［D］. 合肥：合肥工业大学，2006.

［6］张晟，牛玮. 医学数字图像和通讯标准——DICOM［J］. 医疗卫生装备，2005，26(6)：34-35.

［7］林天毅，陈思平，陶笃纯，等. 医学数字图像通讯标准(DICOM)的实现［J］. 中国医学影像技术，2000，16(9)：802-804.

［8］DICOM® (Digital Imaging and Communications in Medicine)［EB/OL］. http://dicom.nema.org/.

［9］CDISC［EB/OL］. https://www.cdisc.org/.

［10］NCPDP［EB/OL］. http://www.ncpdp.org/

［11］邓本洋，吕新波，关毅. 基于堆积策略的电子病历实体识别［J］. 智能计算机与应用，2014，4(1)：69-71.

［12］Wattanasin N，Porter A，Ubaha S，et al. Apps to display patient data, making SMART available in the i2b2 platform［J］. AMIA Annu Symp Proc，2012，2012：960-969.

［13］De Moor G，Sundgren M，Kalra D，et al. Using electronic health records for clinical research：the case of the EHR4CR project［J］. J Biomed Inform，2015，53(2)：162-173.

［14］McDonald C J，Huff S M，Suico J G，et al. LOINC, a universal standard for identifying laboratory observations：a 5-year update［J］. Clin Chem，2003，49(4)：624-33.

［15］Brown S H，Elkin P L，Bauer B A，et al. SNOMED CT：utility for a general medical evaluation template［J］. AMIA Annu Symp Proc，2006，2006：101-105.

5 组学大数据及其标准化

组学大数据是生物医学大数据的重要组成部分,也是以大数据为背景的精准医学的核心研究内容之一。近年来,以下一代测序技术为代表的高通量组学研究,从研究细胞分子水平变化特征的基因组学(genomics)、表观基因组学(epigenomics)、转录组学(transcriptomics)、蛋白质组学(proteomics)、代谢组学(metabolomics)和宏基因组学(metagenomics),到研究环境和生活方式等对人类健康影响的暴露组学(exposomics),再到研究人体健康与疾病表型状态的表型组学(phenomics)等都迅速发展。随着这些组学研究的广泛开展和应用,产生和积累了多种组学大数据。通过对这些大数据的分析、整合和综合分析,挖掘出数据中隐含的各种关联关系,找到与疾病和药物效应相关的生物标志物,从而可以从多个层面、多个方位加深对疾病和药物作用机制的认识,为疾病的精准预防和精准治疗提供个性化方案。

然而,组学大数据能否在精准医学中充分发挥作用,完全取决于组学大数据的质量控制和标准化。一直以来,高通量组学分析技术经常因为一些组学研究结果的重复性差、可靠性低和缺乏标准化的数据分析流程而被质疑和批评[1-3]。研究表明,组学研究结果的重复性和可靠性高度依赖生物样本制备、数据产生以及数据分析等每个过程中的每一个步骤,某些环节的细小差异就有可能影响不同来源的组学研究结果之间的可比性。但是,只要通过适当的质量控制和标准化的流程管理,就可以大幅度提高组学研究结果的可靠性和可重复性[4-6]。标准化使组学大数据的整合和综合分析成为可能,而严格的质量控制可以减少和降低组学数据噪声,防止噪声在数据整合和综合分析时的扩散与传播,提高综合分析的统计效力。由此可见,组学大数据的标准化和质量控制是实现精准医学的关键。

本章将重点介绍国际组学大数据标准化和质量控制的相关研究及重要发现。

5.1　基因芯片与测序技术质量控制研究计划

基因芯片与测序技术质量控制研究计划（the MicroArray and Sequencing Quality Control，MAQC/SEQC）是石乐明教授在美国 FDA 任职期间发起并领导的大型国际合作组学研究项目，由来自 10 多个国家 100 多个单位的近 200 多名科学家共同参与完成，旨在通过不同领域科学家之间的密切合作实现基因芯片和下一代测序等基因组学方法及相关生物信息学分析手段的质量控制和标准化，从而提高组学研究的质量和可靠性，为组学大数据的临床应用奠定可靠的技术基础。

MAQC/SEQC 计划在 2005 年正式启动，并分期进行，每一期都有不同的研究主题。目前，MAQC/SEQC 计划已经到了第 4 期（MAQC-Ⅳ）。前 3 期，即 MAQC-Ⅰ、MAQC-Ⅱ 和 MAQC-Ⅲ（SEQC）已经分别于 2006 年、2010 年和 2014 年完成，每一期都有重要的研究发现，第 4 期的研究目前正在进行中。下面介绍 MAQC/SEQC 计划的相关研究及主要研究发现。

5.1.1　基因芯片技术质量控制计划 MAQC-Ⅰ

20 世纪 90 年代中后期，基因芯片技术的发明掀起了高通量基因表达分析的研究热潮。以基因芯片为基础的基因表达分析技术被广泛应用于生命科学和生物医学等许多研究领域，以比较和研究不同生物体系在不同条件下基因表达的变化情况。然而，随着研究的不断深入，人们开始发现基因芯片数据的重复性差、可靠性低，很多发表在世界知名杂志上的研究结果不能被其他研究人员重复[7-10]。而且，即使对同一个样品的基因表达进行检测，不同基因芯片技术得到的结果之间相差也很大[11]。一时之间，人们对这一革命性的生物分析技术产生了怀疑。MAQC-Ⅰ研究计划就是在这一背景下提出的，旨在回答基因芯片数据是否可重复和基因芯片分析技术是否可靠等根本性问题。

MAQC-Ⅰ研究计划一经提出，立刻受到来自学术界、工业界及许多政府部门研究人员的广泛支持和积极参与，很快形成了一个开放的基因芯片质量控制联盟（MAQC Consortium），以一个主要研究项目为核心，并辅以另外 5 个子研究项目，内容涉及实验操作和数据分析等多个方面和不同层面，围绕基因芯片技术的可重复性和可靠性展开了研究。

首先,MAQC 联盟建立了 A、B、C、D 4 个标准参考 RNA 样本。其中,A 是来自 Stratagene 的通用人参考 RNA(universal human reference RNA,UHRR),B 是来自 Ambion 的人脑参考 RNA(human brain reference RNA,HBRR),C 和 D 分别是 A 和 B 以 3:1 和 1:3 比例混合得到的混合物。然后,将其分发到不同基因芯片表达分析平台,包括当时市场上的主要分析平台如 Applied Biosystems、Affymetrix、Agilent Technologies、GE Healthcare、Illumina、Eppendorf 和美国国立癌症研究所自制的基因芯片分析平台等,由各实验室按照 MAQC 联盟预先制定的协议(protocols)对每个参考 RNA 样本进行 5 个技术性重复检测分析,产生基因表达数据。同时,MAQC 联盟还用了另外 3 种基于定量聚合酶链反应(quantitative polymerase chain reaction,qPCR)的表达分析平台(Applied Biosystems 的 TaqMan、Gene Express 的 StaRT-PCR 和 Panomics 的 QuantiGene)对 4 个参考 RNA 样本中的部分基因分别进行了表达分析。最后,基于这些数据,MAQC 联盟对不同平台产生的基因表达数据及相应数据分析方法进行了深入的研究和比较。结果表明,只要通过严格的质量控制,不同平台、不同实验室产生的数据是可以重复的,基因芯片分析技术也是可靠的。

MAQC-Ⅰ研究不仅发现和揭示了不同基因芯片技术的优势、局限性以及影响数据重复性和可靠性的关键因素,为基因芯片技术在基因表达研究领域建立了数据分析指南和质量控制指标、方法和工具以避免程序性错误,也为后来美国 FDA 制定药物基因组学指南文件提供了科学依据。此外,MAQC-Ⅰ建立的 RNA 样本和生成的庞大基因芯片数据也为后来的基因芯片质量控制研究提供了很好的参照 RNA 和参照数据,为业界广泛采用,并作为新一代基因表达分析系统(如 DNA-Seq 和 NanoString)的参照标准。

MAQC-Ⅰ的主要研究发现以 6 篇研究论文发表在 2006 年 9 月的 *Nature Biotechnology* 上,其中,《基因芯片质量控制计划证明基因表达测量具有同平台和平台间的可重复性》[5]一文详细报道了 MAQC-Ⅰ核心研究项目的实验设计、具体实施以及主要研究结果和发现。下面的 5 篇文章分别报道了 MAQC-Ⅰ计划的 5 个子项目的研究结果和发现。

《用定量基因表达平台评估基因芯片的测量结果》[12]研究了 3 种基于 qPCR 的基因表达测量技术的特点并与基因芯片的测量结果进行了比较和对照,结果表明 qPCR 与基因芯片的测量结果高度相关,但也有少数基因的测量结果并不一致。其主要原因是不同平台所用的探针序列(probe sequence)不同,导致不同平台之间的测量差异;另外一种情况是不同平台对表达量小的基因的测量灵敏度不同,这种情况不仅造成不同平台之间的测量差异,也会导致同一种平台多次测量结果之间的较大变化。

《用 RNA 样本容量分析方法评价基因芯片平台的性能和归一化技术》[13]基于来自两种不同混合比例的 MAQC-Ⅰ参考 RNA 样本 C 和 D 的测量结果,研究了用容量分析技术评价不同基因芯片平台和不同数据归一化技术的方法。结果表明,容量分析方法预测的混合比与理论混合比之间存在一定的偏差,这种偏差部分是由于基因在 C 和 D 两种样本中的相对容量不同造成的。尽管如此,容量分析法在评价基因芯片技术和数据归一化方法以及在确定 RNA 样本中某些隐含生物学特性等方面可以提供非常重要的信息。

《评估外源性对照 RNA 在基因芯片评价中的作用》[14]对基因芯片分析中常用的两种外源性对照 RNA(加在总 RNA 样本中的对照 RNA 和在杂交前加在拷贝 RNA 中的对照 RNA)在基因芯片质量控制中的特点进行了深入研究。结果表明,尽管测量的两种外源性对照 RNA 的表达量与理论值之间都存在一定的偏差,但两种对照 RNA 为离群样本(outlier)的检测提供了重要信息。

《基因芯片质量控制计划中单染色和双染色平台的性能对照》[15]利用 MAQC-Ⅰ参考 RNA 样本 A 和 B 对 3 组不同单染色和双染色基因芯片平台的性能包括可重复性、特异性、灵敏度和精确度进行了系统研究。结果发现,单染色和双染色技术的测量性能是一样的。因此,建议人们在决定选择用单染色还是双染色基因芯片平台时,不要将测量性能作为主要因素考虑。

《大鼠毒理组学研究表明基因芯片平台间分析的一致性》[16]用 4 种不同的基因芯片平台,对来自 3 种化学品处理的大鼠 RNA 样本进行分析,产生了有生物学相关性的毒理基因组学数据,对 MAQC-Ⅰ的主要研究发现进行了验证。

5.1.2 基因芯片技术质量控制计划 MAQC-Ⅱ

MAQC-Ⅱ研究计划主要对从基因芯片数据中发现表达特征并用以开发和验证分类预测模型的各种数据分析方法和多种分类建模算法进行评价,以建立稳健可靠的表达特征分析和分类预测建模的实践经验,推进用高通量基因芯片数据预测临床结局和药物不良反应终点等的临床应用。此外,MAQC-Ⅱ也评估了基于基因芯片技术的全基因组关联分析(genome-wide association study，GWAS)研究平台之间的技术性能以及不同生物信息学和统计学数据分析方法的优势和局限性。

MAQC-Ⅱ核心研究项目的实验设计如图5-1所示。简要来说，MAQC联盟首先收集了6套大型基因芯片表达谱数据并建立了3个临床前终点、6个临床终点、2个正对照终点(性别)和2个负对照终点(随机分配的类别)，共计形成了13套可用于开发和验证分类模型的数据集。接着，把每一套数据集仔细地随机分成大致均衡的训练集和验证集，再将13个训练集数据(包括基因表达数据和终点数据)分发给联盟内36个自愿开发和验证分类模型的团队，进行探索性建模分析，每个团队可以自行决定选用合适的数据预处理方法、变量选择方法、分类建模算法和内部模型验证策略等。之后，各团队需要建立和提交详细的数据分析规程，以供MAQC-Ⅱ生物统计学监管工作组(Regulatory Biostatistics Working Group，RBWG)专家评审。RBWG由美国FDA和工业界的资深统计学家及有广泛建模经验的专家组成。经过评审后，每个团队可以自行决定是否根据RBWG的建议修改各自的数据分析规程。最后，每个建模团队根据自己的分析规程开发并最终提交预测模型。联盟收到所有36个团队的预测模型后，再将13个验证数据集的基因表达数据公开，而对应的终点数据仍然保密，直到所有团队都提交了验证集的预测结果。对验证集的预测结果由联盟选定的3位专家独立进行评价，以确保相关计算准确无误。最后，联盟要求各建模团队按各自的分析规程用原来的验证集数据训练模型，并用原来的训练集数据对相应的模型进行验证，进而提交结果供联

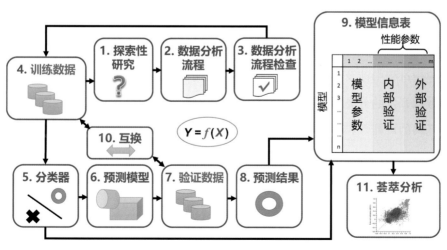

图5-1　MAQC-Ⅱ研究的实验设计

盟进行进一步分析。

MAQC-Ⅱ的实验设计原则上尽量控制和避免信息泄漏(information leakage),特别是防止每个团队在开发预测模型时,验证集信息的渗入,以确保研究结果的可靠性。另外,联盟允许每个团队根据自己的数据分析和建模经验选择算法和建模策略,使得基于基因芯片数据发现表达特征和分类建模的各种常用实践方法得到充分体现,有利于联盟从提交的结果中发现稳健的建模实践经验。

MAQC-Ⅱ的研究成果主要包括 12 篇研究论文,由自然出版集团以专辑的形式发表[17]。其中,核心研究的结果发表在 2010 年 8 月的 *Nature Biotechnology* 上,另外 11 篇论文发表在 2010 年第 10 期的 *The Pharmacogenomics Journal* 上。

MAQC-Ⅱ核心研究[4]的主要发现包括以下内容。①模型的预测能力主要取决于生物学终点的可预测性。也就是说,对于容易预测的终点,也容易开发出预测性能好的模型;相反,如果生物学终点本身难以预测,则无论用什么方法都无法得到稳健的模型。②模型的稳健性取决于良好的建模实践(good modeling practices),即开发人员对建模的精通程度。③只要遵循好的建模实践,选用不同算法和不同建模参数,都能开发出预测性能相近的预测模型。往往基于简单算法的模型和基于复杂算法的模型的预测性能是一样的。④特征选择结果的稳定性与生物学终点的可预测性也高度相关。越容易预测的终点,用不同方法找到的建模表达特征之间的交集也越大。相反,对于难于预测的终点,用不同方法选择的特征集之间几乎没有交集。基于这些发现,MAQC 联盟总结出了一些好的建模实践,为将基于高通量基因表达数据的分类建模技术应用于临床预测和精准医学研究提供了指南。

除了核心研究项目之外,MAQC-Ⅱ的另外 6 个子研究项目分别针对用基因芯片数据分类建模过程中涉及的许多问题进行了广泛而深入的研究。例如,《基于不同基因芯片平台数据开发的分类器和特征基因的一致性研究》[18]对分类模型和相应特征基因的跨平台迁移的可能性和一致性进行了系统研究,结果证明分类模型和相应的特征基因都可以在不同基因芯片平台产生的数据之间迁移;《单染色和双染色基因表达谱在预测神经母细胞瘤患者临床终点的性能对照》[19]对两种不同基因表达分析技术在分类建模时的性能进行了比较研究,结果表明基于两种不同数据开发的分类模型的预测性能没有显著性差异;《血液基因组学标志物预测药物性肝损伤》[20]对来自两种不同组织样本的基因表达数据的特征基因和预测模型的可迁移性进行了深入研究;《批次效应去除方法对增强 MAQC-Ⅱ基因表达数据的预测能力对照》[21]对批次效应校正方法对不同来源批次效应的校正能力及对分类模型性能的影响进行了系统研究;《用于基因表达分析和临床结局预测的 k 最近邻模型》[22]对 k-NN 算法在基因表达数据的分类建模应用中涉及的问题进行了深入研究;以及《多个基因组学特征的功能分析证明分类算法选择了与表型相关的基因》[23]对来自 MAQC-Ⅱ核心研究的 262 个不同特征基因进行了多种生物信息学功能分析的研究。

此外,MAQC-Ⅱ联盟还组织了一个全基因组关联工作组(Genome-Wide Association Working Group,GWAWG),专门针对基因分型芯片的技术性能及相关的数据分析方法从 5 个方面展开了深入研究。其中,《基于 HapMap 样本评估基因分型不一致的来源及其对 GWAS 的影响》[24]研究了不同基因芯片分型平台和不同分型算法对分型结果的影响,并评估了分型误差对全基因组关联分析结果的影响程度;而《基因型分型算法的不一致性对 GWAS 分析的变异性的影响》[25]、《BRLMM 分型算法的批次效应对基于 Affymetrix 500K 分型芯片的 GWAS 结果的影响》[26]、《CRLMM 分型算法在WTCCC 冠状动脉疾病全基因组关联研究结果变化性的评估》[27]和《CHIAMO 分型算法中批次大小和病例对照组成的相互作用导致全基因组关联结果的不一致》[28]则深入研究了不同分型算法、批次大小和病例-对照的不同组成等对分型结果及最终关联分析结果的影响。

5.1.3　基因芯片技术质量控制计划 MAQC-Ⅲ/SEQC

MAQC-Ⅲ也就是测序质量控制(Sequencing Quality Control,SEQC)研究计划,专门针对以下一代测序技术为基础的转录组分析技术和相关的生物信息学分析策略的技术性能、优势和局限性进行了系统研究和评估,并且对如何将下一代测序数据与基因芯片数据整合并与医疗数据进行关联分析进行了探索性研究。与 MAQC-Ⅰ类似,MAQC-Ⅲ也产生了大量的标准基因表达数据和参考 RNA 样本。

MAQC-Ⅲ研究计划的实验设计如图 5-2 所示,其中的核心研究项目基于 MAQC-Ⅰ参考 RNA 样本 UHRR、HBRR 以及 ERCC Mix 1 和 Mix 2,建立了 A、B、C、D、E 和 F 6种参照 RNA 样本,用以对 Illumina 的 HiSeq2000、Life Technologies 的 SOLiD 5500 和Roche 的 454 测序平台及相关的 RNA-Seq 数据分析方法的技术性能进行评估;其他子项目基于 RNA-Seq 技术的实际应用(包括神经母细胞瘤结局预测、毒理基因组学、

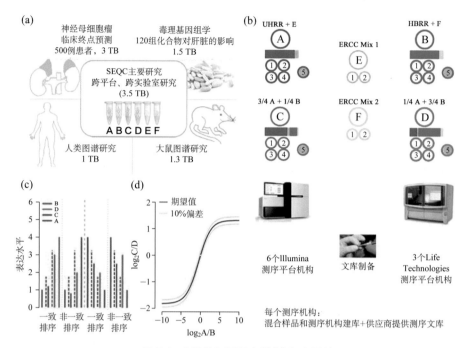

图 5-2 MAQC-Ⅲ研究计划实验设计

(a) 项目概览。项目包括 RNA-Seq 跨平台、跨实验室的可重复性研究的核心项目,以及基于 RNA-Seq 技术的实际应用研究(包括神经母细胞瘤结局预测、毒理基因组学、大鼠和人转录组注解等)。(b) 其中的核心研究项目基于 MAQC-Ⅰ参考 RNA 样本 UHRR 和 HBRR 以及 ERCC Mix 1 和 Mix 2,建立了 A、B、C、D、E 和 F 6 种参照 RNA 样本,其中,C 和 D 分别是 A 和 B 以 3∶1 和 1∶3 比例的混合物。将其分发到不同测序平台和多个公司,用以对 Illumina 的 HiSeq2000、Life Technologies 的 SOLiD 5500 和 Roche 的 454 测序平台及相关的 RNA-Seq 数据分析方法的技术性能进行评估。(c) 表达量高低顺序一致性测试的模式。虚线表示的是样品 A 和 B(蓝色和红色)的混合物理论比例。(d) A/B 样本混合比例与 C/D 样本混合比例的一致性测试架构。黑色线为期望值,黄色线标记为期望值的 10%偏差线(图片修改自参考文献[6])

大鼠和人转录组注解等)对 RNA-Seq 的优势和局限性等进行了深入研究。

MAQC-Ⅲ的主要研究发现以 12 篇研究论文分别发表在 *Nature Biotechnology*[6, 29-32]、*Nature Communications*[33, 34]、*Genome Biology*[35, 36] 和 *Scientific Data*[37-39] 上。2014 年 10 月,自然出版集团(NPG)还为此出版了 RNA-Seq 质量控制和数据分析标准的专辑[40],这是自然出版集团为 MAQC 组学质量控制联盟出版的第 3 个专辑。

MAQC-Ⅲ的核心研究项目[6]主要对 RNA-Seq 技术平台和相关生物信息学分析方法在定量基因表达和发现新基因两个方面的精度、可重复性和可靠性进行了系统研究。结果表明,在定量基因表达方面,和基因芯片技术一样,RNA-Seq 也不能精确地测量绝对基因表达强度。但是,通过应用适当的过滤方法,RNA-Seq 可以精确测量基因的相对表达强度,重复性和可靠性都比基因芯片技术要好。在发现新基因方面,RNA-Seq 可以有效地检测(80% 以上可被 qPCR 验证)新的 RNA 可变剪接点(alternative splicing junction),但在重建完整的基因结构和转录本方面仍然很困难。此外,还发现不同测序技术平台中均存在一定基因依赖的表达偏好,测量结果的优劣与测序技术平台和数据分析流程选择的关系也很大。这些研究结果对 RNA-Seq 技术在临床应用中的准确性和可靠性提出了更高、更严格的要求。基于这些研究发现制定相应的质量控制方法和数据分析流程规范将加速和推进基因组学数据的临床应用和精准医学的实现。

毒理基因组学子项目[29]基于对 27 种不同化学品处理的大鼠肝脏基因表达分析,研究了 RNA-Seq 和传统基因芯片技术在定量基因表达方面的异同。结果发现,两种不同基因表达分析平台之间的一致性主要取决于化学品对生物系统扰动效果的大小和转录本的相对丰度。化学品对生物系统的扰动越大,转录本的相对丰度越高,则两种平台测量结果的一致性也更高。这表明,在转录组学相关研究和临床应用过程中,无论采用哪种分析平台,都要充分考虑感兴趣的研究终点及其生物学复杂性对决定实验结果的可重复性和可靠性的重要作用;同时,在数据分析时,要考虑用转录本的相对丰度提高基因表达分析的可重复性。

《涵盖 11 种器官和 4 个发育阶段的大鼠的 RNA-Seq 转录组功能图谱》[33]应用 RNA-Seq 对 320 个来自 Fischer 344 大鼠的 RNA 样本进行了基因表达分析,第 1 次绘制出目前世界上最完整的大鼠基因功能图谱,包括 40 064 个基因和 65 167 种有生物功能的转录本表达谱,并发现了大量的新功能基因。此外,该研究还发现大鼠不同组织、不同年龄段表达的基因数量都不相同;雌雄之间组织器官表达的基因数量和功能也不相同;有些基因在不同情况下会发挥不同的作用,如有些基因只在某些特定的组织器官、不同年龄段或者不同性别的大鼠身上表达并发挥作用。这些成果与发现对药物安全性评价和个性化医疗都有重要意义。

《外源内参 RNA 比例混合物在差异表达基因实验中的技术性能评估》[34]通过对 ERCC 联盟开发的外源内参 RNA 比例混合物在 RNA-Seq 实验中的实际观测表达量和理论表达量的深入分析,建立了一套可用于 RNA-Seq 差异基因表达分析质量控制的质量指标和方法。

《传统基因芯片生物标记在 RNA-Seq 时代的作用研究》[35]对基因芯片数据与 RNA-Seq 数据之间迁移的可能性进行了深入研究。结果证明,对于基因表达特征,可以在两种平台产生的数据之间相互迁移,即从基因芯片得到的表达特征可以直接用到RNA-Seq 数据中建立预测模型。相反,从 RNA-Seq 数据得到的表达特征也可以直接用到基因芯片数据中开发预测模型。而对于分类模型跨平台预测,只要采用适当的数据归一化方法,基因芯片数据开发的模型可以直接预测 RNA-Seq 分析的样本,预测性能与原模型相近。但是,相反过程却有一定困难,受建模算法等因素的影响较大,预测准确性有所降低。

《基于 RNA-Seq 和基于基因芯片的临床终点预测模型对照》[36] 用 RNA-Seq 对 498个神经母细胞瘤的基因表达谱进行了分析,并将数据用于开发临床结局预测模型。结果发现,总共有 48 000 多个基因和 20 多万个转录本在神经母细胞瘤中表达。和基因芯片数据相比,RNA-Seq 提供了更多、更详细的与疾病相关的转录组信息。尽管如此,从两种不同平台数据开发的分类模型的预测性能却没有显著性差异。

《大规模 RNA-Seq 数据中系统性数据变异的检测与校正》[31] 利用 MAQC-Ⅲ 核心研究项目产生的大规模参考 RNA-Seq 数据,对可能引起系统性数据偏差的因素包括GC 含量、基因覆盖程度、测序错误率及 RNA 序列片段大小等进行了探索和研究,并对一些 RNA-Seq 数据归一化方法,包括 cqn、EDASeq、RUV2、sva 和 PEER 等在校正这些系统偏差时的性能进行了对照研究。

《用参照基因或样本的因子分析法归一化 RNA-Seq 数据》[32] 研究了外源内参 RNA表达在 RNA-Seq 数据归一化分析时的可能作用,结果表明将这些外源内参 RNA 的表达用于标准全局比例法(standard global scaling)或者以回归模型为基础的归一化方法去除 RNA-Seq 数据中的系统偏差并不可靠。于是,作者提出了一种基于因子分析的新的 RNA-Seq 数据归一化方法(remove unwanted variation,RUV),通过对外源内参RNA 表达的因子分析,去除数据中某些复杂的技术性系统偏差。

《ABRF 下一代测序研究:多平台 RNA-Seq 转录组分析评估》[30] 对 Illumina 的HiSeq、Life Technologies 的 PGM 和 Proton、Pacific Biosciences 的 RS 和 Roche 的454 等测序平台在 RNA-Seq 分析中的技术性能进行了对照研究,结果表明定量基因表达时同一平台不同实验室以及不同平台之间,数据的一致性都比较高。但是,在发现可变剪接点和不同转录本方面,不同平台之间的性能和成本差别很大。此外,还发现核糖体去除法(rRNA-deletion)和 ploy-A 富集法(poly-A enrichment)在定量基因表达时性能相近,但核糖体去除法对已降解 RNA 样本的分析更有效。

此外,3 篇发表在 2014 年 6 月 *Scientific Data*[37-39] 的文章分别对 MAQC-Ⅲ的核心研究项目[6]、毒理基因组学应用项目[29] 和大鼠基因功能图谱项目[33] 产生的数据及相关重要信息进行了详细说明。

5.1.4 测序数据质量控制计划 MAQC-Ⅳ

2014 年 12 月,MAQC 国际研究计划第 16 次会议在上海召开,这次会议对 MAQC-Ⅲ 的研究成果作了总结,并对 MAQC-Ⅳ的研究方向和研究重点进行了讨论,初步确定了 4 个重点研究方向:①HTSQC(HTS/cell-based assays),以细胞为基础的高通量筛选质量控制;② SeqQC(DNA-Seq 和 RNA-Seq);③ EpiQC(DNA 甲基化);④ 临床应用(clinical applications)。

2016 年 9 月,美国 FDA 召开了测序质量控制Ⅱ(Sequencing Quality Control Ⅱ,SEQC-Ⅱ)公开研讨会,进一步确定了 MAQC-Ⅳ的研究范围和具体实验设计,并在 DNA 测序界和相关利益者中广泛征集人员参与数据的生成、管理、分析和解释。

5.2 外源 RNA 对照联盟

外源 RNA 对照联盟(External RNA Control Consortium,ERCC)是美国国家标准与技术研究院(National Institute of Standards and Technology,NIST)发起的,由来自于政府、企业、学术机构等的 70 多位科学家组成的学术联盟。他们共同开发了 ERCC 外源参考 RNA。这种参考 RNA 具有独特的序列,可以添加到所研究的生物样品 RNA 中,对基因表达分析进行质量监测和控制。

ERCC 参考 RNA 是 92 条序列和浓度都已知的外源标准 RNA 转录本的混合品,序列长度在 250~2 000 个核苷酸(nucleotide,nt)之间,浓度有大约 10^6 倍差别。这些转录本主要是人工合成序列以及一些病毒基因组序列,每个序列都很独特,一般不会在模式动物中检测到。此外,ERCC 的参考 RNA 样品有两种混合比例,分别称为 Mix 1 和 Mix 2。每种混合品均包含 92 条序列,但浓度有所不同。按照浓度在 Mix 1 和 Mix 2 之间的比例,92 条 RNA 序列可以分为 A、B、C、D 4 组,每组有 23 条 RNA,4 组中的 RNA 在 Mix 1 和 Mix 2 中的摩尔浓度比例分别为(4:1)、(1:1)、(1:3)和(1:2)。实验过程中,在每个待测 RNA 样本中加入一定量的 ERCC Mix 1 或 Mix 2,理论上可以根据实际检测到的 ERCC RNA 的表达水平对实验过程的质量进行监测。

5.3　瓶中基因组联盟

瓶中基因组联盟(Genome in a Bottle Consortium)是美国国家标准与技术研究院在 2012 年 4 月 13 日召开的"The Genome in a Bottle"(GIAB)研讨会上发起的学术联盟,旨在开发人类参考基因组序列,产生参考 DNA 序列数据,对人类基因组测序技术以及相关的数据分析平台进行质量控制和性能评估,建立人类基因组突变检测技术的性能评价参数,推进 DNA 变异检测技术的临床转化与应用。

瓶中基因组联盟的研究内容包括以下 4 个方面。

(1) 参考 DNA 的选择与设计:选择合适的细胞系作为全基因组参考物质的 DNA 来源,并设计可以人工合成的 DNA 序列,作为 DNA 测序的外参。

(2) 参考 DNA 中的变异测定:采用正交实验设计和使用多种测序方法表征参考 DNA 中的变异,并验证选定的变异。

(3) 生物信息学、数据集成和数据呈现:开发新方法分析和集成数据,以及选择合适的格式呈现数据。

(4) 性能评价指标和质量参数:开发可用的性能评价指标,并且可以通过对参考物质的测量和分析评价平台的可靠性。

2015 年,美国国家标准与技术研究院发布了个人基因组参考样品(RM8398),其基因组 DNA 为 NA12878,来自于永生化细胞系 GM12878。迄今,瓶中基因组联盟已测定了该参考 DNA 样本的高可信度 SNP、短片段插入缺失(indel)以及纯合子参考区域[41]。有兴趣的读者可以参考瓶中基因组联盟的网站(https://www.nist.gov/programs-projects/genome-bottle-consortium),了解相关研究的最新进展。

5.4　基因组数据共享项目

基因组数据共享(Genomic Data Commons,GDC)项目是美国国家癌症研究所(National Cancer Institute,NCI)建立的一个肿瘤研究数据标准化及共享平台,旨在推进肿瘤学领域精准医学的研究与应用。GDC 不单是一个数据库或者工具,更是一个可扩展的支持癌症研究相关基因组数据和临床数据导入与标准化的知识网络，可以为癌症研究人员提供标准化的基因组数据和相应的临床数据，促进癌症基因组数据及相应患者临床数据的共享。

GDC 数据库中的数据主要来源于几个大型的国际肿瘤研究项目，如癌症基因组图谱(The Cancer Genome Atlas，TCGA)、有效治疗方法适用性研究(Therapeutically Applicable Research to Generate Effective Therapies，TARGET)、肿瘤基因组描述项目(Cancer Genome Characterization Initiatives，CGCI)和肿瘤细胞系百科全书(Cancer Cell Line Encyclopedia，CCLE)项目等。

为了便于管理和使用，GDC 研究人员综合处理并标准化多个来源的数据，并为肿瘤研究机构提供数据服务，包括数据提交、数据质控、数据集成、数据存储及标准肿瘤遗传数据的重分配等。此外，随着肿瘤数据的不断更新，GDC 数据网站也允许研究者上传标准化的临床或遗传数据，完善 GDC 数据库，有利于分析肿瘤的分子机制，为患者提供更好的治疗方案。

到 2016 年 8 月为止，GDC 数据仓库中已收录肿瘤数据库 TCGA 和 TARGET 的数据资源共计 29 个肿瘤原发部位、38 种疾病类型、14 531 个病例(见图 5-3)。GDC 数据仓库是一个较为稳健的数据处理平台，允许使用者搜索、下载及分析肿瘤数据。该平台可进行如下操作：数据预览(包括项目、数据文件、临床案例及注释等信息)；数据可视化(允许使用者过滤筛选符合条件的数据信息)；数据搜索(高级快速自动搜索)；数据选择

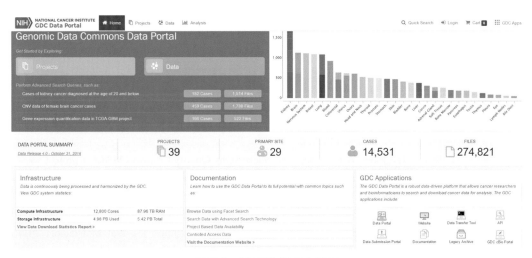

图 5-3　GDC 数据门户情况

(图片来自 https://gdc.nci.nih.gov/)

（设定选择条件进行个性化数据选择）；数据下载（可通过列表批量下载所需要的数据）。

研究人员可以通过 GDC 数据仓库网页版进行在线浏览、查询及下载，也可以通过命令行的形式下载或通过 API 接口访问。GDC API 是面向外部请求的系统接口，涉及GDC 数据仓库和 GDC 提交接口，为研究人员及开发者提供了数据查询、下载、提交及基于特定参数的注释信息等功能。API 的主要功能如下。①数据搜索，根据设定的参数返回搜索的结果或详细的项目信息。②数据下载，常用于数据服务。使用者如果下载受限的数据，必须在启动 API 时提供一个令牌。该令牌可以直接从 GDC 数据仓库和GDC 提交接口处下载。③bam 文件切割，bam 文件是二进制的基因组测序比对结果文件。基因组可视化一般以 bam 文件为输入文件，然而 bam 文件一般较大，影响在线可视化和下载效率。GDC API 提供 bam 文件切割以获取特定目标区域的 bam 文件。④数据提交，可以通过创建、更新、检索等操作提交数据文件，也可通过 GraphQL 提交查询状态。

GDC 提供的数据分析工具主要包括用于肿瘤基因组研究的 cBioPortal（cBioPortal for Cancer Genomics）和博德研究所开发的 Firehose。cBioPortal 提供了数据可视化、数据分析、数据下载等功能。Firehose 直接采用算法分析数据包，并进行可视化的注释，有助于肿瘤生物学家、临床研究人员、基因组和计算生物学家较容易地将 GDC 融入当前研究背景下。同时，该分析工具也可扩展到 GDC 的数据分析。

参考文献

［1］ Marshall E. Getting the noise out of gene arrays [J]. Science, 2004, 306(5696)：630-631.

［2］ Frantz S. An array of problems [J]. Nat Rev Drug Discov, 2005, 4(5)：362-363.

［3］ Ioannidis J P. Microarrays and molecular research：noise discovery [J]. Lancet, 2005, 365 (9458)：454-455.

［4］ Shi L M, Campbell G, Jones W D, et al. The MicroArray Quality Control (MAQC)-II study of common practices for the development and validation of microarray-based predictive models [J]. Nat Biotechnol, 2010, 28(8)：827-838.

［5］ Shi L M, Reid L H, Jones W D, et al. The MicroArray Quality Control (MAQC) project shows inter- and intraplatform reproducibility of gene expression measurements [J]. Nat Biotechnol, 2006, 24(9)：1151-1161.

［6］ SEQC/MAQC-Ⅲ Consortium. A comprehensive assessment of RNA-seq accuracy, reproducibility and information content by the Sequencing Quality Control Consortium [J]. Nat Biotechnol, 2014, 32(9)：903-914.

［7］ Ramalho-Santos M, Yoon S, Matsuzaki Y, et al. "Stemness"：transcriptional profiling of embryonic and adult stem cells [J]. Science，2002，298(5593)：597-600.

［8］ Ivanova N B，Dimos J T，Schaniel C，et al. A stem cell molecular signature [J]. Science，2002，298(5593)：601-604.

［9］ Evsikov A V，Solter D. Comment on "'Stemness'：transcriptional profiling of embryonic and adult stem cells" and "a stem cell molecular signature" [J]. Science，2003，302(5644)：393.

［10］ Fortunel N O，Otu H H，Ng H H，et al. Comment on "'Stemness'：transcriptional profiling of embryonic and adult stem cells" and "a stem cell molecular signature" [J]. Science，2003，302(5644)：393.

［11］ Tan P K，Downey T J，Spitznagel E L，et al. Evaluation of gene expression measurements from commercial microarray platforms [J]. Nucleic Acids Res，2003，31(19)：5676-5684.

［12］ Canales R D，Luo Y，Willey J C，et al. Evaluation of DNA microarray results with quantitative gene expression platforms [J]. Nat Biotechnol，2006，24(9)：1115-1122.

［13］ Shippy R，Fulmer-Smentek S，Jensen R V，et al. Using RNA sample titrations to assess microarray platform performance and normalization techniques [J]. Nat Biotechnol，2006，24(9)：1123-1131.

［14］ Tong W，Lucas A B，Shippy R，et al. Evaluation of external RNA controls for the assessment of microarray performance [J]. Nat Biotechnol，2006，24(9)：1132-1139.

［15］ Patterson T A，Lobenhofer E K，Fulmer-Smentek S B，et al. Performance comparison of one-color and two-color platforms within the MicroArray Quality Control (MAQC) project [J]. Nat Biotechnol，2006，24(9)：1140-1150.

［16］ Guo L，Lobenhofer E K，Wang C，et al. Rat toxicogenomic study reveals analytical consistency across microarray platforms [J]. Nat Biotechnol，2006，24(9)：1162-1169.

［17］ The MicroArray Quality Control Ⅱ [EB/OL]. http://www. nature. com/focus/maqc2/index. html.

［18］ Fan X，Lobenhofer E K，Chen M，et al. Consistency of predictive signature genes and classifiers generated using different microarray platforms [J]. Pharmacogenomics J，2010，10(4)：247-257.

［19］ Oberthuer A，Juraeva D，Li L，et al. Comparison of performance of one-color and two-color gene-expression analyses in predicting clinical endpoints of neuroblastoma patients [J]. Pharmacogenomics J，2010，10(4)：258-266.

［20］ Huang J，Shi W，Zhang J，et al. Genomic indicators in the blood predict drug-induced liver injury [J]. Pharmacogenomics J，2010，10(4)：267-277.

［21］ Luo J，Schumacher M，Scherer A，et al. A comparison of batch effect removal methods for enhancement of prediction performance using MAQC-Ⅱ microarray gene expression data [J]. Pharmacogenomics J，2010，10(4)：278-291.

［22］ Parry R M，Jones W，Stokes T H，et al. k-Nearest neighbor models for microarray gene expression analysis and clinical outcome prediction [J]. Pharmacogenomics J，2010，10(4)：292-309.

［23］ Shi W，Bessarabova M，Dosymbekov D，et al. Functional analysis of multiple genomic signatures demonstrates that classification algorithms choose phenotype-related genes [J]. Pharmacogenomics J，2010，10(4)：310-323.

［24］ Hong H，Shi L，Su Z，et al. Assessing sources of inconsistencies in genotypes and their effects on genome-wide association studies with HapMap samples [J]. Pharmacogenomics J，2010，10

(4)：364-374.

[25] Miclaus K, Chierici M, Lambert C, et al. Variability in GWAS analysis: the impact of genotype calling algorithm inconsistencies [J]. Pharmacogenomics J, 2010, 10(4): 324-335.

[26] Miclaus K, Wolfinger R, Vega S, et al. Batch effects in the BRLMM genotype calling algorithm influence GWAS results for the Affymetrix 500K array [J]. Pharmacogenomics J, 2010, 10(4): 336-346.

[27] Zhang L, Yin S, Miclaus K, et al. Assessment of variability in GWAS with CRLMM genotyping algorithm on WTCCC coronary artery disease [J]. Pharmacogenomics J, 2010, 10(4): 347-354.

[28] Chierici M, Miclaus K, Vega S, et al. An interactive effect of batch size and composition contributes to discordant results in GWAS with the CHIAMO genotyping algorithm [J]. Pharmacogenomics J, 2010, 10(4): 355-363.

[29] Wang C, Gong B, Bushel P R, et al. The concordance between RNA-seq and microarray data depends on chemical treatment and transcript abundance [J]. Nat Biotechnol, 2014, 32(9): 926-932.

[30] Li S, Tighe S W, Nicolet C M, et al. Multi-platform assessment of transcriptome profiling using RNA-seq in the ABRF next-generation sequencing study [J]. Nat Biotechnol, 2014, 32(9): 915-925.

[31] Li S, Labaj P P, Zumbo P, et al. Detecting and correcting systematic variation in large-scale RNA sequencing data [J]. Nat Biotechnol, 2014, 32(9): 888-895.

[32] Risso D, Ngai J, Speed T P, et al. Normalization of RNA-seq data using factor analysis of control genes or samples [J]. Nat Biotechnol, 2014, 32(9): 896-902.

[33] Yu Y, Fuscoe J C, Zhao C, et al. A rat RNA-Seq transcriptomic BodyMap across 11 organs and 4 developmental stages [J]. Nat Commun, 2014, 5(2): 3230.

[34] Munro S A, Lund S P, Pine P S, et al. Assessing technical performance in differential gene expression experiments with external spike-in RNA control ratio mixtures [J]. Nat Commun, 2014, 5: 5125.

[35] Su Z, Fang H, Hong H, et al. An investigation of biomarkers derived from legacy microarray data for their utility in the RNA-seq era [J]. Genome Biol, 2014, 15(12): 523.

[36] Zhang W, Yu Y, Hertwig F, et al. Comparison of RNA-seq and microarray-based models for clinical endpoint prediction [J]. Genome Biol, 2015, 16(1): 133.

[37] Xu J, Su Z, Hong H, et al. Cross-platform ultradeep transcriptomic profiling of human reference RNA samples by RNA-Seq [J]. Sci Data, 2014, 1(4): 140020.

[38] Gong B, Wang C, Su Z, et al. Transcriptomic profiling of rat liver samples in a comprehensive study design by RNA-Seq [J]. Sci Data, 2014, 1: 140021.

[39] Yu Y, Zhao C, Su Z, et al. Comprehensive RNA-Seq transcriptomic profiling across 11 organs, 4 ages, and 2 sexes of Fischer 344 rats [J]. Sci Data, 2014, 1: 140013.

[40] The RNA Sequencing Quality Control (SEQC) [EB/OL]. http://www.nature.com/nbt/collections/seqc/.

[41] Zook J M, Chapman B, Wang J, et al. Integrating human sequence data sets provides a resource of benchmark SNP and indel genotype calls [J]. Nat Biotechnol, 2014, 32(3): 246-251.

6

大数据的挖掘和融合分析

生物医学和医疗卫生大数据是精准医学的基础，这些数据能否得到充分、有效的利用是实现精准医学的关键。在精准医学的实践中，大数据能否得到充分有效的利用，在很大程度上取决于大数据中蕴藏的知识是否得到了充分的挖掘和发现。而知识的挖掘和发现完全依赖于大数据的融合和挖掘方法。因此，掌握大数据的挖掘和融合分析方法对实现精准医学至关重要。

本章重点对生物医学和医疗卫生大数据的常用挖掘和融合分析方法予以介绍，包括全基因组关联分析方法、同种组学数据的整合分析方法、多种组学数据的整合挖掘方法、针对个体的动态组学数据整合挖掘方法，以及组学大数据的生物功能分析方法等。值得注意的是，大数据分析与融合是一个快速发展的领域，随着国内外对大数据应用研究的不断深入，新的和更有效的方法将会不断涌现，进而推动医疗卫生相关领域的创新和发展。

6.1 全基因组关联分析

6.1.1 概述

全基因组关联分析(genome-wide association study，GWAS)是近十余年兴起的一种全面探索基因变异对人类病理及生理学影响的系统分析方法。与传统候选基因关联分析方法[1, 2]相比，GWAS不需要事先假设某些特定的基因或者基因位点(alleles)与疾病相关，而是直接对所研究人群的DNA样本在全基因组范围内进行高密度遗传标记(如SNP、SNV、CNV和indel等)的快速扫描，找出人群中可能存在的基因序列变异，再从中筛选出与疾病关联的基因型(genotype),从而全面而系统地揭示与疾病发生、发展、诊断、治疗和预防相关联的遗传因素[3]。

早期的 GWAS 主要采用单阶段研究方法,即一次性选择一定数量的样本,用高通量基因分型技术(如基因分型芯片)对全基因组范围的 SNP 进行检测,最后统计分析样本人群中每个 SNP 与疾病表型性状(trait)的关联强度。现在的 GWAS 主要采用两阶段或多阶段研究方法。通常,在第一阶段选用一定数量的样本进行 GWAS 分析,筛选出少量与疾病关联的 SNP;在第二阶段或随后阶段中采用更大的样本量,对初步选出的 SNP 进行分型;最后,综合分析结果,验证 SNP 与疾病的关联关系。

目前,GWAS 已广泛用于发现和揭示与常见疾病(common diseases)关联的遗传因素。例如,在糖尿病[4]、阿尔茨海默病[5]、乳腺癌[6]、前列腺癌[7]、冠心病[8]、哮喘[9]、孤独症[10]以及精神分裂症[11]等一系列的 GWAS 研究中,都找到了与相应疾病关联的易感基因,加深了人们对这些疾病的分子遗传机制的认识和理解,也为这些疾病的预防和治疗提供了重要线索。到 2016 年 6 月为止,基于全基因组关联分析方法发现的有统计显著性的($P<5\times10^{-8}$)SNP 位点-性状关联大约有 5 767 个(见图 6-1);其中,与疾病和药物反应有关的关联就有 2 501 个(见表 6-1)[12]。

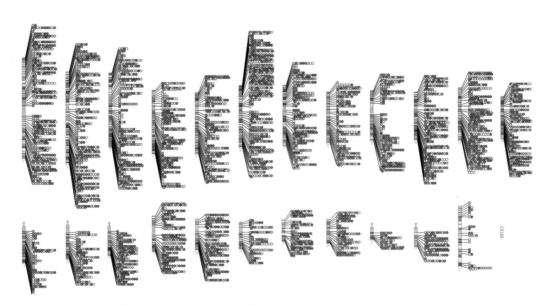

图 6-1　有统计显著性($P<5.0\times10^{-8}$)的 SNP 位点-性状的关联关系(2016 年 6 月)

表 6-1 有统计显著性的 SNP 位点-性状关联在不同类别性状间的分布(2016 年 6 月)

性状类别	SNP 数量	性状类别	SNP 数量
消化系统疾病	93	体重和身体测量	459
心血管疾病	169	心血管测试	275
代谢性疾病	144	其他测试	1 512
免疫系统疾病	715	药物反应	123
神经系统疾病	436	生物过程	112
肝脏酶测定	65	癌症	489
血脂和脂蛋白测定	266	其他疾病	332
炎症标志物测定	35	其他性状	239
血液测试	303		

当然,GWAS 方法本身还存在一些问题。例如,在大多数研究过的常见疾病和复杂性状(complex traits)中,已发现的基因型只能解释小部分观察到的家族聚集现象(familial aggregation)[13],还有很大部分不能解释;另外,通过 GWAS 发现的许多 SNP位点或结构性变异并不改变相应蛋白质的氨基酸序列,甚至还有大量 SNP 位点都不在基因的开放阅读框(open reading frame,ORF)内,这为解释 SNP 与疾病之间的关系造成了一定的困难。

本节主要介绍 GWAS 的基本原理、主要分析方法以及多个 GWAS 数据集的整合分析方法。

6.1.2 GWAS 关联性分析方法

6.1.2.1 数据清理

GWAS 数据通常包含数千个样本和几十万甚至上百万个 SNP,数据量非常庞大。由于样本量大,基因分型往往要分成多个批次进行。因此,在进行 SNP 与疾病性状的关联性统计分析之前,需要对基因分型数据和疾病表型数据分别进行严格的质量控制,排除不合格的样本、去除批次效应对基因分型准确性的影响以及排除低质量的 SNP等。尽量减少数据噪声进入后续的关联性分析,以免屏蔽真实信号[14]。下面对数据清理(data cleaning)有关的分析和检验进行说明。

(1) 缺失率(missing call rate):缺失率是基因分型数据的一个重要质量控制指标,

可以按两个方向分别进行计算,即样本的分型缺失率(单个样本中成功分型的 SNP 占总 SNP 的比率)和 SNP 的分型缺失率(对每个 SNP 来说,成功分型的样本占总样本数的比率)。经验表明,如果某个样本的分型缺失率比较高,通常意味着该样本的 DNA 质量不太好或者经历了全基因组扩增(whole-genome amplification);类似的,如果某个 SNP 的分型缺失率比较高,则意味着该 SNP 比较难于分型。

在清理 GWAS 基因分型数据时,通常要先计算每个样本的缺失率,去除缺失率高的样本后,再计算每个 SNP 的缺失率,如 Plink 中缺失率的临界值为 10% [15],GWAStools 中则采用 5% 的临界值[16]。或者同时计算两个方向的缺失率,去除缺失率高的样本和 SNP 后,再重新计算这两个指标(如 GWAStools 中使用的方法)。另外,对来自女性的样本,不要计算 Y 染色体的基因型。有些基因分型数据分析软件忽视了这一点,生成的分型数据包含了 Y 染色体,造成了不必要的错误。此外,在病例-对照设计(case-control study)的 GWAS 研究中,通常还要检查 SNP 在病例组和对照组的缺失率是否有显著性差异,即是否为随机缺失。

(2) 次要等位基因频率(minor allele frequency,MAF):MAF 是一个群体的概念,通常是指给定人群中某一特定等位基因中不常见的等位基因的发生频率。例如,一个人群中,某个基因位点有两个等位基因 A 和 a,则这一群体中可能有 AA、Aa 和 aa 三种不同的基因型;如果等位基因 a 和 A 出现的频率分别是 0.32 和 0.68,那么,等位基因 a 就是次要等位基因,相应的 MAF 是 0.32。

GWAS 关联性分析中,如果 MAF 小,一方面说明变异少,提供的与疾病关联的信息少;另一方面,会使关联性的统计效能降低,容易造成假阴性。例如,在病例-对照设计的 GWAS 研究中,同样是 1 000 例患者和 1 000 例对照,当 MAF 分别是 0.01 和 0.2 时,理论关联强度的比值比(odds ratio,OR)为 1.5,置信度分别是 16.8% 和 97%。由此可见,MAF 对关联性统计分析效能的影响很大,在数据清理时,要排除 MAF 较小的 SNP,以控制假阴性率。MAF 的临界值通常选为 0.01~0.05。

(3) Hardy-Weinberg Equilibrium(HWE)检验:HWE 定律是遗传学中最基本的原理之一,是群体遗传学最重要的理论基础。HWE 定律指出,一个大群体中,在理想情况下(随机婚配,没有突变,没有自然选择,没有大规模迁移和基因流),经过多个世代后,群体中的基因频率和基因型频率在一代代的传递中会保持恒定并处于稳定的平衡状态。不满足 HWE 平衡定律的群体,可能存在近亲婚配、严重突变、遗传漂移和人群分层等情况。

数据清理时,通常要对每个 SNP 进行 HWE 检验,以检测 SNP 是否符合 HWE 平衡定律。在病例-对照设计的 GWAS 研究中,由于疾病的发生可能会导致遗传不平衡,因此,HWE 检验往往只适用于对照组样本(Plink 的 HWE 检验会给出 3 组检验结果,分别针对全部样本、病例组样本和对照组样本检验[15])。

(4) 群体分层(population stratification):GWAS 分析中,如果所选样本个体之间存在明显的地域差异或者群体分层现象,往往表明数据中存在族群混杂效应(confounding by ethnicity)。族群混杂效应会影响 GWAS 关联性分析的准确性,需要用适当的方法予以校正。相反,如果人群中没有明显的群体分层现象,却进行了不必要的校正,会降低关联性分析的统计效能。因此,在数据清理时,要正确判断样本人群中是否存在群体分层并进行相应的处理。

群体分层可以用基因组对照法(genomic control)[17]、结构化关联法(structured association)[18]或者主成分分析法(principal components analysis)等[19]进行检验和校正。基因组对照法是在全基因组中选取一定密度与所研究疾病及其危险因素无关的相互间不连锁的常见 SNP,对病例组和对照组进行分型,研究他们的遗传背景是否一致,如果病例组和对照组完全匹配,则无群体分层。这些 SNP 与疾病之间的关联符合自由度为 1 的 χ^2 分布。假如存在群体分层,相关检验统计量的分布会以一定的系数膨胀,膨胀系数(genomic control inflation factor)常用 λ 表示。λ 是检验统计量的中位数或均值与理论分布的中位数或均值的比值。λ＝1 表明没有人群分层存在,λ＞1 表示有人群分层。使用基因组对照有助于控制假阳性率,但其最大的缺点是需要额外的 SNP,增加了 GWAS 的研究成本。结构化关联法是通过选取一定的 SNP,用贝叶斯聚类算法估计分层人群的数目,再将每个样本归类于相应的人群予以校正。主成分分析法则是利用相对独立的 SNP(如在 GWAStools 中,以 10 Mb 滑动窗口,选取 LD $r^2<0.1$ 的 SNP)进行主成分分析,通过检查本征值的分布确定是否存在分层。同时,还可以在关联分析中引入相应的主成分作为协变量,对群体分层进行校正。Plink 和 GWAStools 中都提供了群体分层检验工具。

(5) 样本独立性检验:GWAS 研究的一个基本的统计学假设是所有样本都是相互独立的(即没有比较近的血缘关系)。但是,如果样本之间并不完全独立,比如包括了有血缘关系的一级或二级亲属,那么,在关联性统计分析时需要先去除那些非独立的样本。因此,在进行 GWAS 数据清理时,要检验样本之间是否存在亲缘关系。

样本间亲缘关系的远近可以通过同源(identical-by-descent,IBD)等位基因个数的分布概率来推断。例如,兄弟之间(siblings)同源等位基因个数的分布概率是:$p(\text{IBD}=0)=25\%$,$p(\text{IBD}=1)=50\%$ 和 $p(\text{IBD}=2)=25\%$。如果两个样本完全独立,则 $p(\text{IBD}=0)=100\%$。用这种方法也可以检测重复的样本或者相互污染的样本。在 Plink 和 SNPRelate[20] 中提供了几种 IBS/IBD 估计算法和计算工具。

(6) 性别检验(sex check):性别检验可以用来排除 GWAS 数据中样本性别的记录错误或者报告错误。这种检验并不完全是为了保证数据的完整性,在很多情况下,后续关联分析中会对两种性别分别进行分析,因此,确保性别的准确性也很重要。

性别检验可以通过 X 染色体上的杂合率(heterozygosity)来推断。不过,这种方法有时也会给出不确定的结果(如遇到 XXY 型男性的样本或者由于基因分型错误等)。GWAStools 中推荐了一种简单直观的方法,通过比较 X 和 Y 染色体上等位基因的平均检测强度,就可以很容易地检测出性别不一致以及性染色体的非整倍体变异。如果数据中记录的性别与基于分型数据推测的结果不一致,则需要进一步复核。如果复核仍不能确定个体的性别,就要根据具体情况分别处理:如果所研究的疾病与性别关系不大,则可以用推测的性别代替原始数据中记录的性别;相反,如果所研究的疾病与性别有关,则应从数据中排除可疑样本,以免其进入后续的关联性分析,影响关联分析的准确性。

6.1.2.2 关联性分析方法

关联性分析是检验每个基因型在病例组和对照组中的分布概率有无显著性差异。假设 D 为随机变量,用 $D=0$ 和 $D=1$ 分别表示某个个体不得病和得病两种表型性状。假如某个 SNP 位点上有两个等位基因 A 和 a,则该基因位点上可能的基因型共有 3 种,即 aa、Aa 和 AA。这里,假设 A 为风险等位基因,用 $\theta=P(\text{A})$ 表示整个人群中等位基因 A 的出现频率,并将 3 种基因型的外显率分别表示为

$$f_0 = P(D = 1 \mid \text{aa})$$

$$f_1 = P(D = 1 \mid \text{Aa})$$

$$f_2 = P(D = 1 \mid \text{AA})$$

假定整个人群中基因型的分布满足 HWE 平衡定律,则 3 种基因型的出现概率可表示为

$$P(\text{AA}) = \theta^2$$

$$P(\text{Aa}) = 2\theta(1-\theta)$$

$$P(\text{aa}) = (1-\theta)^2$$

如果以基因型 aa 为参照基因型($f_0>0$),则基因型 Aa 和 AA 的相对发病风险可以表示为

$$\gamma_1 = f_1/f_0$$

$$\gamma_2 = f_2/f_0$$

而整个人群的总发病率可以表示为

$$K = P(D=1) = f_0 P(\text{aa}) + f_1 P(\text{Aa}) + f_2 P(\text{AA})$$

用 p_i 和 $q_i(i=0,1,2)$ 分别表示病例组和对照组人群中 3 种基因型的分布概率,即:

$$p_0 = P(\text{aa} \mid D=1) = f_0 P(\text{aa})/K$$

$$p_1 = P(\text{Aa} \mid D=1) = f_1 P(\text{Aa})/K$$

$$p_2 = P(\text{AA} \mid D=1) = f_2 P(\text{AA})/K$$

$$q_0 = P(\text{aa} \mid D=0) = (1-f_0)P(\text{aa})/(1-K)$$

$$q_1 = P(\text{Aa} \mid D=0) = (1-f_1)P(\text{Aa})/(1-K)$$

$$q_2 = P(\text{AA} \mid D=0) = (1-f_2)P(\text{AA})/(1-K)$$

那么,基因型与疾病的关联性分析就是检验零假设:

$$H_0: p_i = q_i(i=0,1,2)$$

即病例组和对照组中基因型的分布无差异(基因型与疾病无关联)。

对立假设可表示为

$$H_1: p_i \neq q_i(i=0,1,2)$$

即基因型与疾病存在关联关系。

这个假设检验问题等价于:

$$H_0: f_2 = f_1 = f_0 = K$$

$$H_1: f_2 \geqslant f_1 \geqslant f_0, f_2 > f_0$$

上述假设检验中,每次只对单个 SNP 位点的基因型进行关联性分析,这种分析方法称作单位点基因关联分析(single locus analysis)。分析 GWAS 数据时,还可以对多个 SNP 位点的组合与疾病风险的关联性进行统计分析,这种方法称作多位点基因关联分析(multi-locus analysis)。但多位点关联分析不像单位点关联分析那样直观和简单,不但计算量庞大,统计上和逻辑上也复杂得多。例如,现在的 GWAS 研究中,可以轻易获得几十万甚至上百万个位点的基因型,如果只做简单的 SNP 组合(pair-wise)分析,即便用高效算法,其计算量也大得难以实现。

为了解决多位点关联分析中计算量大的问题,目前常用的方法是清除冗余的 SNP。一种简单的方法是从单位点关联分析结果中选择部分 SNP 用穷举法进行组合关联分析。另一种方法是只选择那些已知生物功能(如某些生物通路或者蛋白质家族)基因中的 SNP 进行组合关联分析,一些生物信息学软件如 INTERSNP[21] 和 Biofilter[22] 可以对 SNP-SNP 组合的生物效应进行评估,以帮助选择 SNP 组合。此外,Plink 也提供了一种基于连锁不平衡选择相互独立 SNP 的方法(linkage disequilibrium based SNP pruning)。

6.1.2.3　GWAS 关联性分析中的几个统计学问题

分析基因型与疾病风险的关联性时,还需要考虑选择统计模型、选择遗传模型、是否进行协变量调整、是否进行多重检验校正(multiple testing correction)等统计学问题,下面分别予以说明。

(1) 统计模型的选择。GWAS 关联性分析中,通常有两种不同类型的表型性状,一种是类别性状,如病例与对照;另一种是数量性状(quantitative trait),如高密度脂蛋白(high-density lipoprotein,HDL)水平和低密度脂蛋白(low-density lipoprotein,LDL)水平等。单从统计学角度来看,相对于类别性状,数量性状不仅能够提高对遗传效应的检测能力,而且结果也更容易解释,因此,数量性状更有利于关联性分析。但在实际研究中,大多数疾病都没有很好的数量性状,只能简单地将个体分成受影响的和未受影响的病例组和对照组。所以,大多数 GWAS 研究都是对类别性状进行关联性分析。

对于数量性状,通常选用广义线性模型(general linear model,GLM)方法,最常用的是方差分析(analysis of variance,ANOVA)。其零假设是:不同基因型的人群之间数量性状的均值没有差异。广义线性模型和方差分析中有 3 个基本的统计假定:①数量性状服从正态分布;②各组中数量性状的方差是相等的;③各组之间是相互独立的。

对于病例-对照设计的类别性状的关联性分析,通常用列联表(contingency table)

或者逻辑回归(logistic regression)进行检验。用列联表分析时,常用χ^2检验(chi-square test,适用于样本量较大的情况)或者费希尔精确检验(Fisher exact test,适用于样本量较小时)来检验基因型与疾病风险是否有关联。逻辑回归是线性回归的一种扩展,通过在线性回归的结果上引入逻辑回归函数,将线性回归的结果映射到区间(0,1),从而实现二元类别变量的分类。由于逻辑回归方法不仅可以引入协变量调整,还能提供衡量规模效应的调整比值比等,因此,在病例-对照设计的 GWAS 研究中,逻辑回归是首选的分析方法。

(2)遗传模型的选择。对数量性状或类别性状进行关联性分析时,都要先对基因型进行适当的编码。由于不同的编码方式基于不同的基因-性状控制假设,因此,选用不同的编码方式,会生成不同数量的基因层面的类别,改变假设检验的自由度,从而影响统计分析的功效(statistical power)。

常用的 GWAS 编码方式有两大类。一类是基于等位基因的(allelic association),即检验某个等位基因(allele)是否与疾病风险有关联;另一类是基于基因型的(genotypic association),即检验某种基因型(genotype)是否与疾病风险有关联。基于基因型的关联分析还可以进一步分成不同的遗传模型,如隐性模型(recessive model)、显性模型(dominant model)、加模型(additive model)和乘模型(multiplicative model)等。

遗传模型是描述基因型如何影响或者控制疾病风险的。不同的遗传模型代表了不同疾病风险的遗传控制假设。例如,假设某个遗传位点有两个等位基因 A 和 a,隐性模型假定只有 AA 基因型才会增加患病风险;显性模型假定基因型 Aa 和 AA 都会增加患病风险;加模型假定患病风险是线性增加的,即如果 Aa 的风险是 γ,则 AA 的风险是 2γ;乘模型则假定如果 Aa 的患病风险是 γ,则 AA 基因型的患病风险将是 γ^2。表 6-2 给出了不同遗传模型下 3 种基因型的外显率和相对患病风险。

表 6-2　疾病外显率函数和相对风险

遗传模型	外显率			相对患病风险	
	aa	Aa	AA	Aa	AA
隐性模型	f_0	f_0	$f_0\gamma$	1	γ
显性模型	f_0	$f_0\gamma$	$f_0\gamma$	γ	γ
加模型	f_0	$f_0\gamma$	$2f_0\gamma$	γ	2γ
乘模型	f_0	$f_0\gamma$	$f_0\gamma^2$	γ	γ^2

注:γ,遗传外显参数(>1);f_0,疾病外显率参照基线

进行 GWAS 关联性分析时,通常先按照加模型进行假设检验。因为加模型不仅能够检验出加和遗传控制效应,对显性遗传控制效应也有较好的检测能力。但加模型对隐性模型遗传效应的检测能力较低,因此,在进行 GWAS 分析时,经常采用多个遗传模型进行检验。

(3) 协变量调整。协变量调整可以在一定程度上减少由于实验设计和抽样等方面的偏差所造成的虚假关联,但这种调整需要利用额外的自由度,从而会牺牲一定的统计功效。

GWAS 关联性分析通常是一种探索性研究,因此,往往只考虑最基本的协变量校正,如性别和年龄等临床已知的协变量,而不去深入探讨协变量的选择。在一些 GWAS 研究中,甚至不校正任何协变量。但在初期 GWAS 研究设计时,需要考虑病例组和对照组的均衡性,以控制偏倚,提高可比性。

(4) 多重检验校正。在统计学中,当每一次假设检验控制 Ⅰ 类错误为 α 时,m 次独立的假设检验总的 Ⅰ 类错误就是 $1-(1-\alpha)^m$。如果要控制总 Ⅰ 类错误率小于某个设定的置信度,则每一次检验的 α 就要控制得非常小。

在进行 GWAS 关联分析时要对大量的基因位点同时进行独立的关联性统计检验,多重检验问题尤其突出,需要进行相应的校正。对多重检验进行校正的方法很多,常用的有控制错误发现率(false discovery rate,FDR)[23]、Bonferroni P 值调整法[24]、Hochberg P 值调整法[25] 和 Holm P 值调整法[26] 等。这些校正方法可通过调用 R 函数 p.adjust 实现。

对于很多疾病来说,单个基因位点的遗传控制效应并不强,在样本量不是很大的情况下,统计效力往往很低,如果再考虑多重检验问题,往往找不到有统计显著性的 SNP。在这种情况下,在 GWAS 前期探索性分析时,一般不考虑多重检验校正,而是直接根据比值比或者根据 P 值,选择 P 值最小的几个 SNP 进入下一步的验证。

6.1.3　全表型组关联分析方法

全表型组关联分析(phenome-wide association study,PheWAS)是 Denny 等人在 2010 年首先提出的研究众多表型性状与单个基因型之间关联关系的新分析方法[27]。PheWAS 可以用来检验某个特定的基因型与多个病理生理学异常或临床结局等表型性状的关系,也可以用来发掘与多种表型性状关联的基因变异[28]。由于 PheWAS 研究过程中需要大量的表型性状，而电子病历数据库中含有丰富的与疾病相关的表型数据，因此，PheWAS特别适合于从电子病历数据中发掘和验证与疾病相关联的遗传基因。

PheWAS研究的一般流程如图6-2所示，首先通过分析临床词表和电子病历数据库，并结合有关的表型性状本体和专家知识，利用文本知识挖掘工具和PhenX Toolkit等资源[29]定义表型性状并建立标准的表型组（phenome）；其次，对其中的每一个表型性状，将研究人群分成病例组和对照组；最后，对表型性状和基因型之间的关联性进行统计检验。

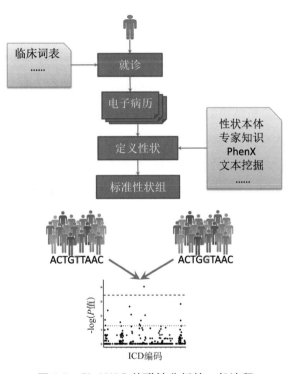

图6-2　PheWAS关联性分析的一般流程

PheWAS研究中所用的统计检验方法与GWAS类似，常用χ^2检验（样本量较大时）或者费希尔精确检验（样本量较小时，如小于5）确定基因型和表型性状在病例组和对照组中的分布是否存在统计显著性差异，并计算相应的 P 值以及比值比（OR）等。在分析PheWAS数据时，可以用Carrol等人开发的R程序库PheWAS[30]进行关联性分析和检验。到目前为止，PheWAS的研究和应用还比较少，不同研究中表型组独立性状的数量和基因型的数量相差也很大,因此,PheWAS 关联性分析中统计显著性临界值的选取,目前尚未形成共识[31]。

在 PheWAS 研究中,建立大规模表型组非常重要,也是 PheWAS 数据分析过程中难度最大的一步。目前,表型组的产生有两个主要来源,即电子病历数据库[27, 28]和流行病学调查[32]。电子病历数据库和流行病学调查报告通常收集了长时间从不同人群中采集的大量与疾病相关的表型性状信息;这些信息有些是定量的化验检测报告,也有些是定性的描述。对于定量的表型数据,通常有固定的结构,其一致性和准确性都比较高,相对容易处理;而定性的描述信息往往由医师或者调查人员总结,通常用自然语言,没有良好的结构,精确性也没有保证,即使对同一个患者,不同医师可能给出不一样的描述,并带有很大程度的主观性。因此,这类定性描述的表型数据存在准确性差和不一致等问题,往往不能直接用于 PheWAS 的关联性分析,需要由有关专家进行适当的清理,转化成定义清晰、统一并有临床意义的表型性状。只有建立一致、准确的表型组,才能保证 PheWAS 关联性分析结果的有效性和可靠性。

例如,Denny 等人首次报道的大规模 PheWAS 研究中[27],对来自 BioVU 生物样本库[33]的 6 005 人的电子病历进行了分析整理,将与疾病相关的表型性状按照国际疾病分类-9(International Classification of Diseases,ICD-9)进行清理、分类和合并,将220 527 个 ICD-9 编码转换成 137 517 个 PheWAS 编码,并进一步转换成 733 个表型性状。最后,对 5 个已知疾病关联关系的 SNP 进行了基因分型和关联性检验,成功验证4 个(总共 7 个)疾病-基因关联关系,并发现了 19 个新的有统计显著性的关联关系。

在 Denny 等人的另外一项研究中[28],对先前发表的表型组进行了改进和扩展,新的表型组包含 1 645 个与疾病有关的表型性状。Denny 等人将其用于来自 eMERGE(Electronic Medical Records and Genomics)[34]的 13 835 个欧洲血统人群的电子病历分析,筛选出 1 358 个表型性状并检验这些表型性状与 3 144 个 SNP 的关联关系。结果验证了 66%(51/77)的已知有统计显著性的 GWAS 关联关系,还发现了 102 个 SNP 与 87个表型性状间的 202 个新的关联关系。

用 ICD 编码虽然可以快速生成大量的表型性状,但也有局限性。例如,对有些疾病而言,ICD 编码的敏感性(sensitivity)和特异性(specificity)都不高,很难用 ICD 编码清晰定义与这些疾病相关的表型性状。目前,如何根据电子病历或者流行病学调查结果快速定义清晰、统一、有临床应用价值的性状组依然是个难题。

6.1.4   多个数据集的整合分析与挖掘

将多个独立的、有相同或者相似研究假设的 GWAS 数据集放在一起进行综合分析和挖掘的过程称为整合分析(meta-analysis)[35]。这种分析先要收集大量独立的 GWAS 研究,再运用统计学方法,将这些独立 GWAS 研究的结果进行定量整合,而不是以主观的、凭印象的方法评价。所以,整合分析常能得到更加强有力的结论。

在不同的 GWAS 研究中,所采用的基因分型技术有可能不同,这使得每个数据集中 SNP 的数量也不完全相同。通过对多个 GWAS 数据集的整合分析,不仅能够增加总样本量,而且也能增加总 SNP 数,从而提高关联性分析的统计效力,验证或者发现新的疾病-基因关联关系。此外,对多个 GWAS 数据集的整合分析,往往只需要收集每个GWAS 研究的统计分析结果,而不需要取得受保护的个人基因分型数据和临床信息数据,这使得对海量 GWAS 数据集的整合分析更为容易。随着 GWAS 的广泛应用和大量 GWAS 数据的不断积累,对多个 GWAS 数据集进行整合分析与挖掘也显得越来越重要。

6.1.4.1   整合分析的一般步骤

对多个 GWAS 数据集进行整合分析的一般步骤如图 6-3 所示。首先,确定整合分析的目标,通过查阅文献和有关数据库收集与研究目标有关的 GWAS 数据集;其次,对数据集进行清理和质量控制,排除实验设计不满足既定条件和数据质量不可靠的数据集,以确保进入后续分析的数据的可靠性;再次,对不同来源的数据集进行同化处理(data harmonization),包括使用统一标准的疾病性状定义对不同来源的表型性状进行统一,以避免整合数据的异质性;最后,整合有关统计量并对疾病-基因关联进行优先排序。此外,随着时间的推移和新 GWAS 数据集的不断

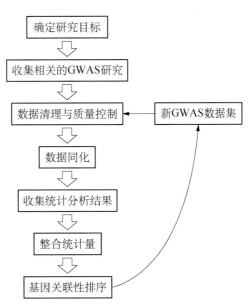

图 6-3   多个 GWAS 数据集整合分析的
一般流程

加入,这一分析流程也可以迭代进行。

6.1.4.2 整合分析方法

GWAS 数据集的整合分析通常包括两方面:一方面可以对统计检验显著性进行整合(即对 P 值进行综合评定与分析),另一方面可以对效应量(effect size)进行整合(即估计综合效应量的大小和置信区间等)。统计显著性的综合分析常用 P 值或者 Z 值法,而效应量的整合分析则用固定效应模型(fixed effect model)和随机效应模型(random effect model)等。

(1)P 值法。在基于 P 值的整合分析中,零假设是每个数据集的真实效应量都为零,备选假设是至少有一个数据集中的效应量不为零。在 GWAS 数据集的整合分析中,最常用的是费希尔(Fisher)P 值整合法。费希尔法将每个 GWAS 数据集中得到的 P 值用下式进行综合:

$$\chi_F^2 = -2\sum_{i=1}^{k}\ln(P_i)$$

由此可见,如果所有 k 个零假设检验都是真,则 χ_F^2 服从自由度为 $2k$ 的 χ^2 分布。

费希尔法虽然计算简单方便,但对不同大小的 P 值的转换不对称(对较小的 P 值更为敏感),这会对数据整合造成一定偏差;而且,费希尔法不能对多个数据集总的效应量进行估计,也不能评估数据集之间的异质程度,如果从不同数据集得到的关联效应的方向不同,费希尔法的结果也不可靠。

(2)Z 值法。Z 值法又叫 Stouffer 法,首先将不同 GWAS 研究中得到的 P 值转换成正态分布所对应的 Z 值,再对转换后的 Z 值按下式进行综合:

$$Z_s = \frac{\sum_{i=1}^{k}Z_i}{\sqrt{K}}$$

最后,再将综合 Z_s 值进一步转换成正态分布所对应的 P 值。

显然,Z 值法考虑了关联效应的方向性,也克服了 P 值法对不同大小 P 值敏感度不同的问题。而且,Z 值法也方便引入权重系数,如 Liptak-Stouffer 法[36]中引入了权重因子 w_i,即

$$Z_W = \frac{\sum_{i=1}^{k}w_i Z_i}{\sqrt{\sum_{i=1}^{k}w_i}}$$

通常,每个GWAS数据集权重因子的选取应与其效应量的估计方差成反比。

（3）固定效应模型。固定效应模型是最有效的SNP-疾病关联发现与优先排序方法,也是整合多个GWAS数据集常用的方法之一。这种方法首先假定每个风险等位基因在每个GWAS数据集中的真实效应量是相同的,而实际观察到的效应量在不同GWAS研究中的差异是由估计误差造成的,即实际观测的效应量可以表示为

$$y_i = \mu + \varepsilon_i, \; \varepsilon_i \sim N(0, \sigma^2)$$

式中,ε_i为效应量随机误差。

因此,固定效应模型适用于对实验条件相同的多个GWAS数据集的整合分析。相对于随机效应模型来说,固定效应模型有更强的关联关系检测能力。

常用的固定效应模型是逆方差加权法（inverse variance weighting）,在这种模型中,每个GWAS数据集的权重取决于其标准误差的平方,即

$$w_i = \frac{1}{v_i} = \frac{1}{\sigma^2/n} = \frac{n}{\sigma^2}$$

式中,v_i为效应量方差,假设每个GWAS研究中的样本量均为n,效应量的标准偏差为σ。

在固定效应模型下,每个GWAS研究中实际观测到的效应量的变化完全是由单个GWAS研究中取样或者估计误差造成的,因此,综合效应量的方差可以表示为

$$v_M = \frac{1}{\sum_{i=1}^{k} w_i} = \frac{1}{k \times n/\sigma^2} = \frac{\sigma^2}{k \times n}$$

而相应的标准误差为

$$SE_M = \sqrt{\frac{\sigma^2}{k \times n}}$$

（4）随机效应模型。随机效应模型通常用于估计不同GWAS研究中效应量分布的均值。与固定效应模型不同,这种模型进一步考虑了不同GWAS研究之间的差异,每个GWAS研究中实际观测到的效应量可表示为

$$y_i = \mu + \delta_i + \varepsilon_i, \; \delta_i \sim N(0, \tau^2), \; \varepsilon_i \sim N(0, \sigma^2)$$

式中,δ_i为与GWAS研究i相关的随机效应量。

在随机效应模型的假定下，由于每个 GWAS 数据集的真实效应量可能不同，在整合分析时，不能因为某个 GWAS 研究的样本量小就赋予一个很小的权重。尽管样本量小的 GWAS 提供的信息不太准确，但在随机效应模型的假定下，其他的 GWAS 数据集都无法提取该效应量的信息。类似的，对样本量大的 GWAS 研究，也不应该赋予很大的权重。在随机效应模型下，每个 GWAS 的权重可以表示为

$$w_i^* = \frac{1}{(\sigma^2/n) + \tau^2}$$

式中，τ 为 δ 的标准方差。

综合效应均值的标准偏差为

$$SE_{M^*} = \sqrt{\frac{\sigma^2}{k \times n} + \frac{\tau^2}{k}}$$

由于随机效应模型考虑了不同 GWAS 研究之间的偏差，其效应量估计的方差和标准方差一般会比固定效应模型大，其置信区间也会比固定效应模型的宽。如果随机效应模型中 $\tau = 0$，则随机效应模型就变成了固定效应模型。

6.1.4.3　常用 GWAS 数据集整合分析与结果可视化工具

GWAS 数据集整合分析和结果可视化工具目前已有很多，常用的有 METAL[37]（基于 Z 值和基于效应量的整合分析方法）、GWAMA[38]（固定效应模型和随机效应模型）、Plink（固定效应模型和随机效应模型）以及 R 程序库"meta"、"metafor"和"rmeta"等（实现了固定效应模型、随机效应模型、混合效应模型以及多种可视化方法，如森林图、漏斗图和径向图等）。此外，MAGENTA[39]提供了一种基于生物过程或生物通路的整合分析方法。

6.2　同种组学数据整合挖掘

6.2.1　概述

随着高通量组学分析技术的发展，各种组学数据呈现爆炸式增长，这种趋势还将随着分析技术的不断发展而进一步增强。面对飞速增长的生物医学大数据，如何使不同时间、不同实验室甚至用不同分析平台产生的组学大数据实现无障碍的共享和协作分

析，最大限度地发掘隐含在数据中的信息，是当今生物医学大数据和生物信息学研究领域的重要任务和新挑战。

本节主要介绍组学数据整合分析中的批次效应问题，并对全基因组测序（whole genome sequencing，WGS）、全外显子组测序（whole exome sequencing，WES）数据集的整合分析以及多个 RNA-Seq 数据集的整合分析方法进行探讨。

6.2.2　组学数据的批次效应

批次效应（batch effects）是产生各种组学数据时系统误差的主要来源，在高通量组学数据中有着广泛而重要的影响[40]。组学数据中的批次效应可以由许多不同的因素引起。例如，当生物样品在不同天、不同组、被不同操作人员处理，或者用不同批次的分析试剂和用不同平台分析时，都有可能产生不同程度的批次效应。

一般情况下，批次效应都会增加数据的变异性，降低后续分析过程中发现真实生物学信息的统计效力。如果批次效应比较严重，如批次效应引起的系统偏差和数据变异主导了数据分析或者批次效应与感兴趣的生物学变量有显著相关时，则会造成假阳性结果，甚至导致得出错误的生物学结论[41]。例如，在 Spielman 等报道的研究中[42]，生物学变量与产生批次效应的技术变量高度相关，其实验设计及数据分析引起其他研究人员对其研究结论的高度重视[43]；而在 Lin 等报道的人与小鼠不同器官之间转录组的比较研究中[44]，由于批次效应处理不当，不同物种造成的批次效应主导了数据的整合分析，结果得出了"同一物种不同器官的基因表达模式比不同物种相同器官之间的表达模式更相似"的错误生物学结论[45,46]。

在组学数据分析中，尤其是在前期数据清理、质量控制及探索性分析阶段，一定要考虑数据产生过程中有哪些因素可能引起批次效应，并检验这些因素是否与感兴趣的生物学变异显著相关。如果发现某些因素可能引起较大的系统偏差，要用适当的方法予以校正。此外，在进行批次效应校正时，一定要考虑该因素是否与感兴趣的生物学因素相混淆（confounding）。因为不论采用哪种校正方法，都是以提高假阴性为代价。如果校正不当或者校正过度，甚至还会提高假阳性率。

6.2.2.1　批次效应的检测方法

组学数据批次效应的检测方法有很多，主成分分析（principal component analysis）、层次聚类分析（hierarchical clustering analysis）、箱线图（box plot）等探索性数据分析与可视化工具都可以用于批次效应的检测。用这些方法进行检测时,首先要将样本用生物学变量和批次变量分别予以标记,通过对相关分析结果进行直观的检查,给出定性的结论。批次效应也可以用方差分析(analysis of variance,ANOVA)、主变异成分分析(principal variation component analysis,PVCA)[47]和替代变量分析(surrogate variable analysis,SVA)[48]等方法进行检测,并估计批次效应的相对大小。

方差分析是统计学中常用的检测重要控制变量的方法,通过分析组学数据中每个变量(包括批次效应,这里将批次效应当作控制变量之一)及其相互作用对数据变异大小的贡献程度,确定数据中批次效应的相对大小。

主变异成分分析法主要用于对已知来源的批次效应进行估计,通过结合主成分分析和变异成分分析(variation component analysis,VCA)两种方法估计批次效应的来源以及对数据变异大小的贡献比例。这种方法先用主成分分析对组学数据进行降维处理,只保留主要的变异主成分(如60%数据变异),再用变异成分分析和混合效应线性模型拟合每个主成分与已知的随机效应,从而估计出每个随机效应及其相互作用对数据总变异的贡献比例。主变异成分分析可以通过 R 程序库"pvca"实现。

替代变量分析法首先去除组学数据中感兴趣的生物学变量引起的数据变异,再将余下的数据变异进行奇异值分解(singular value decomposition,SVD),得到互不相关的替代变量,最后,用统计检验确定来源于随机误差的替代变量,从而确定组学数据中隐含的替代变量个数。这种方法无须预先知道造成批次效应的变量,因此,可以对组学数据中未知来源的批次效应进行有效检测和估计。

6.2.2.2 批次效应的去除方法

有多种方法可以用于组学数据批次效应的校正。例如,均值中心化(mean-centering)[49]、ComBat(combating batch effects when combining batches of gene expression microarray data)[50]、替代变量法[48]、距离加权区分法(distance-weighted discrimination,DWD)[51]、几何均值比(geometric mean ratio,Ratio_G)[52]和算术均值比(arithmetic mean ratio,Ratio_A)[52]等。一般情况下,对于已知批次的组学数据,可以根据已知的批次用 ComBat 或者均值中心化等方法予以校正;对于未知的批次数据,可以先进行替代变量分析,再用替代变量进行相应的校正[53]。

均值中心化又叫单因素方差分析(one-way analysis of variance),是最简单的批次效应校正方法。该方法就是减去相应批次的数据均值,使得各批次的均值都为零。对有 k 个批次的组学数据,校正后的数值可表示为

$$x_{ijk}^* = x_{ijk} - \frac{1}{n_k} \sum_{i=1}^{n_k} x_{ijk}$$

ComBat 基于经验贝叶斯,包括两种不同的校正方法,即参数(ComBat_p)和非参数(ComBat_n)贝叶斯收缩量调整法(parametric and non-parametric shrinkage adjustments)。这两种校正方法,在 R 程序库"sva"中可以实现。

用替代变量校正批次效应,首先要进行替代变量分析,生成替代变量,再将相应的替代变量引入后续的数据分析过程中,对批次效应进行校正。例如,在 R 程序库"sva"中,可以将替代变量直接引入 F 检验函数 f.pvalue 的零模型(只包含替代变量的模型)和全模型(包含所有变量的模型)计算相应的 P 值和 q 值;也可以将替代变量引入 R 程序库"limma"的线性模型拟合函数 lmFit 进行相应的后续分析。

6.2.3 多个 WGS、WES 数据集的整合分析与挖掘

近年来,随着下一代高通量测序技术的不断发展,产生了大量的 WGS 和 WES 数据集,而不同 WGS 和 WES 数据集在测序平台、参照基因组的选择、分析方法与工具等方面可能存在较大的差异,如何对这些数据集进行有效的整合,最大限度地挖掘数据中的信息,是生物信息学领域的一个重要研究方向。

一般而言,WGS 和 WES 数据分析的过程比较复杂(见图 6-4),涉及原始序列数据(raw reads)的质量控制、序列比对(read alignment)、变异识别(variant calling)以及变异功能注解(variant annotation)等一系列步骤。每一个分析步骤又有多种方法或者参数可供选择,虽然有些方法比另外一些更加流行,但流行的原因是多方面因素造成的,并不一定代表这种方法一定比其他方法的结果更准确、更可靠。选用不同的方法和参数都会对相应的分析结果产生不同程度的影响。因此,如果不同数据集在每个分析步骤所用的方法或者参数不完全相同时,就会在整合数据中引入异质性,对后续的功能分析或者关联分析的准确性造成不利影响。从这个角度来说,对多个WGS 和 WES 数据集进行整合分析,最好能够从原始序列数据开始,用统一的分析管线(pipeline)和分析参数对每个数据集重新进行分析处理,以避免整合数据的异质性。

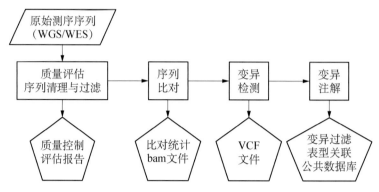

图 6-4　WGS/WES 数据分析的一般流程

实际应用中,如果多个数据集并不是来自同一个研究项目或者合作项目,由于 WGS 和 WES 数据包含可以甄别个人身份的信息(即根据 DNA 序列数据或者遗传变异的特征可以甄别个人身份)[54],绝大多数 WGS 和 WES 研究项目中涉及个人身份信息的数据(包括原始序列数据、序列比对的结果 bam 文件和变体识别结果 VCF 文件)都是受保护的,一般很难收集到所有数据集的原始序列数据,能下载的往往是相应研究中获得的体细胞突变(somatic mutations,数据如 TCGA 系列研究中可公开下载的往往只有体细胞突变的注解文件.Somatic.Maf)。这种情况下,数据的整合分析可以分成两部分别进行处理:对于有原始序列的数据集,可按上述方法进行处理;对于只有体细胞突变的数据集,则要先把突变数据的注解进行归一化处理,转换成与分析管线注解结果一致的形式(包括基因符号、参考基因组的版本、突变的起始和终止坐标位置、dbSNP 版本,以及在 DNA 的正负链等)。由此,可以进一步对来源于不同 WGS 或者 WES 的数据集进行基因层面或者生物功能层面(如生物学通路、生物学过程和生物功能网络等)的整合分析和挖掘。

6.2.4　多个 RNA-Seq 数据集的整合分析与挖掘

近年来,RNA-Seq 数据日益增多,以 RNA-Seq 技术为基础的全基因组表达谱分析方法在生物医学和生命科学领域得到了广泛的应用,分析和挖掘 RNA-Seq 数据已经成为生物信息学数据分析的重要任务,对多个 RNA-Seq 数据集进行整合分析也成为生物医学大数据分析的一个新任务和新趋势。

RNA-Seq 数据的分析方法有很多种,但哪种方法更好,目前还没有形成共识。随着

人们对 RNA-Seq 数据特征认识的不断加深和对新分析方法的不断探索,在 RNA-Seq
数据分析管线中(见图 6-5),从上游的序列比对(reads mapping)和表达量的计数
(expression quantification)[55-58]方法到下游的数据归一化(normalization)和差异表达
分析(differential expression analysis)方法[59-65]都在不断地演化和改进。如果数据分析
方法不适当,不但会降低统计分析的效力和数据的可重现性(reproducibility)[66],也会
影响下游的功能分析和生物学解释的正确性,尤其是对多个 RNA-Seq 数据集的整合分
析更是如此。如果整合分析的方法存在问题,有可能导致分析者将数据中"批次效应"
所产生的数据变异当成感兴趣的重要信号,得出错误的生物学解释和结论。Lin 等的研
究工作[44]就是一个典型的例子。

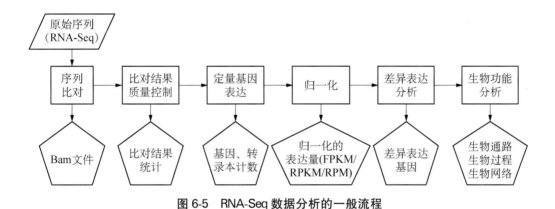

图 6-5　RNA-Seq 数据分析的一般流程

下面对 RNA-Seq 数据不同环节在整合分析时的注意事项予以说明。

6.2.4.1　序列比对和表达量计数

研究表明,在 RNA-Seq 数据分析管线的不同阶段选用不同的方法和参数都会对相
应生成的中间结果产生不同程度的影响甚至系统偏差[67]。因此,对来源不同的多个
RNA-Seq 数据集进行整合分析时,要特别注意不同数据集所用的分析管线和分析参数
是否相同。最好能够用统一的数据分析管线和分析平台(例如,选用相同的比对程序、
参考基因组、参考转录组注解和表达量计数程序等)对来源不同的 RNA-Seq 原始序列
数据重新进行分析,生成表达量计数。这样可以尽量减少由比对程序、参考基因组、参
考转录组注解以及表达量计数程序的不同而引入的数据变异。

不同来源的 RNA-Seq 数据可能由于测序时的条件不同以及所用的试剂、方法和协
议等的不同而存在不同的生物效应[68-72]。此外,其测序长度和测序深度也可能不同。

研究表明，RNA-Seq 数据中生物效应不同所引起的批次效应往往是主要的[46, 67]，因此，即使采用同一个 RNA-Seq 分析管线重新产生表达量计数，也不能完全避免生成的整合数据中不存在与研究目标无关的批次效应。所以，为了消除各种批次效应对数据分析的不良影响，在对多个 RNA-Seq 数据集的整合分析过程中，对表达量计数进行适当的归一化处理是必要的。

6.2.4.2 表达量计数的归一化

为了尽量减少和消除不同样本之间以及不同数据集之间与目标变量无关的各种因素所引起的数据变异（unwanted variation），用适当的数据归一化方法处理来源不同的 RNA-Seq 数据是很重要的。在 RNA-Seq 数据分析中，常用的全局归一化方法如 RPKM[60]、upper-quartile（UQ）scaling[73]、Trimmed Mean of M-values（TMM）[59]和 FPKM[55]等考虑了不同测序深度对全局表达量的影响；而 RPKM 和 FPKM 也考虑了不同 mRNA 分子长度不同对表达量以及统计效力的影响。但这些归一化方法都没有考虑不同来源的 RNA-Seq 数据集之间"批次效应"所产生的表达量的差异。因此，这类归一化方法都不能消除来源不同的 RNA-Seq 数据集之间可能存在的批次效应的影响。而新近出现的归一化方法 RUV（remove unwanted variation）[61]，据报道不仅能够消除单个 RNA-Seq 数据中的复杂批次效应的影响，而且能够去除来自多个不同 RNA-Seq 数据集的批次效应[66]。

6.2.4.3 差异表达分析

整合多个 RNA-Seq 数据集的差异表达分析方法通常有两类：一类是按照上述 RNA-Seq 数据集的整合分析方法，统一产生表达量计数，并用适当的归一化处理方法消除整合数据中的批次效应的影响，再用 RNA-Seq 差异表达分析方法 edgeR[63]、DESeq[62]、baySeq[65]、NOISeq[64]、SAMSeq[74]和 voom[75]等寻找与研究目标变量相关的差异表达基因。例如，Peixoto 等人[66]和 Sudmant 等人[46]所报道的研究中用的就是这类分析方法，结果表明，与独立分析单个 RNA-Seq 数据的方法相比，对多个 RNA-Seq 数据集进行适当的整合分析，不仅能提高统计分析的效力，还能更有效地发现与生物学功能相关的差异表达基因。另一类方法类似于多个基因芯片表达谱数据集的整合分析方法，如 P 值合并法（P-value combination）[76]、估计效应量合并法（estimate and combine effect sizes）[77]以及单个数据集基因排序法（rank genes within each study）[78]等。Tseng 等人的综述[79]以及 Ghosh 等人[80]和 Hong 等人[81]的研究对这一类方法进行了全面的总结和比较；Su 等人[82]对基因芯片和 RNA-Seq 表达数据的整合分析也进行了探索。专门针对多个 RNA-Seq 数据集整合分析方法的研究也在进行中，如 Rau 等人[83]对两种 P 值结合法进行了研究，表明这种方法优于负二项分布的广义线性模型。

6.3 多种组学数据整合挖掘

6.3.1 概述

以上所述的组学数据整合分析是对来源于多个不同研究的患者群体的同一类型的组学数据进行的整合分析。例如，对来自多个 GWAS 研究的全基因组数据的整合分析（或者对来自不同研究的基因表达谱数据的整合分析）。与此不同，多种组学数据的整合分析与挖掘通常是针对来自同一组患者群体的不同类型的高通量组学数据进行的。例如，对来自同一组患者的基因组（SNP、SNV 和 CNV 等）、表观基因组（甲基化）、转录组［mRNA 和微 RNA（microRNA，miRNA）］、蛋白质组（proteomics）、代谢组（metabolomics）和表型组（phenome）等的整合分析与挖掘，以研究和发现疾病的发病机制或者亚型，寻找疾病的驱动基因或者与疾病相关的生物通路和生物调控网络等。

对多种组学数据进行整合分析的研究已经很多。例如，在 TCGA 的 20 多种癌症研究项目中，对来自同一患者的样本进行了多种组学分析，产生了多种类型的组学数据，包括 SNP、体细胞变异、拷贝数变异、甲基化、mRNA、miRNA、蛋白质组等，这些数据包含着与癌症发生和发展相关的基因组、表观基因组、转录组和蛋白质组等不同层次的病理过程的相关信息。通过对多种组学数据和临床表型变量（phenome）的整合分析与挖掘，有助于从不同层面对疾病进行研究和了解，形成更加全面而系统的认识，为新药研发、疾病的临床诊断以及精准治疗提供更多的信息。

6.3.2 全基因组、转录组数据整合挖掘的方法

整合分析全基因组和转录组数据（见图 6-6）的目的是通过对基因表达水平的遗传基础进行解析，找出调控基因表达水平的基因组数量性状关联区域，即表达数量性状基因座（expression quantitative trait loci，eQTL），从而将 DNA 序列变异、基因表达水平的差异以及疾病的临床表型性状三方面统一起来进行考察，相互验证，降低高通量组学

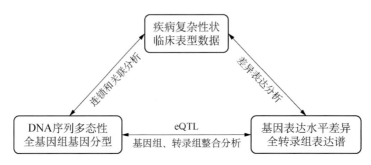

图 6-6　全基因组和转录组表达数据的整合分析

数据分析的假阳性率,了解从基因组序列改变到基因表达水平的差异再到复杂疾病表型性状之间的调控关系,更全面地认识疾病的病理生理学过程。

对全基因组和转录组数据的整合分析方法通常有两种。一种是先对转录组和全基因组数据分别单独分析处理,对转录组数据进行差异表达分析,寻找与临床表型性状相关的差异表达基因;对全基因组基因分型数据进行连锁和关联分析,寻找与疾病临床表型性状相关联的序列变异或者数量性状基因座(quantitative trait loci, QTL);最后,将两者的结果进一步整合,只选择那些包含了关联序列变异的差异表达基因或者位于QTL 内的差异表达基因。例如,Yagil 等人的研究[84]就是用这种方法寻找与高血压相关的基因。另外一种方法则是直接用转录组表达数据和全基因组基因分型数据进行eQTL 定位分析,即将每个基因的表达量作为一个数量性状,再用传统 QTL 定位分析方法进行处理[85],确定 eQTL;最后,将 eQTL 定位结果、基因在疾病表型性状之间的差异表达分析结果和 DNA 序列变异与疾病性状之间的关联分析结果结合起来,确定可能与疾病相关的候选基因以及基因的调控网络等。此外,如果转录组数据来自 RNA-Seq,还可以用 RNA-Seq 的变异序列检验全基因组基因分型数据的可靠性。

6.3.3　其他多种组学数据整合挖掘的方法

除了可以对全基因组数据和转录组数据进行整合挖掘外,对其他多种组学数据也可以进行整合挖掘。比如,转录组与蛋白质组数据的整合分析[86-88],转录组、蛋白质组和代谢组数据的整合分析[89, 90],基因组与表观基因组数据的整合分析[91],表观基因组与转录组数据的整合分析[92, 93]等。在这些多组学数据的整合分析中,相关分析法、关联分析法、以生物通路(pathway)或者基因本体(Gene Ontology, GO)为基础的生物功能富集分析法(functional enrichment analysis)以及生物网络(biological network)分析法等都是常用的分析方法[94-96]。在实际整合分析过程中,具体应选用哪些方法,要根据实际情况而定。

目前,对多组学数据的整合分析还处于研究和探索阶段,难度依然很大。例如,Li等人[86]对来自同一组大鼠肾脏组织的 miRNA、mRNA 和蛋白质的表达谱数据进行了整合分析后发现,尽管 3 种组学表达谱数据都与马兜铃酸的致癌机制紧密相关,但是 miRNA 和 mRNA 的表达水平之间几乎没有相关关系。这表明 miRNA 虽然对 mRNA 的转录及转录后修饰都有一定的调控作用,但 mRNA 转录表达的调控机制非常复杂,涉及多方面的调控因素,不能用简单的线性模型来描述 miRNA 和 mRNA 之间的表达关系;而蛋白质的表达水平和 mRNA 表达水平的相关性也非常弱,这说明由 mRNA 翻译成蛋白质的生化反应过程虽然与 mRNA 的浓度有一定的关系,但还有其他更为复杂和重要的控制因素在共同起作用。由此可见,用简单的相关分析法并不能有效地整合并解释转录组和蛋白质组的表达数据,还需要进一步研究和探索更有效的整合分析方法。对其他组学数据的整合也面临同样的问题,无论是整合分析方法还是相应的整合分析工具都不完善,有待进一步的研究开发。

6.4 针对个体的动态组学数据的整合挖掘

6.4.1 概述

针对个体的动态组学数据的整合分析是一种新兴的精准医学研究方法,它不是以群体为研究对象,而是针对某一个具体的人,通过整合分析其多组学数据(包括基因组、转录组、蛋白质组、代谢组、自身抗体等),绘制个人的复杂分子图谱,再结合表型和临床数据等揭示其患不同疾病的风险。同时,为了探索疾病的发生发展机制,可以动态(时间维度)监测个体的多组学图谱,并用健康状态下的多组学图谱作为研究基线,通过比较,找到个体在疾病状态下分子水平的动态变化,从而发现这些变化与疾病的发生、发展之间的关联,在分子水平阐明疾病的发生和发展机制,并制定相应的预防和诊疗措施,从而实现针对个体的精准医学。

相比于群体研究,针对个体的多组学数据的整合分析有一定的优势,可以消除群体研究中不同个体间的差异,为精准医学研究提供了一种新的思路。Chen 等人的整合性个人组学图谱(integrative personal omics profiling,iPOP)研究为基于个体的多组学研究提供了一个具体实例和可行的研究方法。下面以 iPOP 研究为例,对基于个体的动态多组学研究方法进行简要介绍[23]。

6.4.2 整合性个人组学图谱研究的步骤

iPOP 研究过程包括以下 3 个关键步骤。

(1)风险估计:由于个体间遗传背景的差异会导致疾病风险的不同以及对药物响应的差异[24]。通过获得健康状态下(如个体年龄较小时或者刚出生时)的高精度基因组序列,找到其基因组上的突变,可以评估多种疾病的患病风险,并据此采取相应的预防措施。

(2)多组学的动态图谱:通过监测各组学成分随时间的变化过程,并整合相关的组学信息以鉴定不同生理状态之间的差异(特别是疾病状态与健康状态之间的比较)。

(3)多组学数据整合以及生物学影响评估:整合个体的多组学数据可以绘制个体分子图谱的时序变化。基于纵向的时间序列数据,通常采用标准的统计学时间序列分析方法[25]。通过研究各分子组分动态变化的自相关性(autocorrelation)、周期性或者异常变化,进而在分子水平找到一些致病改变或者异常病理状态下的分子特征。对上述不同时序模式(temporal pattern)下找到的分子变化,进行生物学通路以及基因本体的富集分析[26-29]。因此,整合个体组学图谱分析的关键在于多时间点不同组学数据以及临床数据的收集,构建纵向的多组学图谱,然后采用时间序列分析方法,从分子层面探索疾病的发生和发展机制。

6.4.3 整合性个人组学图谱动态组学研究方法

在 iPOP 研究中,对一个 54 岁男性健康受试者进行了为期 14 个月的跟踪监测。在这 14 个月中,受试者从健康状态到两次病毒感染(HRV 及 RSV 感染)。研究人员对受试者进行了 20 次采样,分别采集了受试者的外周血单核细胞(peripheral blood mononuclear cells,PBMC)及血清(serum)样本,并进行多组学分析,产生的数据主要包括基因组、外显子组、转录组、蛋白质组、代谢组和自身抗体谱等。目的是整合纵向个人多组学数据,运用统计分析方法,探索各组学信息与疾病的关系,揭示受试者患多种疾病的风险。

对于外周血单核细胞，分别进行了全基因组测序、转录组测序（包括 mRNA 和 miRNA），绘制了蛋白质组图谱；对于血清，分析了靶向和非靶向蛋白质图谱、代谢组图谱、自身抗体谱以及医学/实验室检测等。

不同的数据所要分析的内容也不同。全基因组数据主要用来寻找突变；转录组则可以用来鉴定突变、异等位基因以及突变表达分析、RNA 编辑、基因的定量差异表达分析以及动力学，在 RNA 层面（水平）对突变进行确认；蛋白质组则包括定量以及差异表达分析，在蛋白质层面对突变进行确认等。

6.4.4　整合性个人组学图谱数据分析流程

在 iPOP 研究中，使用了下面的分析流程对产生的动态多种组学数据进行了分析。

（1）数据预处理（data preprocessing）：主要涉及 RNA-Seq、蛋白质组、代谢组数据预处理。分别使用当前广泛使用的相应组学数据分析流程，每个时间点的数据做好时间标记，并对结果进行适当校正，最后得到各时间点与健康状态下的比较结果用于后续数据分析。

（2）数据分类（data classification）：数据预处理完成之后，采用一种基于 Lomb-Scargle 算法的频谱分析方法处理时间序列数据。简单地说，该算法基本等同于计算给定时间序列数据调和函数的线性最小二乘拟合。

（3）聚类分析：数据完成分类之后，采用无监督的方式对数据进行聚类分析。随后对不同的聚类进行差异分析，再用差异分析的结果进行通路分析及基因本体富集分析，对于感兴趣的基因或通路可以使用 Cytoscape 进行网络分析。其中，基因本体及通路分析可以采用在线的 DAVID 工具或 R 程序库 topGO 和 GSEA 等工具。

此外，对于全基因组数据，根据个体所携带的突变，可以评估一个健康个体患某种疾病的风险，同时可以监测疾病相关的一些临床特征[临床指标，如对 2 型糖尿病可以检测血糖水平以及糖化血红蛋白（HbAlc）水平]。对于突变数据，可以采用 RiskOGram 算法评估疾病风险[24]。下面就该算法的原理进行简单介绍。

突变数据分析主要包括 4 点：①与孟德尔疾病基因相关的突变分析；②新的突变分析；③与调节药物响应相关的突变分析；④与复杂疾病相关的单核苷酸多态性（SNP）分析。

通过比对已有数据库,使用生物物理预测算法分析、非编码区域分析等筛选受试者的稀有和未知(新的)突变。已有数据库主要包括基因组变体服务器(Genome Variants Server,GVS)、人类基因突变数据库(Human Gene Mutation Database,HGMD)、基因座特异性突变数据库(Locus-Specific Mutation Databases,LSMD)、人类线粒体基因组多态性数据库(Human Mitochondrial Genome Polymorphism Database,mtSNP)、在线人类孟德尔遗传(Online Mendelian Inheritance in Man,OMIM)和药物基因组学知识库(Pharmacogenomics Knowledgebase,PharmGKB)等。其中,PharmGKB 的主要任务是收集、解码及传播人类基因突变对药物响应的影响等方面的知识。为了更全面地阐明常见基因突变对很多疾病的风险影响,通常会整合上述数据库的数据并增加已发表的但数据库中没有收录的突变信息,手动建立一个疾病-突变(或 SNP)关联数据库。

上述关联数据库构建完成以后,首先会根据患者的多项临床特征(主要包括年龄、性别、种族等)计算患某种疾病的先验概率。该计算整合了数据库中很多研究的数据。具体计算公式为

似然比(likelihood ratio,LR)

= 患者人群某种基因型的出现概率 / 正常人群相应基因型的出现概率

然后根据突变信息计算后验概率。其主要步骤为:①对于在多项研究中均有报道且都给出了不同基因型 LR 值的 SNP,取多个 LR 的均值,并根据样本量进行加权;②将人类基因组分成不同的单倍型(haplotype),对于每一个单倍型,使用 LR 值最高的 SNP;③将所有 SNP 的 LR 值相乘得到的乘积作为患者的累积 LR 值;④最后将先验概率转化成先验比,用先验比乘以累积 LR 值得到后验比,再将后验比转化成后验概率。具体公式如下:

先验概率比 = 先验概率 /(1 − 先验概率)

后验概率比 = 先验概率比 × 似然比

后验概率 = 后验概率比 /(1 + 后验概率比)

如此,便可计算出基因突变与相应疾病的风险关系,结合环境因素如某个时间患病的概率增加,可以提前有针对性地调整生活习惯(如改变膳食习惯、增加体育锻炼等)以降低患相应疾病的风险。

6.5 组学大数据的功能分析

由于基因表达谱中含有大量与疾病发生发展无关或关联性很小的基因,因此,如何从实验数据中提取有关基因的结构与功能信息,找到在功能上相互联系的基因,得到生物体中具体生理、病理发生、发展过程中的确切驱动基因,是多组学数据融合分析的主要内容。细胞信号通路和蛋白质相互作用网络是最常用的描述细胞生命活动过程中各种元素之间相互关系的工具。因此,基于细胞信号通路或者蛋白质相互作用网络的基因集差异表达分析方法可以用来寻找疾病的驱动基因。

基因集是一组具有相近生物学功能或位于同一生物信号通路的多个基因的集合,基因本体(Gene Ontology,GO)与京都基因和基因组百科全书(Kyoto Encyclopedia of Genes and Genomes,KEGG)是两个最常用的定义基因集的基因注释数据库。对现有的基于这些基因注释数据库定义的信号通路基因集的差异表达研究方法,就是以已知的生物学知识为基础的信号通路基因集分析(knowledge base-driven pathway analysis)[97]。

最早的基因集富集研究方法是随着 GO 数据库的建立而产生的。该方法称为显著表达分析法(over-representation analysis,ORA),其基础是通过统计学检验某一已定义通路中显著性差异表达的基因数在不同表型中是否有差异。该类方法是在单基因分析筛选差异表达基因的基础上,利用二项分布(binomial distribution)、卡方分布(Chi-square distribution)或超几何分布(hypergeometric distribution)的原理推断每个基因集中差异表达基因的比例是否与整个基因组中差异表达基因的比例相同[98,99]。这类方法包括两个原假设:①基因是否是差异表达基因(DE);②基因是否属于基因集 S。根据分析的需要将数据资料整理如表 6-3 所示,N 为测序数据或微阵列上的基因总数,其中 n 个基因属于基因集 S,$N-n$ 个基因不属于基因集 S;D 为 N 个基因中通过单基因分析被筛选为差异表达基因的数目,$N-D$ 则为非差异表达基因的个数。此方法往往是基于单基因检验得到的 P 值,因此,单基因分析中阈值 α 的设定会在很大程度上影响基因集分析的结果。Alexeyenko 等认为 ORA 方法的检验效能与基因水平分析中理想的界值 α 的选择有直接的关系,其检验灵敏度随着界值的不同有显著的变化。ORA 方法如表 6-4 所示[97]。

表 6-3　GO 术语 S 注释和非注释基因的单基因分析结果

	差异表达基因	非差异表达基因	合计
GO 术语 S 注释的基因	x	$n-x$	n
非 GO 术语 S 注释的基因	$D-x$	$(N-D)-(n-x)$	$N-n$
合计	D	$N-D$	N

表 6-4　常用生物功能分析方法及工具

软件名称	获 取 途 径	参考文献
ORA 方法		
GOstat	http://gostat. wehi. edu. au	[100]
FatiGO	http://babelomics. bioinfo. cipf. es	[101]
DAVID	http://david. abcc. ncifcrf. gov	[102，103]
GeneTools	http://www. genetools. us	[104]
amiGO	http://amigo. geneontology. org	[105]
FCS 方法		
GSEA	http://www. broadinstitute. org/gsea	[106]
Category	Bioconductor	[107]
GlobalTest	Bioconductor	[108]
PCOT2	Bioconductor	[109]
GeneTrail	http://genetrail. bioinf. uni-sb. de	[110]
基于通路拓扑结构的		
IPA	http://www. ingenuity. com	[111]
JActiveModules	http://apps. cytoscape. org/apps/jactivemodules	[112]
GIANT	http://giant. princeton. edu	[113]
NEA	Bioconductor	[114]
netGSA	Bioconductor	[115]

　　尽管 ORA 方法的使用比较普遍,但这类方法具有其局限性。第一,该方法在对单基因进行显著性检验时,假定各基因间是相互独立的,而没有考虑基因间的相互作用和测序数据或整个芯片背景噪声的影响。假定各基因相互独立与实际的生物学证据也是不相符的,生物体内基因的表达产物是一个极其复杂的相互关联、相互作用的网络。假定各个基因之间的独立性会导致对于信号通路差异表达显著性的研究产生偏倚和错

误。第二,如前所述,ORA 以 α 为界值,将数据强制裁断,只考虑了小于界值的差异表达显著的基因,而丢弃了其余的基因,这样会导致部分数据信息的损失。第三,ORA 同时还假定信号通路间是相互独立的,而事实上,在 KEGG 和 GO 数据库中定义的信号通路中,很多基因同时在多个通路中出现,并且可能发挥不同的作用,在通路中的重要性也互不相同。所以,ORA 方法没有考虑通路间基因的重叠性问题[100-102, 114]。

功能性类别打分(functional class scoring,FCS)方法是假设信号通路基因集中表达值改变大的基因对于整个通路的表达显著性产生明显影响,同时,表达值改变小而与功能紧密相关的基因也会产生显著性影响。

FCS 方法的步骤如下。①对单个基因进行统计学检验,常用的统计指标有基因与表型的相关性、t 检验、Z 检验和 ANOVA 等。②将所有单基因的检验结果整合到通路基因集水平进行检验。目前常用的统计方法有单基因统计量的加和、中位数或均数、Wilcoxon 秩和、最大统计量以及 Kolmogorov-Smirnov 检验等。③判断通路基因集水平检验的显著性。这一步骤中按照原假设的不同分为两个类型:自限性和竞争性原假设。前者是将样本进行随机化排列后,检验某个通路基因集是否包含显著差异表达的基因;后者是将基因进行随机化排列,然后检验某个信号通路基因集和表型间的关系与该基因集以外的其他基因和表型间的关系是否有差异。这种检验法克服了 ORA 方法中没有考虑到基因间相关性的缺陷。

虽然 FCS 方法解决了 ORA 方法中可能引起结果偏差的一些因素,但这类方法仍有不足。和 ORA 方法一样,FCS 方法仍是以单个基因集作为基本检验单位,以假设各个基因集的独立性为前提,因此,没有考虑基因集间基因重叠和交叉的问题;再者,FCS 方法在某个基因集中,大多按照基因的表达量变化情况由大到小进行排秩,以秩和检验等非参数统计方法进行检验,因而会在一定程度上造成检验效能的损失。比如,有 A、B 两个基因,其表达量分别改变 2 倍和 20 倍,而两者在排序时的序号却是一样的,从而失去一些有意义的信息。

随着 BioCarta、KEGG 等数据库的建立,对于通路信息的认知已不再局限于 GO 那样提供单个基因在通路中的信息,而是可以得到整个通路网络的拓扑结构,从而对各个基因在通路中的重要性、位置以及相互作用都得到更全面的了解。

ORA 和 FCS 方法都只考虑了通路中表达有显著性差异的基因数或共表达的基因数,忽略了通路拓扑结构的重要信息。当有两条通路包含的基因相同,基因间的位置和联系不同时，ORA 和 FCS 方法获得的检测结果却是一样的。而基于通路拓扑结构（pathway topology-based）的方法可以弥补 ORA 和 FCS 方法的不足。

最近新开发的网络富集分析法（network enrichment analysis，NEA）即属于通路拓扑结构方法，该方法考虑了基因间的相互作用、基因在通路中的位置和重要性、整个通路的结构等拓扑学知识。NEA 方法以网络的形式构建整个信号通路模型，以各个节点表示基因，边线表示基因间的相互作用。与 NEA 方法的原理相近的还有 jActiveModules、NetGSA 等，虽然基于通路拓扑结构的方法已经在一定程度上考虑到各种实际的生物原理，但由于很多生物学知识尚未阐明，并且信号通路的拓扑学认知和注释也不完善，所以通路拓扑结构方法的应用还存在一些局限性。

NEA 可以有效地用于探索驱动基因，具体做法为：首先，选择有某种特定生物功能的基因集（functional gene set，FGS）；其次，根据基因表达水平筛选出表达量被改变的一组基因集合（expression-altered gene set，AGS）；最后，利用网络富集分析法将这两类信息融合，鉴定潜在的驱动基因。该方法计算得出的 Z 值，用于衡量 FGS 和 AGS 之间是否存在过多的基因或蛋白质水平相互作用。Z 值>2 即被认定为具有显著统计学意义。这一分析方法的创新之处在于，不仅能发现肿瘤中具有共性的驱动基因，而且可以检测到各患者独有的潜在驱动基因，为开发个体化治疗提供线索。驱动基因总值并不局限于简单地统计每个患者携带多少个潜在驱动基因，即每个驱动基因并不具有同等的重要性，可以使用加权的方法，将前一步网络富集分析法中得到的 Z 值作为权重进行计算。最后，根据驱动基因总值中位数，可以将病患分为两组，评估这一指标对病患预后是否具有一定的影响，并且探索年龄等传统因素对病患预后的共同作用。这一做法可以有效地将临床数据加入整体融合分析流程中，验证驱动基因的临床应用性。

在过去的十几年里，以通路基因集为基础的基因集富集分析已成为测序和基因芯片表达谱数据分析以及生物信息挖掘的重要分析方法。从第一代的 ORA 到 FCS，再到基于通路拓扑结构的方法，分析过程中考虑的影响因素在不断增加，从数据中挖掘到的信息也逐渐与实际生物学现象更吻合。但由于这些方法都是以事先定义的基因集为研究对象，所以，对于基因集定义的数据库有很大的依赖性。生物体是一个极其复杂的系统，仍然有很多的信号通路相关知识人们尚未掌握，相应基因集的定义也不存在，这对于基因集富集分析方法的应用和发展都有较大的影响。随着科学技术的不断发展，相信还会有更准确、更科学的分析方法产生。

参考文献

［1］ Kwon J M，Goate A M. The candidate gene approach［J］. Alcohol Res Health，2000，24（3）：164-168.

［2］ Patnala R，Clements J. Candidate gene association studies：a comprehensive guide to useful in silico tools［J］. BMC Genet，2013，14（1）：39.

［3］ McCarthy M I，Abecasis G R，Cardon L R，et al. Genome-wide association studies for complex traits：consensus，uncertainty and challenges［J］. Nat Rev Genet，2008，9（5）：356-369.

［4］ Voight B F，Scott L J，Steinthorsdottir V，et al. Twelve type 2 diabetes susceptibility loci identified through large-scale association analysis［J］. Nat Genet，2010，42（7）：579-589.

［5］ Harold D，Abraham R，Hollingworth P，et al. Genome-wide association study identifies variants at CLU and PICALM associated with Alzheimer's disease［J］. Nat Genet，2009，41（10）：1088-1093.

［6］ Garcia-Closas M，Couch F J，Lindstrom S，et al. Genome-wide association studies identify four ER negative-specific breast cancer risk loci［J］. Nat Genet，2013，45（4）：392-398，398e1-398e2.

［7］ Berndt S I，Wang Z，Yeager M，et al. Two susceptibility loci identified for prostate cancer aggressiveness［J］. Nat Commun，2015，6：6889.

［8］ Samani N J，Erdmann J，Hall A S，et al. Genome wide association analysis of coronary artery disease［J］. N Engl J Med，2007，357（5）：443-453.

［9］ Moffatt M F，Gut I G，Demenais F，et al. A large-scale，consortium-based genomewide association study of asthma［J］. N Engl J Med，2010，363（13）：1211-1221.

［10］ Ma D，Salyakina D，Jaworski J M，et al. A genome-wide association study of autism reveals a common novel risk locus at 5p14.1［J］. Ann Hum Genet，2009，73（Pt 3）：263-273.

［11］ Schizophrenia Working Group of the Psychiatric Genomics Consortium. Biological insights from 108 schizophrenia-associated genetic loci［J］. Nature，2014，511（7510）：421-427.

［12］ Pihlstrom B L，Barnett M L. Conference summary：Navigating the Sea of Genomic Data，October 28-29，2015［J］. J Am Dent Assoc，2016，147（3）：207-213.

［13］ Altshuler D. Guilt beyond a reasonable doubt［J］. Nat Genet，2007，39（7）：813-815.

［14］ Laurie C C，Doheny K F，Mirel D B，et al. Quality control and quality assurance in genotypic data for genome-wide association studies［J］. Genet Epidmiol，2010，34（6）：591-602.

［15］ Purcell S，Neale B，Todd-Brown K，et al. PLINK：a tool set for whole-genome association and population-based linkage analyses［J］. Am J Hum Genet，2007，81（3）：559-575.

［16］ Gogarten S M，Bhangale T，Conomos M P，et al. GWASTools：an R/Bioconductor package for quality control and analysis of genome-wide association studies［J］. Bioinformatics，2012，28（24）：3329-3331.

［17］ Devlin B. Genomic control for association studies［J］. Biometrics，1999，55（4）：997-1004.

［18］ Pritchard J K，Stephens M，Rosenberg N A. Association mapping in structured populations［J］. Am J Hum Genet，2000，67（1）：170-181.

［19］ Price A L，Patterson N J，Plenge R M，et al. Principal components analysis corrects for stratification in genome-wide association studies［J］. Nat Genet，2006，38（8）：904-909.

［20］ Zheng X，Levine D，Shen J，et al. A high-performance computing toolset for relatedness and principal component analysis of SNP data［J］. Bioinformatics，2012，28（24）：3326-3328.

［21］ Herold C, Steffens M, Brockschmidt F F, et al. INTERSNP: genome-wide interaction analysis guided by a priori information ［J］. Bioinformatics, 2009, 25(24): 3275-3281.

［22］ Bush W S, Dudek S M. Biofilter: a knowledge-integration system for the multi-locus analysis of genome-wide association studies ［J］. Pac Symp Biocomput, 2009(1): 368-379.

［23］ Benjamini Y, Hochberg Y. Controlling the false discovery rate: a practical and powerful approach to multiple testing ［J］. J R Statist Soc B, 1995, 57(1): 289-300.

［24］ Benjamini Y, Yekutieli D. The control of the false discovery rate in multiple testing under dependency ［J］. Ann Stat, 2001, 29(4): 1165-1188.

［25］ Hochberg Y. A sharper Bonferroni procedure for multiple tests of significance ［J］. Biometrika, 1988, 75(4): 800-802.

［26］ Holm S. A simple sequentially rejective multiple test procedure ［J］. Scand J Stat, 1979, 6(2): 65-70.

［27］ Denny J C, Ritchie M D, Basford M A, et al. PheWAS: demonstrating the feasibility of a phenome-wide scan to discover gene-disease associations ［J］. Bioinformatics, 2010, 26(9): 1205-1210.

［28］ Denny J C, Bastarache L, Ritchie M D, et al. Systematic comparison of phenome-wide association study of electronic medical record data and genome-wide association study data ［J］. Nat Biotechnol, 2013, 31(12): 1102-1110.

［29］ Stover P J, Harlan W R, Hammond J A, et al. PhenX: a toolkit for interdisciplinary genetics research ［J］. Curr Opin Lipidol, 2010, 21(2): 136-140,

［30］ Carroll R J, Bastarache L. R PheWAS: data analysis and plotting tools for phenome-wide association studies in the R environment ［J］. Bioinformatics, 2014, 30(16): 2375-2376.

［31］ Bush W S, Oetjens M T. Unravelling the human genome-phenome relationship using phenome-wide association studies ［J］. Nat Rev Genet, 2016, 17(3): 129-145.

［32］ Millard L A, Davies N M, Timpson N J, et al. MR-PheWAS: hypothesis prioritization among potential causal effects of body mass index on many outcomes, using Mendelian randomization ［J］. Sci Rep, 2015, 5: 16645.

［33］ Roden D M, Pulley J M, Basford M A, et al. Development of a large-scale de-identified DNA biobank to enable personalized medicine ［J］. Clin Pharmacol Ther, 2008, 84(3): 362-369.

［34］ Gottesman O, Kuivaniemi H, Tromp G, et al. The Electronic Medical Records and Genomics (eMERGE) Network: past, present, and future ［J］. Genet Med, 2013, 15(10): 761-771.

［35］ Evangelou E. Meta-analysis methods for genome-wide association studies and beyond ［J］. Nat Rev Genet, 2013, 14(6): 379-389.

［36］ Laoutidis Z G. The Liptak-Stouffer test for meta-analyses ［J］. Biol Psychiatry, 2015, 77(1): e1-e2.

［37］ Willer C J, Li Y. METAL: fast and efficient meta-analysis of genomewide association scans ［J］. Bioinformatics, 2010, 26(17): 2190-2191.

［38］ Mägi R. GWAMA: software for genome-wide association meta-analysis ［J］. BMC bioinformatics, 2010, 11: 288.

［39］ Segrè A V, Groop L, Mootha V K, et al. Common inherited variation in mitochondrial genes is not enriched for associations with type 2 diabetes or related glycemic traits ［J］. PLoS Genet, 2010, 6(8): 182-188.

［40］ Leek J T, Scharpf R B, Bravo H C, et al. Tackling the widespread and critical impact of batch effects in high-throughput data [J]. Nat Rev Genet, 2010, 11(10): 733-739.

[41] Chen C, Grennan K, Badner J, et al. Removing batch effects in analysis of expression microarray data: an evaluation of six batch adjustment methods [J]. PLoS One, 2011, 6(2): e17238.

[42] Spielman R S, Bastone L A, Burdick J T, et al. Common genetic variants account for differences in gene expression among ethnic groups [J]. Nat Genet, 2007, 39(2): 226-231.

[43] Akey J M, Biswas S, Leek J T. On the design and analysis of gene expression studies in human populations [J]. Nat Genet, 2007, 39(7): 807-808; author reply 808-809.

[44] Lin S, Lin Y, Nery J R, et al. Comparison of the transcriptional landscapes between human and mouse tissues [J]. Proc Natl Acad Sci U S A, 2014, 111(48): 17224-17229.

[45] Gilad Y, Mizrahi-Man O. A reanalysis of mouse ENCODE comparative gene expression data [J]. F1000Res, 2015, 4: 121.

[46] Sudmant P H, Alexis M S. Meta-analysis of RNA-seq expression data across species, tissues and studies [J]. Genome Biol, 2015, 16: 287.

[47] Boedigheimer M J, Wolfinger R D, Bass M B, et al. Sources of variation in baseline gene expression levels from toxicogenomics study control animals across multiple laboratories [J]. BMC Genomics, 2008, 9: 285.

[48] Leek J T. Capturing heterogeneity in gene expression studies by surrogate variable analysis [J]. PLoS Genet, 2007, 3(9): 1724-1735.

[49] Sims A H, Smethurst G J, Hey Y, et al. The removal of multiplicative, systematic bias allows integration of breast cancer gene expression datasets - improving meta-analysis and prediction of prognosis [J]. BMC Med Genomics, 2008, 1(1): 42.

[50] Johnson W E, Li C. Adjusting batch effects in microarray expression data using empirical Bayes methods [J]. Biostatistics, 2007, 8(1): 118-127.

[51] Benito M, Parker J, Du Q, et al. Adjustment of systematic microarray data biases [J]. Bioinformatics, 2004, 20(1): 105-114.

[52] Luo J, Schumacher M, Scherer A, et al. A comparison of batch effect removal methods for enhancement of prediction performance using MAQC-Ⅱ microarray gene expression data [J]. Pharmacogenomics J, 2010, 10(4): 278-291.

[53] Scherer A. Batch effects and noise in microarray experiments: sources and solutions [M]. Hoboken: John Wiley & Sons, 2009.

[54] Gymrek M, McGuire A L, Golan D, et al. Identifying personal genomes by surname inference [J]. Science, 2013, 339(6117): 321-324.

[55] Trapnell C, Roberts A, Goff L, et al. Differential gene and transcript expression analysis of RNA-seq experiments with TopHat and Cufflinks [J]. Nat Protoc, 2012, 7(3): 562-578.

[56] Patro R, Mount S M. Sailfish enables alignment-free isoform quantification from RNA-seq reads using lightweight algorithms [J]. Nat Biotechnol, 2014, 32(5): 462-464.

[57] Dobin A, Davis C A, Schlesinger F, et al. STAR: ultrafast universal RNA-seq aligner [J]. Bioinformatics, 2013, 29(1): 15-21.

[58] Schmid M W. Rcount: simple and flexible RNA-Seq read counting [J]. Bioinformatics, 2015, 31(3): 436-437.

[59] Robinson M D. A scaling normalization method for differential expression analysis of RNA-seq data [J]. Genome Biol, 2010, 11(3): R25.

[60] Mortazavi A, Williams B A, McCue K, et al. Mapping and quantifying mammalian

transcriptomes by RNA-Seq[J]. Nat Methods, 2008, 5(7): 621-628.

[61] Risso D, Ngai J, Speed T P. Normalization of RNA-seq data using factor analysis of control genes or samples [J]. Nat Biotechnol, 2014, 32(9): 896-902.

[62] Anders S. Differential expression analysis for sequence count data [J]. Genome Biol, 2010, 11 (10): R106.

[63] Robinson M D, McCarthy D J. edgeR: a Bioconductor package for differential expression analysis of digital gene expression data [J]. Bioinformatics, 2010, 26(1): 139-140.

[64] Tarazona S, Furió-Tarí P, Turrà D, et al. Data quality aware analysis of differential expression in RNA-seq with NOISeq R/Bioc package [J]. Nucleic Acids Res, 2015, 43(21): e140.

[65] Hardcastle T J. baySeq: empirical Bayesian methods for identifying differential expression in sequence count data [J]. BMC Bioinformatics, 2010, 11(1): 422.

[66] Peixoto L, Risso D, Poplawski S G, et al. How data analysis affects power, reproducibility and biological insight of RNA-seq studies in complex datasets [J]. Nucleic Acids Res, 2015, 43(16): 7664-7674.

[67] SEQC/MAQC-Ⅲ Consortium. A comprehensive assessment of RNA-seq accuracy, reproducibility and information content by the Sequencing Quality Control Consortium [J]. Nat Biotechnol, 2014, 32(9): 903-914.

[68] Levin J Z, Yassour M, Adiconis X, et al. Comprehensive comparative analysis of strand-specific RNA sequencing methods [J]. Nat Methods, 2010, 7(9): 709-715.

[69] Ross M G, Russ C, Costello M, et al. Characterizing and measuring bias in sequence data [J]. Genome Biol, 2013, 14(5): R51.

[70] Yu Y, Fuscoe J C, Zhao C, et al. A rat RNA-Seq transcriptomic BodyMap across 11 organs and 4 developmental stages [J]. Nat Commun, 2014, 5(2): 3230.

[71] Gallego Romero I, Pai A A, Tung J. RNA-seq: impact of RNA degradation on transcript quantification [J]. BMC Biology, 2014, 12: 42.

[72] Hedegaard J, Thorsen K, Lund M K, et al. Next-generation sequencing of RNA and DNA isolated from paired fresh-frozen and formalin-fixed paraffin-embedded samples of human cancer and normal tissue [J]. PLoS One, 2014, 9(5): e98187.

[73] Bullard J H, Purdom E, Hansen K D. Evaluation of statistical methods for normalization and differential expression in mRNA-Seq experiments [J]. BMC Bioinformatics, 2010, 11(1): 94.

[74] Li J. Finding consistent patterns: a nonparametric approach for identifying differential expression in RNA-Seq data [J]. Stat Methods Med Res, 2013, 22(5): 519-536.

[75] Law C W, Chen Y, Shi W. voom: Precision weights unlock linear model analysis tools for RNA-seq read counts [J]. Genome Biol, 2014, 15(2): R29.

[76] Marot G, Foulley J L, Mayer C D. Moderated effect size and P-value combinations for microarray meta-analyses [J]. Bioinformatics, 2009, 25(20): 2692-2699.

[77] Choi J K, Yu U, Kim S. Combining multiple microarray studies and modeling interstudy variation [J]. Bioinformatics, 2003, 19(Suppl 1): i84-i90.

[78] Breitling R, Armengaud P, Amtmann A. Rank products: a simple, yet powerful, new method to detect differentially regulated genes in replicated microarray experiments [J]. FEBS letters, 2004, 573(1-3): 83-92.

[79] Tseng G C, Ghosh D. Comprehensive literature review and statistical considerations for microarray meta-analysis [J]. Nucleic Acids Res, 2012, 40(9): 3785-3799.

［80］ Ghosh D，Barette T R，Rhodes D，et al. Statistical issues and methods for meta-analysis of microarray data：a case study in prostate cancer［J］. Funct Integr Genomics，2003，3(4)：180-188.

［81］ Hong F，Breitling R. A comparison of meta-analysis methods for detecting differentially expressed genes in microarray experiments［J］. Bioinformatics，2008，24(3)：374-382.

［82］ Su Z，Fang H，Hong H，et al. An investigation of biomarkers derived from legacy microarray data for their utility in the RNA-seq era［J］. Genome Biol，2014，15(12)：523.

［83］ Rau A，Marot G. Differential meta-analysis of RNA-seq data from multiple studies［J］. BMC Bioinformatics，2014，15(1)：91.

［84］ Yagil C，Hubner N，Monti J，et al. Identification of hypertension-related genes through an integrated genomic-transcriptomic approach［J］. Circ Res，2005，96(6)：617-625.

［85］ Rockman M V. Genetics of global gene expression［J］. Nat Rev Genet，2006，7(11)：862-872.

［86］ Li Z，Qin T，Wang K，et al. Integrated microRNA，mRNA，and protein expression profiling reveals microRNA regulatory networks in rat kidney treated with a carcinogenic dose of aristolochic acid［J］. BMC Genomics，2015，16：365.

［87］ Clarke C，Henry M，Doolan P，et al. Integrated miRNA，mRNA and protein expression analysis reveals the role of post-transcriptional regulation in controlling CHO cell growth rate［J］. BMC Genomics，2012，13：656.

［88］ Washburn M P，Koller A，Oshiro G，et al. Protein pathway and complex clustering of correlated mRNA and protein expression analyses in Saccharomyces cerevisiae［J］. Proc Natl Acad Sci U S A，2003，100(6)：3107-3112.

［89］ Amiour N，Imbaud S，Clément G，et al. The use of metabolomics integrated with transcriptomic and proteomic studies for identifying key steps involved in the control of nitrogen metabolism in crops such as maize［J］. J Exp Bot，2012，63(14)：5017-5033.

［90］ Yizhak K，Benyamini T，Liebermeister W，et al. Integrating quantitative proteomics and metabolomics with a genome-scale metabolic network model［J］. Bioinformatics ，2010，26(12)：i255-i260.

［91］ Salhia B，Kiefer J，Ross J T，et al. Integrated genomic and epigenomic analysis of breast cancer brain metastasis［J］. PLoS One，2014，9(1)：e85448.

［92］ Jia J，Parikh H，Xiao W，et al. An integrated transcriptome and epigenome analysis identifies a novel candidate gene for pancreatic cancer［J］. BMC Med Genomics，2013，6(1)：33.

［93］ Busche S，Ge B，Vidal R，et al. Integration of high-resolution methylome and transcriptome analyses to dissect epigenomic changes in childhood acute lymphoblastic leukemia［J］. Cancer Res，2013，73(14)：4323-4336.

［94］ Wanichthanarak K，Fahrmann J F，Grapov D. Genomic，proteomic，and metabolomic data integration strategies［J］. Biomark Insights，2015，10(Suppl 4)：1-6.

［95］ Kristensen V N，Lingjærde O C，Russnes H G，et al. Principles and methods of integrative genomic analyses in cancer［J］. Nat Rev Cancer，2014，14(5)：299-313.

［96］ Ritchie M D，Holzinger E R，Li R，et al. Methods of integrating data to uncover genotype-phenotype interactions［J］. Nat Rev Genet，2015，16(2)：85-97.

［97］ 张威，张扬，曹文君，等. 基因表达谱中信号通路基因集分析方法进展［J］. 生物技术通讯，2013，24(2)：258-261.

［98］ Goeman J J. Analyzing gene expression data in terms of gene sets：methodological issues［J］. Bioinformatics，2007，23(8)：980-987.

[99] Draghici S, Khatri P, Martins R P, et al. Global functional profiling of gene expression [J]. Genomics, 2003, 81(2): 98-104.

[100] Beissbarth T, Speed T P. GOstat: find statistically overrepresented Gene Ontologies within a group of genes [J]. Bioinformatics, 2004,20:1464-1465.

[101] Al-Shahrour F, Diaz-Uriarte R. FatiGO: a web tool for finding significant associations of Gene Ontology terms with groups of genes [J]. Bioinformatics, 2004,20(4):578-580.

[102] Huang da W, Sherman B T. Systematic and integrative analysis of large gene lists using DAVID bioinformatics resources [J]. Nat Protoc, 2009, 4(1): 44-57.

[103] Huang da W, Sherman B T. Bioinformatics enrichment tools: paths toward the comprehensive functional analysis of large gene lists [J]. Nucleic Acids Res, 2009, 37(1): 1-13.

[104] Beisvag V, Jünge F K, Bergum H, et al. GeneTools--application for functional annotation and statistical hypothesis testing [J]. BMC Bioinformatics, 2006, 7(1): 470.

[105] Carbon S, Ireland A, Mungall C J, et al. AmiGO: online access to ontology and annotation data [J]. Bioinformatics, 2009, 25(2): 288-289.

[106] Subramanian A, Tamayo P, Mootha V K, et al. Gene set enrichment analysis: a knowledge-based approach for interpreting genome-wide expression profiles [J]. Proc Natl Acad Sci U S A, 2005, 102(43): 15545-15550.

[107] Jiang Z. Extensions to gene set enrichment [J]. Bioinformatics, 2007, 23(3): 306-313.

[108] Goeman J J, van de Geer S A, de Kort F. A global test for groups of genes: testing association with a clinical outcome [J]. Bioinformatics, 2004, 20(1): 93-99.

[109] Kong S W, Pu W T. A multivariate approach for integrating genome-wide expression data and biological knowledge [J]. Bioinformatics, 2006, 22(19): 2373-2380.

[110] Backes C, Keller A, Kuentzer J, et al. GeneTrail--advanced gene set enrichment analysis [J]. Nucleic Acids Res, 2007, 35: W186-W192.

[111] IPA [EB/OL]. http://www. qiagen. com/ingenuity.

[112] Ideker T, Ozier O, Schwikowski B. Discovering regulatory and signalling circuits in molecular interaction networks [J]. Bioinformatics, 2002, 18(Suppl 1): S233-S240.

[113] Greene C S, Krishnan A, Wong A K, et al. Understanding multicellular function and disease with human tissue-specific networks [J]. Nat Genet, 2015, 47(6): 569-576.

[114] Alexeyenko A, Lee W, Pernemalm M, et al. Network enrichment analysis: extension of gene-set enrichment analysis to gene networks [J]. BMC Bioinformatics, 2012, 13(1): 226.

[115] Shojaie A. Analysis of gene sets based on the underlying regulatory network [J]. J Comput Biol, 2009, 16(3): 407-426.

7 精准医学知识库

精准医学伴随着海量数据的获取、分析与注释,因此其应用也将依赖于对数据和信息的深度准确分析。因此,知识库体系就成为精准医学实现的关键环节。科研人员利用精准医学知识库可从海量信息中高效准确地找到相关的知识开展研究,临床医师可以精准地通过诊断结果判断疾病类型,寻找最佳治疗方案。

生物医学知识库已经成为生物和医学领域研究的热点,包括美国国家生物技术信息中心(NCBI)、欧洲生物信息研究所(EBI)在内的国际大型生物信息中心都在构建生物医学知识库。美国国家生物技术信息中心(NCBI)开发了基于位点变异-基因-疾病的知识库 ClinVar。欧洲生物信息研究所(EBI)先后开发了蛋白质相互作用数据库 IntAct、生物学通路知识库 Reactome、生物相关的化学实体数据库 ChEBI、生化反应的数学模型数据库 BioModels 和基因本体数据库 Gene Ontology 等。西班牙国家生物技术中心开发了一个以基因为中心、基于 PubMed 文献摘要的在线文本知识挖掘服务平台 iHOP(Information Hyperlinked over Proteins),用于提供基因间关联的挖掘和分析。总的来说,以基因为中心,表述基因-基因、基因-疾病、基因-药物、基因-位点关联的知识库越来越多,其对精准医学的巨大贡献也得到了广泛的认同。与此同时,一些商业机构也开展了生物医学知识库的开发,代表性平台有 GeneGo、IPA 和 Pathway Studio等,它们通过自然语言处理技术从文档中获取信息和知识,同时聘请专业人士进行审校,保证了知识的可靠性;IBM 和微软等信息技术领域的跨国公司,依托其在人工智能及信息处理技术等方面的强大优势,研发了医学知识智能检索、查询系统和相关分析工具,代表性产品有 Watson 肿瘤治疗和临床应用系统、微软健康(Microsoft Health)系统。

国内知识库的构建已起步，主要是基于单一信息来源的医学知识库建设，如以文献知识库为代表的中国生物医学知识库（中国医学科学院医学信息研究所）、中国疾病知识总库（军事科学院军事医学研究院）、中国医院知识总库（中国知网）以及临床诊疗知识库（万方医学网）。此外，还有些自主构建、结构各异的专病知识库，如复旦大学和上海生物信息技术研究中心完成的面向基层医疗基于循证医学的知识库系统、军事科学院军事医学研究院构建的肝癌知识库、浙江大学开发的个性化合理用药系统和智能诊疗协议推荐系统、药明康德收购 NextCODE 后开发的精准医学云平台等。

7.1 精准医学中的术语集与本体

知识库构建的首要任务是知识组织。知识组织系统包括传统的术语表、分类表、主题词表、叙词表、标准规范，也包括现代的语义网或者本体，这些知识已成功用于临床决策支持、临床诊断、基因检测与发现等多个主题领域，在生物医学资源语义聚合与可视化、智能检索与推理、知识建模与抽取、知识挖掘、知识库与专题库构建、医师数据语义组织与标注等知识研究与服务中发挥了重要作用，有效地推进了生物医学研究的发展。

在传统知识组织系统方面，国外权威信息研究机构早就开始医学术语的规范研究，编制领域规范术语词表。比较有代表性的词表有医学主题词表 MeSH、国际疾病分类法 ICD、肿瘤学叙词表 NCI Thesaurus 等。

随着信息技术的发展，新的知识组织工具出现，主要包括知识分类（taxonomy）、语义网（Semantic Web）、本体（ontology）和主题地图（topic maps）。这些新的知识组织工具沿用了传统知识分类和词汇控制的原理和方法，但对某些方法进行了增强或结合，并考虑了网络发展的需要和特征，从而显示了知识组织工具的新特征和新用途。本体是一种在语义或知识层面描述领域概念的建模工具，已开始由理论研究走向应用实践，产生了很多有代表性的成果，如基因本体 GO、人类表型本体 HPO、解剖学基础模型本体 FMA、疾病本体 DO、传染病本体 IDO、生物医学调查本体 OBI 等。

近年来，随着网络信息的急剧增长，为了实现不同系统的资源共享，对知识组织工具兼容互换的研究变得更为迫切，并且提出了互操作的概念，对已有词表和本体统一管理，实现知识共享，较为典型的成果有美国国立医学图书馆的 UMLS（1980 年开始）、美国国家生物医学本体中心的 NCBO BioPortal 等。

7.1.1　医学主题词表(MeSH)

医学主题词表(Medical Subject Headings，MeSH)[1]是美国国立医学图书馆 NLM 编制的权威性主题词表,是一部规范化的可扩充的动态性叙词表,于 1960 年编制出版,1999 年开始维护,平均每年发布一个大的版本。美国国立医学图书馆以它作为生物医学标引的依据,编制《医学索引》(Index Medicus)及建立计算机文献联机检索系统 MEDLINE 数据库。MeSH 在文献检索中的重要作用主要表现在两个方面：准确性(准确揭示文献内容的主题)和专指性。标引(对文献进行主题分析,从自然语言转换成规范化检索语言的过程)人员将信息输入检索系统以及检索者(用户)利用系统内信息情报这两个过程中,以主题词作为标准用语,使标引和检索之间用语一致,达到最佳检索效果。所有的 MeSH 主题词按照其词义范畴和学科属性分为十六个大类,包括解剖学、有机体、疾病、分析诊断治疗技术设备等,大类按需要再依次划分为一级类、二级类,最多分至 11 级。每个类目主题词按树状结构等级从上位词到下位词逐级编排,表达主题词之间逻辑的隶属关系。它语义清晰,结构中蕴含了丰富的生物医学知识,而且结构的层次性内在地体现了该篇文章所包含的生物信息,因此非常适用于生物医学文献的检索以及挖掘等研究。MeSH 词表按照词义范畴和学科属性进行分类,等级结构专指度强,每个主题词都至少分配一个最专指的树形结构号,这种结构号能够精确揭示主题词的等级关系,既可以起到分类导航的作用,也便于了解主题词上位类、下位类或同位类。同时,基于概念的主题词、概念、术语 3 级结构,每个主题词都与对应的概念、术语建立了关联,容易实现同义扩展检索。

7.1.2　基因本体(GO)

基因本体(Gene Ontology，GO)[2]是生物信息领域最为广泛应用的一个本体,由基因本体联合会(Gene Onotology Consortium)于 1998 年创建,构建初衷是为了推动果蝇数据库 FlyBase、酵母基因组数据库 SGD、小鼠基因组数据库 MGD 等模式动物数据库的合作,现在已是包含数十个动物、植物、微生物的数据库,旨在建立一个适用于各种物种的、对基因和蛋白质功能进行限定和描述并能随着研究不断深入进行更新的语言词汇标准。GO 发展到现在,已经在近 40 个国际项目和数据中应用,并且成为基因功能注释的参考数据库。GO发展了具有三级结构的标准语言(ontologies),用于描述基因产物的功能,根据基因产物的相关分子功能、生物学途径、细胞学组件给予定义。GO的定义法则已经在多个合作的数据库中使用,这使在这些数据库中的查询具有极高的一致性。这种定义语言具有多重结构,因此在各种程度上都能进行查询。

GO工作可分为3个不同的部分:第一,给予和维持定义;第二,将位于不同数据库中的本体论语言、基因和基因产物进行联系,形成网络;第三,发展相关工具,使本体论标准语言的产生和维持更为便捷。GO术语的组织方式不是传统的树状结构,而是更为灵活的有向无环图(directed acyclic graphs,DAG)。GO以及通过GO注释的物种数据都是可以免费获得的,这些数据格式都可以从GO的ftp站点上下载。

7.1.3 统一医学语言系统(UMLS)

统一医学语言系统(Unified Medical Language System,UMLS)[3]是NLM维护的一套面向健康与生物医药领域的术语与标准的集合,适用于不同软件之间的互操作。UMLS是计算机化的情报检索语言集成系统,它不仅是语言翻译、自然语言处理及语言规范化的工具,而且是实现跨数据库检索的词汇转换系统,它可以帮助用户在联结情报源,包括计算机化的病案记录、书目数据库、事实数据库以及专家系统的过程中对其中的电子式生物医学情报进行一体化检索。

UMLS包括3类工具:超级叙词表(metathesaurus)、语义网络(semantic network)、专家词典与词汇工具(SPECIALIST lexicon and lexical tools)。其中超级叙词表是生物医学概念、术语、词汇及其含义、等级范畴的广泛集成。而语义网络则是为建立概念术语间相互错综复杂关系而设计的,是为超级叙词表中的所有概念提供语义类型及相互关系结构的工具。它在国外已广泛应用于医疗信息系统、病案系统、自然语言处理、文本自动标注、智能检索及搜索引擎等领域。最新版本2017AB UMLS中集成了201个词表,364万个概念,1 073万个标准化后的概念名称,是目前国际上应用最广泛、词汇最丰富的医学术语集。

UMLS的语义网络不仅运用了常规的语义控制手段(如语义等级、属分、相关关系控制),而且在语义规范和语义关系分析、延伸等多方面有创新。

7.2　精准医学的常见遗传变异资源

7.2.1　HGVS

HGVS[4]是人类基因组变异协会(Human Genome Variation Society)的简称,是一个非政府的民间学术组织。该协会是人类遗传学协会国际联合会(IFHGS)和国际人类基因组组织(HUGO)的附属组织。该协会旨在促进基因组变异的发现和鉴定,包括基因组变异在人群中的分布情况、变异和表型之间的关系等。HGVS旨在促进收集、记录和自由分布基因组变异信息以及相关的临床变异信息和相关的方法学及信息学的发展,通过对人类基因组变异中导致易患疾病部分的识别和鉴定实现提高人类健康水平的目的。协会也以此为目的收集和整理与分子诊断、研究基本机制和人类疾病的治疗相关的基因组信息。

该协会每年举办两次学术会议作为欧美人类遗传学会的年度会议。其会员可以向学会投稿,被接收的稿件会发表在学会期刊 *Human Mutation* 上。该学会的成员已经发表了一系列与人类遗传变异或变异相关数据库有关的文献。因此,该协会收集了大量和遗传变异相关的数据库,并对变异相关的数据和数据库构建方面的内容提出建议。

HGVS的另一项非常有意义的工作就是对序列变异命名规则进行维护和更新[5]。对序列中的变异信息进行一贯和明确的描述对于报告和交换基因组分析数据是不可或缺的。特别是在DNA分子诊断过程中,精确且标准化地描述和共享检测到的变异信息非常重要。因此,HGVS在2000年时提出了序列变异命名规则这个全新的概念。这个体系被社会广泛采用,并且已经发展成为一个国际公认的标准。这个体系目前委托一个序列变异描述工作小组(SVD-WG)进行维护,并受到HGVS、人类变异组计划(HVP)和HUGO 3个国际组织的支持和管理。所有对于变异描述的修改、扩展等意见都要通过SVD-WG的标准化流程,包括委员会磋商等步骤确定。命名系统在更新的时候会附上版本号,以便用户能在表述变异时指定特定描述标准。下面简要介绍最新的15.11版本的HGVS,并简要总结自2000年初版发布以来所做的更改。绝大多数改动都是针对描述不一致以及精确定义,使得数据自动化处理变得更加容易。

从对变异本身的描述来说,与原始版本不同的是,"polymorphism"和"mutation"这两个常用的表示突变的词语不再使用，主要是因为这两个词在口语中描述不精确。"polymorphism"是一个令人迷惑的词语，因为在某些领域它指的是一个与疾病无关的序列的变异，而在另外一些领域它指的是在群体中发生概率大于1‰的变异。同样，"mutation"也无法区分是无义的基因组变异还是由疾病引起的变异。另外，"mutation"这个词本身已经因为长期使用的影响而带有一些负面的含义，而"variant"保持着中性的变异描述含义。因此，HGVS和美国医学遗传学会（ACMG）仅推荐使用"variant""alteration""change"等中性词。

为了方便计算机分析和序列变异的描述，变异必须更严格地限定基本的分类。此外，描述是有优先级的，也就是说当一个描述可能属于多种类型（如一个重复片段也可以被描述为一个插入片段），总是有个特定的分类是优先选择的。这种优先级体现为①删除，②倒置，③重复，④转换，⑤插入。这些变化使得人们有可能在Backus-Naur模式的基础上扩展出一个HGVS标准，并且开发出一系列工具用于检验或生成HGVS描述。详细的描述方法如表7-1所示。

表7-1 变异定义命名和示例

替代（>）	g.1318G>T	特定位点上的一个核苷酸被另一个核苷酸替代的变异
删除（del）	g.3661_3706del	特定位点上的一个或多个核苷酸被删除的变异
倒置（inv）	g.495_499inv	特定区域多个核苷酸替换原始序列，并且是原始序列的反向互补（如CTCGA变为TCGAG）
重复（dup）	g.3661_3706dup	特定区域一个或多个核苷酸在原始片段的3′端多次重复拷贝的变异
插入（ins）	g.7339_7340insTAGG	在特定位点的末端插入一个或多个核苷酸，并与原始序列的末端不同的变异
转换（con）	g.333_590con1844_2101	一种特殊的删除-插入变异，替换特定区域的核苷酸序列出现在另一个区域的基因组中
删除-插入（delins/indel）	g.112_117delinsTG	一个或多个核苷酸被另一段核苷酸序列所替代，并且不是替代、倒置或是转换中任意一种变异

除了对于变异本身的描述以外，对于推荐参考序列也有非常热烈的讨论。最根本的原则是，当报告人在描述观察到的变异时，不能仅描述变异本身，原始报告必须包含一个合适的参考序列。例如，当一个DNA基因组测序后，一个基因组参考序列也应该包含在推荐选择中。然而，在分子诊断领域，以编码DNA作为参考序列的报告往往更

受欢迎,原因也很简单,从报告中的描述直接就可以得到关于变异位置、名称、外显子区域或内含子区域、5′端或 3′端等信息。同时,简单地将核苷酸数量除以 3,就可以得到相应的氨基酸残基数量。在分子诊断应用中,还有一种称为位置参考基因组序列(LRG)的参考序列被 HGVS 推荐使用,这种参考序列使用基因组上的关键元素(如相对保守的基因)对不同版本的参考序列进行映射。同时,当一个感兴趣的基因没有相对应的位置参考基因组序列时,也可以使用 RefSeq 等序列及其版本结合进行描述。

7.2.2 dbSNP

序列变异在基因组上是广泛存在的,并且与个体的表型特征密切相关,变异能体现出对一些复杂病症(如心脏疾病或癌症)的易感性。作为理解人类基因组变异和分子遗传的一种途径或工具,序列变异可以用于基因定位、人群结构定义或者功能性研究中。顺应这样的要求而开发的单核苷酸多态性数据库(dbSNP)是一个广泛收集简单遗传多态性的公共数据库[6]。这个多态性数据库包含了大量的单核苷酸替代的数据(也称为单核苷酸多态性或 SNP),少量的多位点序列插入或序列删除数据(也称为插入删除多态性或 DIP),以及少量的重复元件插入和微卫星重复变异(也称为短串联重复或STR)。每条 dbSNP 中的记录都包括该多态性的背景信息,即该变异上下游序列的信息,变异在个体或群体中发生的频率,相应的实验方法、标准以及测定变异时的状态。

dbSNP 支持各种领域生物学问题所产生的变异数据的提交。这些问题可能包括物理图谱、功能分析、关联研究和进化研究等。dbSNP 数据库的开发是对传统 Genbank 数据库的一种补充,能包含来自任何生物或组织的核酸序列。但是在 2017 年 9 月以后dbSNP 停止接收人类以外的变异数据提交。

1)物理图谱

在核酸序列的物理图谱中,变异作为定位位点的标记被使用。当比对到基因组上一个独特的区域时,变异标记与序列标记位点(sequence-tagged site,STS)或框架微卫星标记一样,可以起到定位的作用。以 STS 为例,变异发生的位点、发生的变异类型虽然各有不同,但由于其位置的特殊性,都可以由其两侧相对保守的序列进行定位,因此,变异可以作为定位在基因组中的一个稳定的标记,哪怕变异本身在不同的样本中发生一些变化,也不会影响序列的定位。另一种情况,当多个等位基因在一个家系样本中被观察时,家系成员可以通过定位多个变异的方式将多个家系样本联排,从而确定基因型,并开展传统的物理图谱研究。

2)功能分析

发生在基因功能区或保守的非编码区的变异可能会导致转录序列的显著变化。这些变化可能会导致蛋白质表达的变化从而在表型方面(如代谢或细胞信号等)产生影响。在 dbSNP 中也注释了这部分可能对功能产生影响的 DNA 序列变异,主要体现为这些变异如何影响 mRNA 转录,并可以应用到基因组注释和功能分析研究中。

3)关联研究

基因组变异和复杂遗传性状之间的关联是更加复杂的研究内容。当涉及多个基因的复杂性状时,对遗传因素的识别需要将染色体片段组合起来考虑(单倍型),这些片段中带有与性状相关的一系列基因变异。研究人员需要将这些变异以及它们之间的关联关系联合考虑才有可能发现隐藏的变异和遗传性状之间的关系。

4)进化研究

由于对基因组的研究在各个方向上进展不同,对基因组各区域的分析和理解程度也不同,具体体现为目前 dbSNP 中的变异数据是不均匀的。而这种由大量来源不同的样本体现出的不均匀性也充分体现了基因组的多样性。dbSNP 中与人类相关的数据包括由 SNP 协会提交的数据,人类基因组计划中从基因组序列得到的部分变异,以及个别实验室贡献的从特定基因、mRNA、EST 等基因组区域中得到的部分。这些来源于大量样本的数据可以被用于群体进化的研究中。

从用户的角度,对 dbSNP 进行搜索并获取相关的变异信息是数据库最典型的用途。图 7-1 展示的是 dbSNP 经过查询后的一条记录。该记录中包含了一些与该变异相关的基本信息,如物种信息、分析类型、变异类型、等位基因、变异频率、HGVS 命名、所在 dbSNP 版本等。并且,该记录在基本信息之外还提供了一系列与该变异相关的信息,如在不同基因组参考序列上的物理图谱,变异在基因组上的可视化展示,该变异的提交记录、参考序列,变异在人群中的分布情况等。用户能够根据不同的数据类型和研究需求将科研数据与变异数据进行比对分析,方便各方向研究工作的开展。

7.2.3 dbVar 与 ClinVar

结构变异数据库 dbVar 是由美国国立医学图书馆(NLM)及其下属机构美国国家生物技术信息中心(NCBI)共同开发和维护的。dbVar 数据来源于用户提交的多个物种

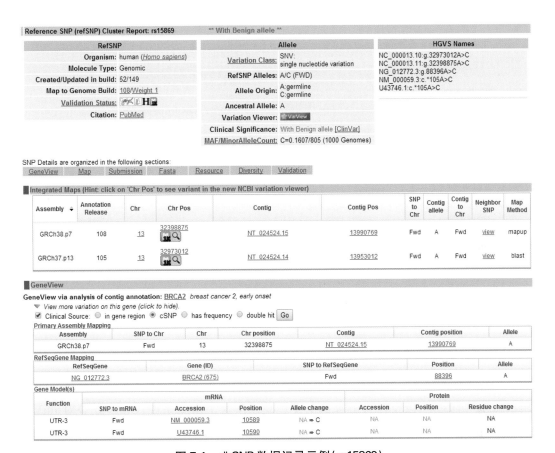

图 7-1 dbSNP 数据记录示例(rs15869)

(图片来自 http://www.ncbi.nlm.nih.gov/projects/SNP/snp_ref.cgi? rs=15869)

基因组中的结构变异信息,并提供搜索、查看和下载服务[7]。这里所说的结构变异是大约 50 bp 或更大范围区域上的变异信息,通常包括倒置、平衡易位或者基因组失衡(插入和删除,通常称为拷贝数变异,简称为 CNV)。这些 CNV 通常与重复片段重合,大于 50 bp 的 DNA 区域不止一次出现在基因组中,重复的部分拥有 90% 的一致性。同时数据库中也包含一些小于 50 bp 的结构变异。dbVar 提供经过搜索得到的原始数据,以及相对应的一系列来源于美国国家生物技术信息中心(NCBI)或其他公共数据库的数据资源链接。

dbVar 的数据以"研究"(study)为单位。在这里"研究"通常指的是一次公开的发布,然而有些研究是由委员会持续维护和更新的社区资源(如 ClinGen)。每项"研究"都拥有一个 ID,dbVar 浏览器提供对"研究"的汇总信息进行展示,包括 ID、物种/组织、变异区域数量、变异数量、相关文献等。图 7-2 为 dbVar 浏览器的界面。

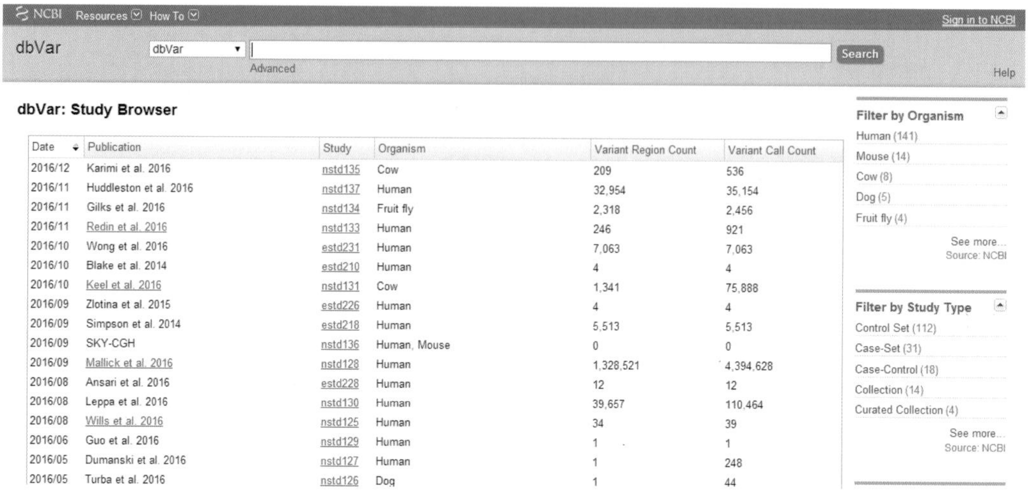

图 7-2　dbVar 浏览器界面

(图片来自 https://www.ncbi.nlm.nih.gov/dbvar/studies/)

　　ClinVar 是一个收集和报告人类遗传变异与表型之间关系及其相关证据的公共数据库[8]。因此，ClinVar 能够方便科研和医疗工作者获取人类遗传变异和可观察到的健康状态之间的关系，以及这种解释的历史记录。从这个角度来说，ClinVar 是对 dbVar 的一种扩展，所有包含临床数据、解释性数据或证据的数据都应该提交到 ClinVar 而不是 dbVar。ClinVar 的工作主要表现为处理所有提交报告中病患样本包含的变异、相关的临床意义、提交者的信息，以及其他支持性的数据。所有提交数据描述的等位基因都被比对到参考序列上，并且用 HGVS 标准化方式描述和报告。接着 ClinVar 会把这些数据以交互的形式展现给用户，方便他们在日常工作和其他应用场景中持续使用 ClinVar 数据。ClinVar 和一些相关组织合作，切实有效地满足了医学遗传学界的需求。

　　ClinVar 支持不同复杂度等级的数据提交。这个提交可以简单到只是描述一个等位基因信息及其解释，或者详细到提供多种结构化的从多个病患样本中观察得到的实验证据，来支持变异对表型的作用。ClinVar 的一个主要目的是使这些数据和证据信息可以以支持计算机的方法评估，促进相关的变异和表型数据也不断得到积累。ClinVar 是 ClinGen 项目的合作伙伴，提供可供评估的数据并且回收由专业芯片或实验报告所记录的评估结果。ClinVar 会将所有提交报告和记录版本归档，因此当提交者对他们的记录进行更新后,原版本的数据也可以用于保留审查。

遗传变异数据获取的准确性及其临床意义的置信度很大程度上取决于其支持证据。因此,一旦支持性的证据被收集并可用时,都会呈现给用户。由于这些支持性的证据会以各种各样的形式或格式呈现,特别是从已发表文献中获取的回顾性数据,因此ClinVar接受多个小组提交的数据,并且整合相关的信息,从而更透明地反映出不同提交和相关临床意义之间的一致性和相关冲突。因此,部分提交数据中也包含了一个审查状态,用于这个提交数据的可信度评价。ClinVar鼓励特定领域的专家联合成立专家小组对相关提交数据及其证据进行审查。

值得注意的是,ClinVar中的数据可能包含了一些来自其他数据库的变异数据,并且包含了这些数据在其他公开数据库中的编号等信息。ClinVar接收这些数据以及相关的解释、证据等信息,但不会对这些数据做任何的更正或修改,如果用户在使用过程中发现某条数据、解释或证据与源数据库中的信息不同,可以重新提交一条数据并对其进行说明。

7.2.4 COSMIC

COSMIC[9]的全称是癌症相关体细胞变异数据集,这个数据库被设计用于整合世界范围内所有人类癌症研究中的体细胞变异,并且方便搜索、浏览和使用[10]。聚焦在基因上的人工审编信息提供了更加精确的已知癌症基因变异图谱。这些癌症基因变异图谱囊括了超过2 500种人类癌症疾病,能够准确对变异和疾病的关联进行分类。为了扩充这些知识的深度,开发者使用公开发表的文献资源和数据门户网站,系统化地对这些癌症基因组信息进行审编,产生了大量与人类基因组注释相关的知识,为癌症原因的发现和研究提供了巨大的帮助。

COSMIC在2004年最初发布时提供了4个癌症基因包含的变异数据,在接下来十多年的发展过程中增加了大量癌症遗传学和基因组学数据,使得COSMIC现在包括了对136个癌症基因和超过12 542种癌症基因组的文献全文审编信息(见表7-2)。COSMIC发布初期仅记录单一的基因编码区的点突变信息,现在也扩展为描述上百万个人类基因组中的编码变异、非编码变异、基因组重排、融合基因、拷贝数变异和基因表达变异。

表 7-2　COSMIC 数据库中的数据统计(70 版本)

基因(转录本)	28 735	基因组重排	61 299
肿瘤样本	1 029 547	全基因组	12 542
编码变异	2 002 811	拷贝数变异	695 504
文献审编	19 703	基因表达变异	60 119 787
融合变异	10 435		

COSMIC 中对于公开癌症相关变异数据的审编是通过两种方式完成的。为了获取大量和癌症基因相关的关键信息,所有合适的文献都根据基因分类识别,并且分配给专业人员进行人工审编。这个人工审编的过程捕获了大量高质量的变异位点、疾病描述信息以及其他病患和人群信息(如年龄、种族和治疗方案等)。目前,COSMIC 已经收集了超过 2 500 种癌症疾病分类,包含了 47 种主要组织类型,到目前为止人工审编是获取这些深度信息的唯一方法。此外,人工审编还是提高数据质量的重要因素。虽然基因、核酸序列和相关术语能够通过机器方法获取,有经验的审编人还是更能够识别文献中的问题,并且过滤大量不可信、不完整或者非特异性的数据。实际上,25 715 篇文献中超过 30% 的文献都被 COSMIC 拒绝了。一个新的癌症基因只有当所有审编文献都审编完成,所有的变异模式都更新后才会展示给用户。已经公布的数据也会跟随文献的更新而持续更新。

除了人工审编以外,COSMIC 也开发了一系列半自动化的方法审编大量的癌症基因组和外显子组数据。这些数据集来源于公开发表的文献和其他线上数据源。超过 300 种癌症基因组资源使用这种方式审编,其中包括常见的 TCGA 数据、ICGC 计划数据。大约半数的 COSMIC 癌症基因组都是通过这些数据源审编的,其他的来源于各类文献资源。所有样本的细节信息和疾病的描述信息都由人工录入 COSMIC 中,并且经过一系列的基因组定位和自动化注释准确定位编码变异和相关的结果注释。目前,COSMIC 记录的体细胞变异已经几乎包括了所有人类基因。

虽然全基因组重测序已经成为癌症遗传学研究的一项标准技术且发展很快,但这种方法依然不完整。在这些实验中,测序的覆盖度并不完整,尤其是在 GC 富集的区域。这种情况很难识别出特定区域所有的基因组变异,或者确定某个样本是否是一种新的类型。在这种情况下,COSMIC 选择了一种标准的假设,假设所有基因在每个样本中都经过评估,允许研究人员在详细数据中自主验证结果。

在 10 年的发展过程中,COSMIC 的主要成果聚焦在基因和基因组的点突变上。同时,人工审编的方法对许多融合基因进行了描述。这些融合基因在癌症基因组中非常常见,这些变异经常导致基因组重排,形成一个变异后的转录本,从而导致肿瘤产生。目前,COSMIC 的审编主要集中在实体瘤的审编上。所有的人工审编都集中在 *Cancer Gene Census* 所收集的 522 种基因的相关文献上。

随着肿瘤遗传学的基因组研究方法日趋成熟,一些全基因组关联注释的信息被加入 COSMIC 来认识肿瘤及其变异产生的机制。拷贝数变化在肿瘤发生中非常常见,导致基因组的扩增和缺失,并且导致肿瘤发生。COSMIC 中加入了其他公开数据源中定期发布的拷贝数变化信息。基因表达变异数据也是用于识别肿瘤发生的常见因素之一,显著的基因表达上调和下调也被认为是一种肿瘤驱动的标记,这些数据也被加入 COSMIC 的发布版中。所有 COSMIC 的数据都会持续维护并阶段性更新。

7.3　精准医学文献资源

7.3.1　PubMed

PubMed[11]是由美国国立医学图书馆(NLM)及其下属机构美国国家生物技术信息中心(NCBI)开发和维护的公开文献和图书资源。PubMed 收录了超过 2 500 万篇生物医学领域的文献引用信息,这些引用主要由 MEDLINE、生物科学期刊和在线图书提供。PubMed 收录的文献引用和文献摘要包括了生物医药和健康领域,覆盖了生命科学研究、行为科学研究、生物化学科学研究、生物工程学研究等。除了引用和摘要信息之外,PubMed 还提供了与文献或书籍本身相关的一系列美国国家生物技术信息中心(NCBI)分子生物学资源网站和页面的链接。

PubMed 提供了强大的文献检索系统,可以通过输入一个或多个关键词(如文献标题、摘要内容、文献主题词等)得到与关键词相关的文献列表。同时 PubMed 还提供了高级搜索功能,可以使用搜索语句构造器创建搜索语句,搜索字段包括文献标题、摘要、期刊、作者、发表日期等。为了优化用户体验,在根据期刊名或作者进行搜索时在数据框中还提供了自动补全功能。

图 7-3 为 PubMed 的文献详情页面。该页面主要包含文献的基本元数据信息,如文

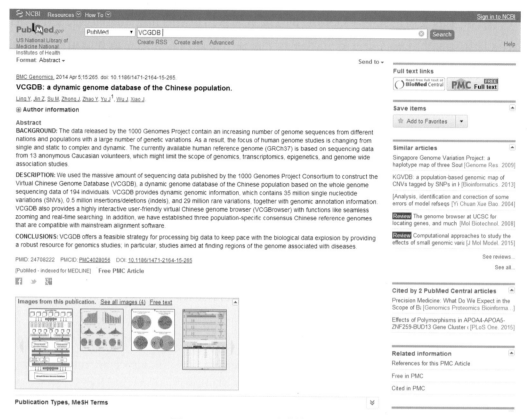

图 7-3 PubMed 文献详情页面示例

(图片来自 https://www.ncbi.nlm.nih.gov/pubmed/?term=VCGDB)

献的标题,作者,作者所在单位,摘要,发表期刊,期刊的年、卷、期、页码等。该页面还提供了文献的 DOI 号、PMID 号,部分文献还包含了文献中的图片。该页面在右侧栏提供了原文链接、相关文献等数据。同时,文献详情页面还包含对该文献的 MeSH 描述,方便用户对文献类型进行分类。

7.3.2 PMC

PMC 的全称是 PubMed Central,该文献数据库是 PubMed 的一个子集,同样提供公开的生物医学和生命科学期刊中的文献。PMC 数据库起始于 2000 年,并与 NLM 合法授权的文献资源保持一致。同样作为文献数据库,PMC 与 PubMed 最大的不同是 PMC 提供永久的全文信息,用户可以从 PMC 数据库中得到原文献的全文数据、补充文件以及其他相关数据资料,甚至当技术发展或原文献在原始网站被删除后也不受影响。NLM 认为对文献及其数据最好的利用方法就是持续地提供全文文献服务。因此,所有

PMC 中的文献数据都是免费的。但是免费试用并不意味着没有版权保护，用户在使用这些文献和相关资料时必须遵守著作权人定义的规则。

PMC 并不是一个出版机构，其本身并不发表文献。所有 PMC 中的全文都由参与计划的期刊提供，或是由文献作者本人在符合公开访问规则的情况下提交的手稿数据。PMC 为愿意参与到文献全文共享的组织或个人提供了共享方式。一本期刊在提交正式申请后只要经过期刊内容科学性审查、编辑质量审查以及数据文件技术质量审查就能满足 PMC 的最低要求。

除了对文献全文数据的免费共享本身，PMC 的价值还在于它的储存容量，文献的补充资料中包含大量各种格式的数据，其中的部分数据（如测序数据、视频文件等）会占用大量的磁盘空间，同时拥有非常大的潜在价值。PMC 用一个单一的储存库对不同来源、不同格式的数据进行交叉索引。在使用 PMC 时，用户可以快速搜索全文文章的整个集合，并找到相关的资料。

PMC 在数据的持久化和国际合作上也付出了很大的努力。NLM 与国际上和 PMC 有相同目标的组织合作，在其他可靠的国际数据维护点对 PMC 中的文献和其他数据以同样的方式备份以防止数据的损坏和丢失。同时，多点的存储方式使得数据的获取、使用、创新有了更多的可能性，确保 PMC 的长时间稳定运行。

7.4　精准医学与生物信息学

在人类基因组计划的推动下，以生物信息的采集、处理、存储、传播、分析和解释等多个方面为研究内容的生物信息学也得到了很大发展。

7.4.1　常见基因组资源

在各种生物信息数据中，最重要的还是 DNA 序列数据。当今世界上最权威、最广泛的核酸序列数据库主要有欧洲生物信息研究所（EBI）维护的 EMBL 数据库、美国国家生物技术信息中心（NCBI）的 GenBank 数据库和日本国家遗传学研究所（NIG）的 DDBJ（DNA Data Bank of Japan）数据库。这三大数据库虽然具有各自不同的数据记录格式，但是对于核酸序列均采用了相同的记录标准，同时每天都交换数据以达到数据的更新和一致。从地域来看，EMBL 主要负责收集欧洲的数据，GenBank 负责收集美洲的数据,DDBJ 则负责收集亚洲的数据。但是由于国际互联网的发展,用户可以向其中任意一个数据库提交序列,所提交的序列也将从公布之日起在这三大数据库中同时出现。目前,国际序列数据库[International Nucleotide Sequence Database Collaboration(GenBank/ENA/DDBJ)]由美国国家生物技术信息中心(NCBI)、欧洲生物信息研究所(EBI)和日本国家遗传学研究所(NIG)共同维护,信息来源于三方交换的序列[12]。

随着基因组研究的深入,美国国家生物技术信息中心(NCBI)提供了接受下一代测序数据的 SRA 数据库,包括已经完成测序或者正在进行测序的基因组数据集 Genome、RefSeq 和参考基因组数据库(Genome Reference Consortium,GRC)。欧洲生物信息研究所(EBI)提供的基因组服务还包括 ENA、Ensembl 等。此外,还有一些以国际合作项目产出数据的基因组资源,包括千人基因组计划[13]和 DNA 元件百科全书(Encyclopedia of DNA Elements,ENCODE)计划[14]等。

7.4.2　常见转录组资源

GEO(Gene Expression Omnibus)[15]基因表达数据库是由美国国家生物技术信息中心(NCBI)在 2000 年开发的一个开放的基因表达丰度的数据库。该数据库不仅包括许多基于基因芯片的基因表达数据信息,同时还包括一些基于非芯片技术如 SAGE 和质谱的基因表达丰度信息,以及一些基于下一代测序技术获取的转录组数据。数据来自对 GEO 数据库的整理,并且数据库提供聚类分析服务。该数据库既接受原始数据,也接受经过处理的数据,不过这些数据都要符合"有关芯片试验的最小信息"(minimum information about a microarray experiment,MIAME)标准。该数据库能存储几种格式的数据,包括 Web 格式、Spreadsheets 格式、XML 格式和纯文本格式。GEO 数据库被分为两个部分收录在 Entrez 中,分别是 GEO Profiles 数据库(收录一个基因在一次试验中的定量基因表达数据)和 GEO 数据库(收录整个试验的数据)。至 2014 年 1 月,该数据库已经收录了 12 422 个不同平台(platform)上 1 062 513 个样本(sample)的基因表达数据信息。数据提交遵循 MIAME 原则,并提供了供查询和下载实验及基因表达资料的工具。提交给 GEO 的数据分为 3 种不同的实体,即平台、样本和系列(series)。平台包含以高通量方式(微阵列、SAGE)检查样本的物理试剂信息。一个平台含有多个提交者提交的样本。平台的命名规则为"GPL＋n"(n 代表数字)。样本包含被检查的 mRNA 样本、实验条件和实验产生的基因表达测量数据的信息。一个样本必须涉及一个平台,可能会包括在许多系列之中。样本的命名规则为"GSM+n"。系列包含样本收集,样本是如何相关的、如何排序的,分析是如何进行的,以及聚类数据是如何获得的信息。系列含有数据的摘要信息。系列的命名规则为"GSE+n"。GEO 的原始数据被放置在平台、样本和系列这 3 个数据库中;根据原始数据观测角度不同,又将这些数据整理并分置于数据集(datasets)和表达图谱(profile)两个不同的数据库中,数据集以"实验"的角度存储了所有的元数据,表达图谱从"基因"的角度存储了单个基因表达的数据资料。

ArrayExpress[16]是欧洲生物信息研究所(EBI)维护的功能基因组实验数据库,包括芯片数据和 RNA-Seq 数据。至 2014 年 1 月,ArrayExpress 数据库共收集了 44 765 个基因芯片实验的 1 268 759 个杂交芯片数据。这些数据来自全球 100 多个不同的实验室,包括各种双通道和 Affymetrix 等不同的基因芯片类型,不仅包括基因表达谱分析,也包括一些染色质免疫共沉淀-芯片(ChIP-on-chip)数据和比较基因组学(aCGH)数据。ArrayExpress 除提供给科研工作者直接向数据库中提交的数据外,还提供了对 GEO 数据库的搜索,来自 GEO 的数据由 ArrayExpress 的工作人员每周更新一次。ArrayExpress 包含两个子数据库:实验数据集(Experiments Archive)和基因表达图谱(Gene Expression Atlas)。实验数据集是包含基因表达的功能基因组学实验数据库,并提供查询和下载遵守 MIAME 和 MINSEQE(Minimum Information about a high-throughput SeQuencing Experiment)规则的数据。基因表达图谱数据库则是一个加工的子集,包含重新注释的实验数据集数据,并允许通过实验查询不同生物条件下的个体基因表达结果。

除 GEO、ArrayExpress 外,常用的综合芯片数据库还包括斯坦福基因芯片数据库(Stanford Microarray Database,SMD)、Genevestigator 数据库和 Oncomine 数据库。

7.4.3　常见表观遗传和表型资源

基因型和表型数据库(The database of Genotypes and Phenotypes,dbGaP)[17]是美国国家生物技术信息中心(NCBI)维护的用于归档、精选和发布的,由调查基因型和表型间相互作用的研究所产生信息的数据仓库。dbGaP 中的信息是以层次结构组织的,包含登记的主体、表型(作为变量和数据集)、各种分子实验数据(SNP 和表达阵列数据、序列和表观基因组标记)、分析和记录。有关提交研究的公开可访问的元数据、摘要水平数据和与研究相关的文档能够在 dbGaP 网站免费访问。来自全世界的科学家如果要获取个体水平的数据，需要在 dbGaP 的网站上提交研究计划，得到批准后才能访问相应的数据。

欧洲基因组与表型组档案（European Genome-phenome Archive，EGA）[18]是欧洲生物信息研究所（EBI）维护的遗传分子与表型数据资源，收集了多种测序及分型数据，如基因组关联分析、分子诊断及各种目的的测序数据。目前，该数据库已收集了超过 800 项研究的数据，数据量也达到了 1.7 PB 之巨，其中约 60% 都与肿瘤相关。这些数据的访问受到严格的控制，用户可通过浏览或搜索找到需要的数据项，但是下载需要向指定的数据访问控制机构申请。

GWAS（genome-wide association study）是指在人类全基因组范围内找出序列变异，从中筛选出与疾病相关的单核苷酸变异（SNP）信息。目前已经有一些提供 GWAS 数据的数据库，包括欧洲生物信息研究所（EBI）维护的 GWAS 目录[19]，以及英国莱斯特大学 Brookes 教授维护的 GWAS Central[20]。目前可以直接获取的 GWAS 数据主要是分析过的结论性数据，原始的测序数据或其他实验数据需要向研究者索取。

参考文献

［1］ MeSH［EB/OL］. https://www. nlm. nih. gov/mesh/meshhome. html.

［2］ Gene Ontology Consortium［EB/OL］. http://geneontology. org.

［3］ Unified Medical Language System (UMLS)［EB/OL］. https://www. nlm. nih. gov/research/umls.

［4］ Human Genome Variation Society［EB/OL］. http://www. hgvs. org.

［5］ den Dunnen J T, Dalgleish R, Maglott D R, et al. HGVS recommendations for the description of sequence variants：2016 update ［J］. Hum Mutat, 2016, 37(6)：564-569.

［6］ Sherry S T, Ward M H, Kholodov M, et al. dbSNP：the NCBI database of genetic variation ［J］. Nucleic Acids Res, 2001, 29(1)：308-311.

［7］ Lappalainen I, Lopez J, Skipper L, et al. dbVar and DGVa：public archives for genomic structural variation ［J］. Nucleic Acids Res, 2013, 41：936-941.

［8］ Landrum M J, Lee J M, Benson M, et al. ClinVar：public archive of interpretations of clinically relevant variants ［J］. Nucleic Acids Res, 2016, 44：253-263.

［9］ Forbes S A, Beare D, Gunasekaran P, et al. COSMIC：exploring the world's knowledge of somatic mutations in human cancer ［J］. Nucleic Acids Res, 2013, 43：805-811.

［10］ The Catalogue Of Somatic Mutations In Cancer(COSMIC)［EB/OL］. http://cancer. sanger. ac. uk/cosmic.

［11］ PubMed ［EB/OL］. https://www. ncbi. nlm. nih. gov/pubmed.

［12］ The International Nucleotide Sequence Database Collaboration(INSDC) ［EB/OL］. http://www. insdc. org.

［13］ The International Genome Sample Resource(IGSR) and the 1000 Genomes Project［EB/OL］. http://www. 1000genomes. org.

［14］ Encyclopedia of DNA Elements(ENCODE)［EB/OL］. https://www. encodeproject. org.

［15］ Gene Expression Omnibus(GEO)［EB/OL］. https://www. ncbi. nlm. nih. gov/geo.

［16］ Array Express［EB/OL］. http://www. ebi. ac. uk/arrayexpress.

［17］ dbGaP［EB/OL］. https://www. ncbi. nlm. nih. gov/gap.

［18］ European Genome-phenome Archive［EB/OL］. https://www. ebi. ac. uk/ega/home.

［19］ GWAS Catalog［EB/OL］. http://www. ebi. ac. uk/gwas.

［20］ GWAS Central［EB/OL］. http://www. gwascentral. org.

8

精准医学临床决策支持系统

　　临床路径是针对某一疾病建立的一套标准化治疗模式与治疗程序，整合检查、检验、诊断、治疗和护理等多种诊疗措施制定的标准化诊疗规范，是一种新型的医护实践和实现标准化医护活动的工具。基于精准医学和循证医学的临床决策支持系统，离不开各种精准医学知识库和循证医学知识库的构建，以及对临床路径的分析挖掘、优化实现和管理评估，从而将复杂的个性化诊疗知识转化为特定的临床决策支持应用。智能化精准医疗决策支持系统的应用有利于患者以最低的医疗费用、最短的医疗时间、最少的中间环节和最满意的健康服务获得最佳的医疗效果。

8.1　临床决策支持系统的技术基础

8.1.1　融合医学逻辑与诊疗过程的多层次知识表达技术

　　随着现代医学、生命科学和计算机技术的发展，海量的生命组学数据、临床信息和健康数据得以采集和描述。能否有效组织、整合和分析这些生物医学大数据，将基因组学、转录组学、表观遗传学、蛋白质组学和代谢组学的分子生物学证据用于获取对疾病发生、发展、治疗和预后的认识，决定着传统医学向精准医学迈进的步伐。精准医学的核心思想是通过对大样本、海量数据的整合分析，构建能够揭示个体疾病分子机制的知识网络，由此针对患者的基因组和其他个体特点进行预防和治疗。因此，构建能够对海量数据进行分析、提供可靠知识的精准医学知识库，成为精准医学研究和临床应用发展的关键环节。目前，国际主流生物信息机构，如美国国家生物技术信息中心（NCBI）[1, 2]和欧洲生物信息研究所（EBI），都已经意识到生物医学知识库的重要性，相继开展了多个基于生物医学大数据的知识库建设项目。GeneGo、Ingenuity Pathway Analysis (IPA)和 Pathway Studio 等商业知识库的成功开发，也在生物和医学领域得到广泛应用。

各类生物医学知识库已在科学研究、健康管理和医疗领域得到了广泛应用，并在加速科研转化效率、提高医疗卫生水平方面取得了一定成效。其中，临床决策支持系统(Clinical Decision Support System，CDSS)的开发和应用就是最典型的范例[3]。CDSS 指能充分运用可供利用的、合适的计算机技术，针对半结构化或非结构化医学问题，通过人-机交互方式改善和提高决策效率的计算机系统。CDSS 是提升医疗质量的重要手段，其根本目的是为了评估和提高医疗质量，减少医疗差错，从而控制医疗费用的支出。临床医生可以通过 CDSS 的帮助深入分析病历资料，从而做出最为恰当的诊疗决策。临床医生可以通过输入信息等待 CDSS 输出"正确"的决策供选择，并通过简单的输入辅助决策。大多数 CDSS 都由 3 部分组成，即知识库、推理机和人-机交互接口部分。

无论是精准医学知识库本身，还是基于循证医学和精准医学知识库的临床决策支持系统，都离不开融合医学逻辑与诊疗过程的多层次知识表达技术。将蕴含在临床指南、整合分析等循证文献中的医疗知识，转换为计算化的规则和逻辑，并应用于临床信息系统中，是目前推动循证医学进入临床实践的主要形式。知识的这种转换过程通常称为知识表达。为了有效推动临床知识向最佳临床实践转化，研究者设计了一种面向诊疗协议的知识表达、转化和执行方法。此方法在表达层面上，将诊疗协议基本框架进行规范化的形式表达，将复杂的个性化诊疗知识通过转化为特定的临床决策支持应用，弥补规范化知识表达存在的固有缺陷(即不能无限细致地表达医学知识的复杂性)；并通过知识管理平台将两者进行语义关联，建立起兼容两种形式的知识执行环境，使得两种不同形式的知识表达形式可以在一个统一框架下执行，从而在提供诊疗协议的同时，推送个性化的具有复杂知识表达能力的临床决策支持应用到客户端。该方法从机制上克服了诊疗协议"菜谱"化，同时降低了细致知识规范化维护的复杂性，从而以较低的实施门槛提供更加精细和个性化的循证医疗干预。

8.1.2 异构临床数据的映射与转换

临床数据交换是指在一个医院、社区或区域内的相关机构间(包括医疗服务提供者、医疗服务消费者、公共健康管理部门、政府卫生机构等)的医疗信息电子化流动，它使不同卫生健康信息系统之间电子化交换、共享具有一致含义的医疗信息。临床数据交换允许正确的用户在正确的时间操作正确的卫生健康数据，从而有效促进系统间的临床数据共享，提供以患者为中心的更加安全、及时、高效的医疗服务。

从医院内异构系统间的信息交互，到不同医疗机构的数据共享，医疗信息交换在人们行医、就诊等过程中起到越来越重要的作用。信息的互通不仅能方便患者就诊，降低医疗成本，最大限度利用有限资源，还能有效保证患者信息的一致性和可获取性，使医生快速得到患者的既往病史、过敏史等重要临床信息，从而保障治疗的连续性，减少人为医疗差错，进而提高卫生行业的整体服务质量。

从系统覆盖范围来看，广义的临床数据交换包括医疗机构内的数据交换（系统集成）、区域内跨机构间的卫生信息共享、跨区域的临床信息交换与协同医疗（远程医疗）、国家级别的临床数据交换基础设施，甚至包括跨越不同国家、不同语言间的国际临床数据交换。不同层次的临床数据交换有各自的特点和面临的问题，如医疗机构内部的临床数据交换主要通过系统集成的方式完成，相对封闭且系统，和数据的耦合较紧密；机构间或者跨区域的临床数据交换必须遵循一定的临床数据标准，如通信标准、消息标准、文档标准、术语标准等；而跨国家的临床数据交换则需要面对语言翻译、工作流程调整、隐私保护差异等问题。尽管如此，一些工作是各种层次的临床数据交换系统共通的，包括目录索引服务、系统互操作、数据交换标准、权限及安全性、数据映射接口等。

从数据存储形式来看，临床数据交换系统包括以社区卫生健康管理信息系统（CHMIS）为代表的集中式存储模式和以社区卫生信息网（CHIN）为代表的分布式存储模式，以及两种形式结合的混合存储模式。进一步按照业务逻辑和服务功能，可以细分为以下5种类型。

（1）以目录服务和患者索引技术为核心进行部署的区域医疗信息交换平台。该平台并不存储任何持久化的临床数据实体，其最主要的功能是提供临床信息的映射位置，为数据需求者提供正确获取临床信息的路径。

（2）以目录服务、患者索引技术及必要最小量的数据集构成的区域医疗服务平台。在目录服务和患者索引的基础上，存储必要最小量的临床数据，实现基本健康信息的共享，超出必要最小量数据集时，采用互操作的方式访问额外信息。

（3）统一管理的集团化医疗卫生数据中心。在医院集团系统中，实现一体化的医疗卫生数据集中管理，在逻辑上构成一个集中管理的数据中心，为集团内的各种医疗健康机构提供全方位的、完整的数据托管服务。

（4）以大型综合医院为核心、向所辖区域辐射的医疗信息服务平台。通过 VPN 等技术手段开放院内临床数据中心的医疗信息甚至院内临床业务系统功能的访问，为辖区内的个人诊所、全科私人医生、社区医院提供数据共享服务和远程工作服务，同时也接受转诊、数据上传等业务。

（5）以卫生信息管理需求驱动的管理部门信息统计分析平台。以卫生主管部门的分析、统计、管理、决策等需求为驱动，采集医疗机构的统计数据（如财务报表、流行病发病情况、院内感染情况、医保信息统计等），从而为卫生信息管理和决策提供真实、有效的数据支持。

从数据传送方式来看，临床数据交换还包括"推"（push）和"拉"（pull）两种交换模式。推送临床数据主要用于点对点的信息传输，由信息发送方主动操作，如医疗机构间转诊单的发送、临床信息从医疗机构上传到区域中心等。获取临床信息主要用于将分散在不同机构的临床数据聚合形成完整的医疗信息，由信息接收方主动操作，如既往病历查询、过敏史一览、手术历览等。

目前比较常见的跨区域、跨机构临床数据交换模式是建立分层次的网络结构[4-7]，如美国的国家卫生信息网络 NHIN（Nationwide Health Information Network，现更名为 eHealth Exchange），是在各州或者独立机构（如退伍军人卫生信息网、国防部卫生信息网或医院集团）临床数据交换网络的基础上，建立上一级网络，即网络的网络。通过信息定位服务（如目录服务、患者索引）等机制，获取实际存放在区域临床数据交换网络中的医疗健康信息，为患者提供一致的、持续的医疗服务。国际的临床数据交换作为当前最高层次的医疗健康信息交换网络，借鉴并调整了上述构架。为实践国际层次的临床数据交换，需要建立从医疗服务提供机构到区域医疗网络、从区域医疗中心到跨区域协同网络的一系列基础设施，最终建立跨国家的临床信息交换网络。从国际层面保持医疗信息以患者为中心的一致性和连续性，进一步保障医疗服务的安全安心和及时有效。

与一个国家内的卫生健康信息交换不同，国际临床数据交换需要解决医疗流程规范和病历记录内容等标准的转换、国际超级目录服务及患者索引的建立以及不同语言间的翻译三大主要问题。除上述问题之外，还需要完成数据安全性、患者隐私保护、访问权限管理、图像互操作、医师门户等一系列工作。当前，面向电子健康档案的临床文档交换标准包括 HL7 CDA[8]、ISO 和（或）IEC-CEN-CENELEC[9]、IHE XDS[10]、openEHR[11]、MML[12]等。其中，在世界范围内应用最广泛的标准是 HL7 CDA 和 ISO/CEN 13606。

8.1.3　针对医学模糊问题的推理技术

随着时代的发展，知识爆炸对医疗工作提出了严峻挑战，医师们日益感到难以跟上突飞猛进的医学发展步伐。借助计算机的巨大存储能力和处理能力有可能改变这一状况，于是临床决策支持系统应运而生。在临床决策支持系统中如何处理医学模糊问题是要面对的首要问题。用户在使用临床决策支持系统时向计算机发出的提问不会遵照一个固定的格式，如"该结直肠癌患者的基因检测结果是否存在 *APC* 基因突变"等问题提交给系统后，机器并不能有效地识别问题的关键，这便需要利用自然语言技术处理问题，将用户提问转换成机器可以识别的问题。

自然语言处理（natural language processing，NLP）是计算机科学中人工智能领域的一个重要方向，包括实现人与计算机间用自然语言进行有效通信的各种理论和方法。自然语言处理是一门融多个学科（包括语言学、计算机科学、数学等）为一体的科学。因此，这一领域的研究将涉及自然语言，也就是人们日常使用的语言，所以它与语言学的研究有着密切的联系。自然语言处理并不是一般地研究自然语言，而在于研制能有效地实现自然语言通信的计算机系统，特别是其中的软件系统。其目的是使计算机理解和接受人类用自然语言输入的指令，完成从一种语言到另一种语言的翻译功能。自然语言处理技术的研究，可以丰富计算机知识处理的研究内容，推动人工智能技术的发展[13]。自然语言处理主要有以下几种关键技术。

（1）模式匹配技术。模式匹配技术主要是计算机将输入的语言内容与其内部已设定的单词模式及输入表达式之间相匹配的技术。例如，在计算机决策答疑系统中，当用户提出的问题在计算机数据库中存在相匹配的答案时，就会自动回答用户的问题。但是不能保证用户每次提出的问题在数据库中都能找到相对应的答案，因此需要对这种匹配数据库进行改进，如在数据库中增加关键词的同义词和反义词，当用户输入关键词的同义词或反义词时，系统同样能匹配到对应的解答，这种方法就是模糊匹配式答疑[14]。

（2）语法驱动的分析技术。语法驱动的分析技术是指通过语法规则，如词形、词性、句子成分等,将输入的自然语言转化为相应的语法结构的一种技术。这种分析技术又可分为上下文无关文法、转换文法、ATN 文法。上下文无关文法是一种十分有效、使用方便的语法,其规则所衍化出的语法分析树可以用于翻译大多数自然语言,同时因为其处理的词句无关上下文,所以只能用于一些特定的环境。转换文法弥补了它所存在的这些缺点。转移文法利用转换规则重新安排分析树的结构,既能形成句子的表层结构,又能分析句子的深层结构。但是这个方法也具有一定的不确定性。ATN 文法扩充了转移网络,与其他语法相比加入了测试集合和寄存器,它比转移文法能更准确地分析输入的自然语言,但也具有复杂性、脆弱性和低效性等缺点[15]。

(3)语义文法。语义文法的分析原理与语法驱动相似,但与前者相比它的优越性更明显。语义文法中是对句子的语法和语义的共同分析,能够解决语法驱动分析中单一语法分析带来的不足。这种技术通过分析理解句子的语义,使得系统能更为顺畅地将自然语言表达给用户,同时会过滤翻译中语法正确但语义不通的部分。但是语义文法分析仍然有不容忽视的缺点,其分析的语句中有时会出现不合语法的现象,并且这类分析较为复杂,语义类难以确定,语义的规则太多。因此,语义文法技术仍需要改进[16, 17]。

(4)格框架约束分析技术。格框架是由一个头部和一组辅助概念组成的。头部一般是由主要动词构成,辅助概念也称"域",以某种规范形式与头部相连。格框架定义规定了与头部相应的必有格、随意格和禁止格。在进行格框架约束分析时,输入的自然语言被转化为格内容,它既结合了语法驱动分析技术和语义文法分析技术的优点,又能够克服语义文法中不合文法的现象,解决语句的多义性问题。格框架约束分析是计算机语言研究中的重大发展之一。

(5)系统文法。系统文法是从多个层次分析自然语言的分析方法,它强调句子的整体结构。系统文法主要从语法、语义和语音等层次分析自然语言。每一层次又有 3 种不同的分析,分别为功用说明、特征说明和组成成分结构分析。系统文法可以根据自然语言的功能特性和组成成分分析自然语言,但也有系统结构复杂等缺点。

(6)功能文法。功能文法是对句子的完全功能描述。它描述了自然语言的特征组合、功能分配、词语组成成分顺序,是一种既可以用于分析,也可以用于生成的文法。功能文法的分析形式是分析自然语言的主动句规则、主谓一致规则,构成相应的字典入口形式。有一种与功能文法相似的文法系统为词功能文法,它则更强调词典的功能。

(7)故事文法。故事文法的研究显示计算机翻译输入的自然语言时,不仅能从语句的语法、语义、结构的角度,还能从整个故事的情节发展角度将信息准确到位地整合。但此类文法一般只适用于处理较为简单的、文体较为形式化的故事描述,对于一些情节较为复杂的故事,则不一定能够精确描述。这种技术仍然有待进一步发展研究[18, 19]。

在基于中文基础上的临床决策支持系统中,针对中文的自然语言处理尤为重要,在处理中文时所用到的技术也比较特殊,主要包括以下内容。

(1)词法分析。词法分析包括词形和词汇两方面。一般来讲,词形主要表现在对单词的前缀、后缀等的分析,而词汇则表现在对整个词汇系统的控制。在中文全文检索系统中,词法分析主要表现在对汉语信息进行词语切分,即汉语自动分词技术。通过这种技术能够比较准确地分析用户输入信息的特征,从而完成准确搜索过程。它是中文全文检索技术的重要发展方向。

(2)句法分析。句法分析是对用户输入的自然语言进行词汇短语的分析,目的是识别句子的句法结构,实现自动句法分析过程。其基本方法有线图分析、短语结构分析、完全句法分析、局部句法分析、依存句法分析等。

(3)语义分析。语义分析是基于自然语言语义信息的一种分析方法,它不仅是词法分析和句法分析这类语法水平上的分析,还涉及单词、词组、句子、段落所包含的意义。其目的是从句子的语义结构表示言语的结构。中文语义分析方法是基于语义网络的一种分析方法。语义网络则是一种结构化的,灵活、明确、简洁的表达方式。

(4)语用分析。语用分析相对于语义分析又增加了对上下文、语言背景、环境等的分析,从文章的结构中提取到意象、人际关系等的附加信息,是一种更高级的语言学分析。它将语句中的内容与现实生活的细节相关联,从而形成动态的表意结构。

(5)语境分析。语境分析主要是指对原查询语篇以外的大量"空隙"进行分析从而更为正确地解释所要查询语言的技术。这些"空隙"包括一般的知识,特定领域的知识以及查询用户的需要等。它将自然语言与客观的物理世界和主观的心理世界联系起来,补充完善了词法、语义、语用分析的不足。

8.2　精准医学临床路径实现技术

临床路径(clinical pathway)是指针对某一疾病建立一套标准化治疗模式与治疗程序,由管理人员、临床医生、护士和医技人员等多学科的专家共同参与,针对特定病种或病例组合的诊疗流程,整合检查、检验、诊断、治疗和护理等多种诊疗措施制定的标准化诊疗规范,是一种新型的医护实践和实现标准化医护活动的工具[20]。

目前,我国对临床路径知识系统的开发应用研究还处于初级阶段。在"十一五"期间首次启动了临床路径和主要疾病知识系统的专项研究,研发了可定制化的数字化临床路径和主要疾病知识系统,并将数字化临床路径和主要疾病知识系统进行了部分区域的示范应用。近年来,临床路径的开发和应用逐渐开花结果,国家卫生计生委委托中华医学会制定并在中华医学会网站(http://www.cma.org.cn/kjps/jsgf)上发布多个病种的临床路径,供卫生计生行政部门下载,指导医疗机构结合实际,制定具体的临床路径,细化分支路径并组织实施。

精准医疗(precision medicine)是以个体化医疗为基础,随着基因组测序技术快速进步以及生物信息与大数据科学的交叉应用而发展起来的一种新型医学概念与医疗模式。精准医疗是一种考虑到每个人的唯一特质,包括其基因组序列、微生物组组成、健康史、环境和生活方式等个体差异的疾病治疗和预防策略,达到这一目标需要整合患者的基因型、表型、环境以及背景群体等不同类型的数据,如基因组学、微生物组学等多组学数据和医疗机构的患者医疗记录等。虽然目前精准医疗已在某些癌症治疗中取得了一定进展,但在大多数疾病中仍没有进行精准医疗实践。美国于2015年开始实施的"精准医疗计划"即是为加速这一进程,在日常临床实践中主动应用精准医疗方法。

现在,大多数标准的临床路径医疗方案都是为"典型患者"设计的。这种"通用"方法的结果就是医疗方案对某些患者非常有效但对另一些患者不是很成功,导致临床路径实施过程中出现很多临床路径变异问题。精准医疗则是考虑到患者个体差异的一种革新性方法,让医学专业人员得到需要的信息资源,整合海量基因数据和临床数据,针对患者特质(如遗传组成)制订新的治疗方案,帮助改进治疗疾病的方式,从而有利于提高临床路径实施的成功率。例如,乳腺癌、肺癌和结直肠癌患者以及黑色素瘤和白血病患者可进行常规性的遗传筛查,使医师能够根据患者的基因型选择治疗方案,提高患者存活的概率,减少不良反应。因此,临床医疗实践中迫切需要应用精准医疗理念,制定疾病诊疗规范、临床实践指南、临床路径、医疗质量和效益评价体系,推动精准医疗在医疗机构的普及和应用。

临床路径的信息化是开展优质、高效的临床路径管理工作的重要技术手段,是医药体制改革中最重要的技术支撑和保障之一，它的实施可以优化服务流程，规范诊疗行为，提高医疗服务质量和管理水平。数字化临床路径知识系统对临床路径的临床应用、实时监控、信息统计分析、合理控制医疗费用具有重要作用。临床路径信息化的实现可依托医院信息系统（HIS）或电子病历（EMR），将临床路径的各种表单、实施数据以及基线调查与评估等流程信息电子化，建立多维数据模型，实时监测临床路径实施情况和调阅相关病种质量及费用指标，分析临床路径实施的效果。这样，既可避免手工书写不可靠的问题，还能减轻医师工作量，保证临床路径的实现效率和质量，为我国今后开展医疗单病种付费制奠定坚实的基础，是实现"人人享有基本医疗卫生服务"的重要保障之一。

8.2.1　临床路径实现与分析优化技术

临床路径是一种融合多领域知识的医疗服务管理工具，针对特定的疾病种类为医护人员提供按时间顺序组织的医疗干预计划，实现对患者诊疗过程标准化的管理，从而起到规范临床诊疗行为、提高医疗质量、保障医疗安全的作用。

临床路径分析是评估临床路径实施前后对医疗服务质量影响的重要手段，也为临床路径的持续改进提供了必要的证据支持。

临床路径分析过程一般包括实验设计、数据采集、结果评估等步骤。其中，数据服务为临床路径分析提供案例数据的导入和预处理等功能，是分析平台的支撑服务。精准医学临床路径分析涉及的数据类型众多，如基因组学、蛋白质组学、代谢组学、微生物组学等多组学分子诊断数据，患者诊疗过程的电子记录、随访信息、生活习惯等，并且这些数据体量巨大。数据服务的主要功能是从异构数据源中采集、存储临床路径中的各种医疗行为信息，转换为通用结构的临床工作流日志提供给临床路径挖掘和分析使用[21]。

目前，国内外对于异构数据采集和存储的研究大多基于统一的元数据模型，但是临床路径中的医疗行为信息庞杂，异构性强，因此，适用两层模型的临床数据服务机制。该机制为每一种临床数据源设计符合自身特点的临床数据模型，基于此数据模型从异构数据源中提取医疗行为数据。在此基础上，参考通用的临床路径本体模型，将从异构数据源中提取到的各种医疗行为信息转换、生成为通用数据结构的临床工作流日志文件，供过程挖掘和分析使用。具体数据转化方法如图8-1所示。

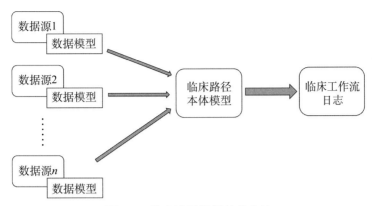

图 8-1　临床路径数据转化方法

在进行案例数据的转化之前,首先需要构建通用结构的临床路径本体模型和针对不同异构数据源的数据模型。本体模型是对临床路径中的医疗行为概念以及概念之间的关系进行定义,针对特定数据源建立的数据模型则基于本体模型的语义详细地描述了数据源的数据。不同的数据源可以基于本体模型构建相应的数据模型,并基于数据模型解析案例数据。解析得到的数据信息进一步可以基于本体模型统一转换成临床路径分析需要的文件格式,即临床工作流日志[22]。

1)面向异构数据源的临床路径数据模型

现以某医院心血管内科的临床路径案例库作为数据源,并基于此案例库描述面向异构数据源的临床路径数据模型构建方法。其中包含临床路径的病例数据一共有7 475例,剔除其中缺失医嘱信息的数据,最终用于实验的临床路径病例数据为6 854例。该数据源可以用于验证两层模型数据转化方法的可行性。

基于临床路径本体模型以及对临床路径分析的数据需求,设计了如图 8-2 所示的针对某医院心血管内科临床路径案例库中病例的数据模型。

在该数据模型中,VISIT 包是关联其余医疗行为信息元素的核心表。该表与 PAT_INFO、EVA_DIAGNOSIS、AUXILIARY_EXAM 等表共同记录了患者本次入院的诊断、入院辅助检查、患者的基本信息等。PAT_INFO 表存储了患者的个人基本信息,在输出案例时可选择基本信息项如年龄、性别、诊断等作为筛选条件。MEDICAL_HIST_DOC 表与 VISIT 表关联,以自然文本形式记录患者本次入院的病史文档,包括一般项目、主诉、现病史、家族史、体格检查、小结和病程等。这些叙述性文本是对医疗行为中的结构化信息的重要补充,也是临床路径分析的重要数据来源。

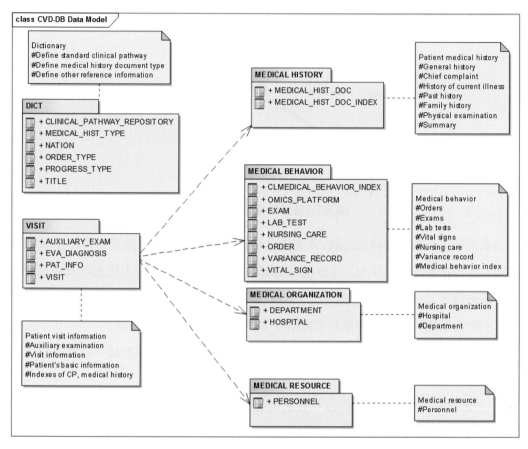

图 8-2　心血管内科临床路径案例库数据模型

MEDICAL_BEHAVIOR 包是关联存储医疗行为案例主要内容的关键表,通过该表可以检索 ORDERS 表的内容。ORDERS 表存储医疗行为案例中所有已经执行的医嘱,包括药物、护理、检查、检验、膳食、手术、监护、病情、会诊、治疗和出院等。EXAM、LAB_TEST、VITAL_SIGN 等表是对 ORDERS 表的重要补充。EXAM 表存储临床诊疗过程中所有的检查信息,如心脏超声、冠状动脉造影、CT 等。以一项心脏超声检查为例,检查编号、门诊号、检查时间等信息以简单数据格式存储于相应字段中;较复杂的检查结果如左心室射血分数等、结果描述如各房室形态等、初步判断如"左心室功能减弱"等以自然文本的形式分别存储在 RESULT_PARAMETER、RESULT_DESCRIPTION 和 RESULT_IMPRESSION 字段中。类似的,LAB_TEST 表存储实验室检验信息,如葡萄糖、肌酐、总胆固醇、艾滋病抗体、血红蛋白测定等检验项目的检验时间、检验结果和异常标志等信息；VITAL_SIGN 表存储了患者在院期间的主要生理指标信息，如呼吸、脉搏、体温、心率等项目的检测时间、结果等。ORDERS 表以及 EXAM、LAB_TEST、VITAL_SIGN 等表中存储的信息是对临床路径中医疗干预行为的详细记录，也是进行临床路径分析的主要数据来源。在该包中还可以包括组学数据平台（omics platform），用于存储患者生物样本经现代组学技术检测的结果数据及初步分析数据，如基因或蛋白质表达数据、单核苷酸多态性、拷贝数变化、DNA 甲基化、蛋白质翻译后修饰等，这些信息可能与疾病的发生、发展及预后有重要关联，可利用数据挖掘技术，结合临床数据以及精准医学知识库，发现和利用这些关联因素，用以指导疾病的诊断、治疗和用药，是精准医学的重要组成部分。

与机构相关的表有 DEPARTMENT 表和 HOSPITAL 表，两表存储医疗机构及部门信息，为医嘱执行信息提供了机构这一侧面的补充信息；与人员相关的表有 PERSONNEL 表，该表存储人员的职务、部门、机构信息，为医嘱执行信息提供了人员这一侧面的补充信息。对于诊疗过程中的医疗干预而言，机构和人员信息是两种附加信息，可以为临床路径分析提供补充数据。

该数据模型以患者每次入院信息为中心，连接了病史、医疗行为、医疗机构、医疗资源等信息，充分表达了临床路径中的医嘱、检查、检验、生理参数检测等医疗行为信息。

2）临床工作流日志生成方法

工作流日志是过程挖掘领域的一种通用文件格式，主要记录活动的时间信息和补充数据。临床工作流日志作为一种通用结构的医疗行为案例文件格式，可以在不对其他研究人员开放数据库访问权限的条件下提供案例数据，从而为临床路径挖掘和分析提供数据保障。为了满足行为模式分析的数据需求，需要基于医疗行为案例生成临床工作流日志。

基于临床路径本体模型和面向特定数据源的临床路径数据模型，可以将路径中医疗行为的共性和特性分别抽象为不同层次的概念以及概念的联系，从而支持数据解析和灵活的数据生成。在生成工作流日志时，医疗行为案例中的一项医嘱、检查、检验或者生理指标检测都属于事件，其时间、类型等信息被记录到实例对应的子节点下；其余的补充信息如医嘱的剂量、检查的异常标志等补充信息被记录到过程节点的子节点即数据节点之下。生成的时间日志以活动的时间信息为核心，同时附加了充足必要的补充信息，适用于对临床路径中的活动进行分析。

8.2.2　临床路径挖掘技术

临床路径挖掘需要整合大量多种多样的数据,包括单个患者的临床数据、基因组大数据、群体背景数据库、精准医学知识库等,可以利用数据挖掘分析方法深入认识数据集,提取重要变量、测试潜在假设、开发简约模型、确定最优因子设置等,从而获得有用的生物学信息,从数据中发现未知的知识。

对于临床数据以及组学数据的分析主要有无监督方法和有监督方法两类。基因的大多数功能可以根据精确的生物试验测量出来,由此能准确地将生物功能类别关联起来。当有效地利用了这样的先验知识指导数据分析时,称为有监督的方法(supervised methods)。该方法利用一个训练集,其中包含属于某功能类的和不属于该功能类的若干基因样本,以此来训练模型,帮助识别哪些样本应该属于哪一类。由于利用了一定的先验知识,在建模时有监督分析往往比无监督分析更为有效,并且在越来越多的基因分析领域中,有监督分析发挥更大的作用。

8.2.3　临床特征筛选技术

1) 排列法

排列法是广为使用的最简单方法[20]。这类方法通常采用某种度量评估临床指标集合中每个临床指标对分类任务的重要性或相关性(relevance),然后按照相关性由高到低对临床指标进行排序,最后选择最相关的前 k(k 由用户指定)个临床指标作为最终的临床指标选择结果。这类方法由于计算简单,具有线性时间复杂度,在临床数据上被广泛采用。但是,排列法的最大缺陷是:简单地假设各个临床指标是互相独立的,没有考虑临床指标之间的相互作用,即一旦判定某临床指标与分类任务相关就选择它,不考虑它与已选择的临床指标是否相关。这导致的一个必然后果是:最终选择的临床指标子集中很可能存在冗余临床指标。而冗余临床指标同样影响分类算法的性能。

2) 子集评估法

为了删除临床指标集合中的冗余临床指标,克服排列法的不足,研究者们提出了很多方法。其中一类方法称为子集评估法[21]。子集评估法评估临床指标与类之间的相关性,同时也评估临床指标之间的相关性,并将这两种评估函数组合成一个评估函数,然后搜索临床指标空间,选择能使该函数最优化的特征子集。子集评估法能够在一定程度上去除冗余临床指标,但搜索临床指标空间非常耗时,对于包含 n 个临床指标的临床指标空间,即使采用较快的贪婪搜索法复杂度也有 $O(n^2)$。这对于高维的芯片数据而言很低效,甚至不可行。

3) 基于聚类的方法

这类方法通常首先根据临床指标之间的相关性强弱,应用聚类算法将相关性强的临床指标聚集成簇,然后从各簇中选择一到多个与类标号紧密相关的临床指标代表该簇,或者用各簇的中心点代表该簇。这类方法考虑了临床指标之间的相互作用,能够在一定程度上去除冗余,其不足之处在于聚类算法的参数不易确定,聚类的时间复杂度也较高[23-25]。

4) 基于分类的方法

这类方法利用了某些分类算法能够提供属性重要性(或相关性)度量的特点,在分类的同时进行属性选择。支持向量机(SVM)就是能够提供属性重要性度量的典型算法,通常支持向量机分类模型中权重的绝对值可用作属性重要性的度量值。将支持向量机用于临床指标选择,借助支持向量机递归地删除分类模型中关联权重绝对值最小的临床指标,其基本思想是:先根据所有临床指标建立一个支持向量机模型,根据临床指标在支持向量机模型中的贡献大小对临床指标进行排序,剔除贡献最小的一个临床指标。然后根据余下临床指标子集再次建立支持向量机模型,根据临床指标在新支持向量机模型中的贡献重新剔除及选择临床指标,建立模型,通过反复迭代"分类—排序—选择—分类"过程,直至发现一个相对"最优"的临床指标子集。该方法需要很大的计算量[26,27]。

8.2.4 疾病有监督学习方法

1) k 最近邻分类算法

k 最近邻(k-nearest neighbor,KNN)分类算法[22],是一个理论上比较成熟的方法,也是最简单的机器学习算法之一。该方法的思路是:如果一个样本在特征空间中的 k 个最相似(即特征空间中最邻近)的样本中的大多数属于某一个类别,则该样本也属于这个类别。KNN 算法中,所选择的邻居都是已经正确分类的对象。该方法在定类决策上只依据最邻近的 k 个样本的类别来决定待分类样本所属类别。KNN 方法虽然从原理上也依赖于极限定理,但在类别决策时,只与极少量的相邻样本有关。由于 KNN 方法主要靠周围有限的邻近样本,而不是靠判别类域的方法确定所属类别,因此对于类域的交叉或重叠较多的待分类样本集来说,KNN 方法较其他方法更为适合。

该算法在分类时有个主要的不足是,当样本不平衡时,如一个类的样本容量很大,而其他类样本容量很小时,有可能导致当输入一个新样本时,该样本的 k 个邻居中大容量类的样本占多数。该算法只计算 k 个"最近的"邻居样本,某一类的样本数量很大,那么或者这类样本并不接近目标样本,或者这类样本很靠近目标样本。但数量并不能影响运行结果,因此可以采用权值方法(和该样本距离小的邻居权值大)来克服传统 KNN 的这一缺陷。该方法的另一个不足之处是计算量较大,因为对每一个待分类的样本都要计算它到全体已知样本的距离,才能求得它的 k 个最近邻点。目前常用的解决方法是事先对已知样本点进行剪辑,去除对分类作用不大的样本。该算法比较适用于样本容量比较大的类域的自动分类,而那些样本容量较小的类域采用这种算法比较容易产生误分。

2) 人工神经网络

人工神经网络是在对人脑神经网络的基本认识基础上,用数理方法从信息处理角度对人脑神经网络进行抽象,并建立的一种简化模型[23]。因此,人工神经网络是一种旨在模仿人脑结构及其功能的信息处理系统,其本质就是一个大规模非线性连续时间自适应的信息处理系统,通过大量简单关系连接实现复杂的函数关系。人工神经网络能够帮助人们有效解决各类复杂问题。从宏观上看,一个智能神经网络系统可以看成是一个非常大的神经元,如同人的大脑一样,它又分为若干功能区域,每一个区域又由一些很大的神经元组成,如此细分下去,最终到低级神经细胞这一层次上。

比较经典的神经网络是 BP 神经网络与 RBF 神经网络。BP 网络模型处理信息的基本原理是:输入信号 X_i 通过中间节点(隐层点)作用于输出节点,经过非线性变换,产生输出信号 Y_k,网络训练的每个样本包括输入向量 X 和期望输出量 t,网络输出值 Y 与期望输出值 t 之间的偏差,通过调整输入节点与隐层点的联接强度取值 W_{ij} 和隐层点与输出节点之间的联接强度 T_{jk} 及阈值,使误差沿梯度方向下降,经过反复学习训练,确定与最小误差相对应的网络参数(权值和阈值),训练即告停止。此时经过训练的神经网络即能对样本的输入信息自行处理,输出误差最小的经过非线性转换的信息。

RBF 神经网络是一种性能优良的前馈型神经网络。RBF 网络可以任意精度逼近任意的非线性函数,且具有全局逼近能力,从根本上解决了 BP 网络的局部最优问题,而且拓扑结构紧凑,结构参数可实现分离学习,收敛速度快。RBF网络和模糊逻辑能够实现很好的互补,提高神经网络的学习泛化能力。

　　3）支持向量机

　　支持向量机是数据挖掘中的一个重要方法[28]。支持向量机能非常成功地处理回归问题(时间序列分析)和模式识别(分类问题、判别分析)等诸多问题,它通过训练一种"分类器"辨识与已知的共调控基因表达类型相似的新基因。

　　应用支持向量机进行分类研究的基本思想可简述为:首先将输入空间的样本通过某种非线性函数关系映射到一个特征空间中,在此特征空间中构造最优分类超平面,使两类样本(可推广到多类样本)在此特征空间中可分。特征映射仅与低维输入向量与核函数有关,核函数代替了特征空间中的点积,从而避免维数灾难并解决高维特征问题。

　　特征选择结果的好坏与基因相关性这个概念密切相关。虽然目前在机器学习和数据挖掘领域有很多相关性的定义,但是没有一个严格精确的定义是研究者们共同认可的。这导致基于不同定义的方法对同一个问题得到不同的结果,根据这些定义选择出的相关基因不一定对分类有益,根据定义删除的不相关和冗余的基因也未必就是多余的等。因此有必要对基因相关性及相关性度量与分类器对属性相关性的影响进行更深入的研究[29,30]。

　　随着临床路径应用的逐步深入,对数据处理的要求也将不断提高。要为将来可能出现的更为复杂的问题给出可靠的答案,就必须发现更加有力的统计学方法促进对数据更好的理解,数据挖掘技术大大推动了对基因和疾病间更复杂关系的探索,而整合临床数据与基因组数据在划分人类疾病状态方面具有广泛前景。在数据挖掘分析基础上能够更为科学地制定病种和诊疗行为规范,控制医疗费用,建立高效的临床路径。

8.2.5　临床路径管理与评估技术

　　临床路径管理模式在规范医疗行为、提高医疗效率、缩短平均住院日、降低医疗成本、降低住院费用、提高患者满意度等方面获得较为理想的结果,是实现医疗资源可及性和均等化的有效方式之一。

　　近年来,随着临床路径在世界各地的应用和实践,其内涵、应用范围、管理模式都发生了很大变化。传统的二维平面化临床路径模型受制于严格时间点约束,实施后出现一系列弊端(包括变异多、退出率高、管理难以真正落到实处等),因此,对传统临床路径模型中严格时间点限制的改革是多种新路径模式探索的焦点。鉴于此,本书对三维立体数字化临床路径作一简单介绍。

所谓"三维"是指节点维(第一维,X 轴)、诊疗维(第二维,Y 轴)和时间维(第三维,Z 轴)。节点维由众多关键节点线性排列构成,而关键节点是指诊疗行为的关键切换点,如入组评估、术前评估、术前核对、手术、术后恢复和出院等。在传统的基于严格时间点的临床路径管理模型中,单个具体诊疗措施的起始和终止时间不同,但在特定时间段内,诊疗措施的组合具有一定的规律性。研究人员正是将这种规律性予以凝练,把在诊疗流程中不同诊疗措施群之间起关键切换作用的诊疗行为定义为关键节点。例如,入院当天需要完成基本病情的评估,即入组评估这个关键节点;入院后至手术日这段时间内,需要完成术前评估和术前核对这两个节点,术前评估包括体格检查、影像学检查、实验室检查、分子筛查等,术前核对包括手术前的文书核查、检查结果核查和术前用药核查等;手术日需要完成手术这个关键节点,包括手术麻醉环节、手术当天的用药和护理以及文书工作等;手术日后至出院前的时间段归纳为术后恢复关键节点,可能需要予以营养支持、预防性抗感染以及康复活动等;在出院日这个节点,则需要完成出院前的评估以及出院指导等诊疗措施。

在节点维的基础上,将和关键节点对应的诊疗措施集群线性排列构成诊疗维。每个关键节点的诊疗措施群都各具特色,每个关键节点都对应一组诊疗措施群,将所有关键节点所对应的诊疗措施群集合起来,并进行线性排列就构成了诊疗维。基于严格时间点的传统临床路径管理模型,临床医师很难从临床路径管理角度交代清楚某个纳入路径管理的患者所处的诊疗阶段,因为存在路径变异因素,纳入路径管理的天数与患者所处的临床诊疗阶段实际上并不统一;而基于关键节点的临床路径模型,能真正将单个患者所处疾病目前的诊疗过程阐述清楚。同时,在临床实践中,由于诊疗纵轴项目众多,相互之间关系错综复杂,有些诊疗项目贯穿始终,有些项目中途会停止,而有些项目可能是中途产生,部分项目完全独立,部分项目之间存在伴随关系。基于严格时间点的传统临床路径管理模型很难在二维空间中,将每个诊疗环节及其相互之间包括时间关系、顺序关系和因果关系等在内的复杂关系一一展现,并进行规范的流程化设计,指导复杂的临床诊疗行为。这种缺陷在进行复杂、疑难疾病的路径管理时,尤为凸显,这也是复杂、疑难疾病难以纳入路径管理的主要原因之一。基于关键节点的临床路径,按照符合诊疗思维的关键节点划分诊疗轴,对患者诊疗状态的描述更为清晰准确;同时针对每个关键节点,设计完全独立的、特点鲜明的、归属明确的诊疗轴,将与该节点无关的诊疗项目剔除,极大地简化了诊疗轴清单。例如,在术前评估阶段,重点完成检查、检验、病史的评估,对术后恢复有关的诊疗医治措施不纳入路径管理,优化了临床路径的设计表格,节省了人力、物力和财力,并极大地提高了路径实施过程中的分阶段管理效率。一个完整的诊疗流程被关键节点维和相应的诊疗维二维分割细化后,还能对部分具体诊疗事项进行预测,给出有价值的诊疗建议,实现路径管理的半智能化功能。例如,将胃癌临床路径的术后恢复节点细分成 3 个子节点:"完全禁食阶段""肠内营养阶段""经口饮食阶段"。肠内营养阶段开始的标志是肛门恢复排气或者排便,在禁食阶段的诊疗轴中,加入对"肛门是否恢复排气排便"的观测指标,一旦勾选恢复排气排便的选项,系统自动提示该患者可转入"肠内营养阶段"进行管理。在"经口饮食阶段"的观测指标中,预先设定基于经口饮食天数的出院提醒功能。当患者恢复经口饮食 3~4 天后,系统提醒是否启动"出院评估"环节,建议医师考虑启动出院节点。这里的时间维不同于传统临床路径管理模型中严格时间点维的概念,是用多样化的时间格式(时间常量、时间段等)替代原有单一的时间点管理。新模型不仅没有脱离时间概念,而且将时间理念贯穿于临床路径流程的设计、开发和实施中。节点维实际上是时间段的集合,而诊疗维会根据时间的变化进行动态更新,终端用户看到的始终是该阶段最新的待处理事项。随时间变化的诊疗信息通过诊疗维呈现,同时针对每个关键节点,后台加以弹性时间调节,避免关键节点时间窗的不可控性。这种模型的前台是符合规范诊疗思维的关键节点维,后台是弹性可控的时间维,从而加强对路径的管理能力,如在术前评估阶段,时间维的作用侧重于控制评估时间,缩短住院时间,优化医疗资源配置,而术后恢复阶段,时间维的作用则侧重于各诊疗措施的质量控制。

对于临床路径的评价,通过采用德尔菲法(Delphi method),即匿名征求专家意见后进行整理、归纳和统计,再匿名反馈给专家再次征求意见,经多次反馈后,构建了涵盖组织管理、应用维护和绩效评价等模块的临床路径综合评价体系,可用于单病种临床路径的功能评价,应用科室和医院的效果评价、过程评价和评估反馈的评价。按照目的性、全面性、科学性、可行性原则,确定了临床路径管理综合评价体系的一级指标 4 个、二级指标 11 个、三级指标 40 个、四级指标 161 个共 216 个评价指标,并通过百分权重法和乘积法计算了每项指标的权重。将组织管理、资源管理、实施应用、绩效评价等 4 项作为一级指标开展综合评价(见表 8-1)。

表 8-1　临床路径管理综合评价体系

编号	分级	评价内容与评价标准
A	1	组织管理
B	1	资源管理
C	1	实施应用
D	1	绩效评价
A1	2	临床路径管理组织
A2	2	临床路径管理制度
B1	2	人力资源管理
B2	2	硬件资源管理
B3	2	软件资源管理
C1	2	培训
C2	2	路径制定及实施
C3	2	实施管理
D1	2	医院管理运营指标
D2	2	临床路径管理运营指标
D3	2	社会效益
A1.1	3	有健全的临床路径管理体系,院长是第一责任人
A1.2	3	职能部门履行指导、检查、考核、评价和监督职责
A1.3	3	科主任是科室临床路径管理第一责任人,负责组织落实临床路径管理及持续改进任务
A1.4	3	有医院临床路径管理委员会及各临床路径相关委员会,人员构成合理,职责明确
A1.5	3	医院临床路径管理委员会及各相关部门能在临床路径管理中履行职责
A2.1	3	有文件化、规范化的临床路径管理制度
A2.2	3	根据法律法规、规章规范以及相关标准,结合本院实际,制定完善的覆盖医疗主要环节和过程的临床路径管理规章制度,并及时更新
A2.3	3	有《临床技术操作规范》和《临床诊疗指南》作为临床路径制定依据
A2.4	3	临床路径管理系统中,将实施"临床路径与单病种质量管理"工作纳入规范临床诊疗行为的重要内容之一,有协调机制
A2.5	3	每年全院有公开的重点推广的临床路径管理项目

（续表）

编号	分级	评价内容与评价标准
A2.6	3	遵照循证医学原则,结合医院实际,制定执行文件,实施教育培训
A2.7	3	建立临床路径与单病种质量管理信息平台,定期召开联席会议,总结分析并不断改进临床路径管理
B1.1	3	建立人力资源组织体系,有充足的人员实施临床路径开发与维护,体现多学科合作与分工
B2.1	3	有适合临床路径运行的计算机硬件资源并不间断提供保障
B2.2	3	适合临床路径运行的基础软件系统
B3.1	3	有软件维护工作小组,组内职责明确,并有协调机制
B3.2	3	业务软件系统基本功能满足临床路径开展的需求
B3.3	3	临床路径管理系统与医院各个系统有效整合,无缝对接
B3.4	3	节点和流程管理系统能满足临床工作需要
B3.5	3	管理系统功能齐全,能满足临床路径监管和维护等需求
B3.6	3	权限管理功能规范用户行为,提高医疗质量,并保护患者隐私
B3.7	3	数据管理功能记录临床路径相关数据,并分析数据变化,指导路径可持续改进
B3.8	3	软件系统运行和维护功能完善
B3.9	3	建立临床路径管理信息数据库,为制订临床路径管理持续改进的目标与评价改进的效果提供依据
C1.1	3	培训组织及管理
C1.2	3	培训率
C1.3	3	考核
C2.1	3	路径制定原则
C2.2	3	文本制定
C3.1	3	过程管理
C3.2	3	变异管理
C3.3	3	信息管理
D1.1	3	效率性指标
D1.2	3	医疗质量
D1.3	3	费用指标
D1.4	3	合理用药
D2.1	3	医院定期统计临床路径管理运营性指标
D3.1	3	卫生行业的社会声誉
D3.2	3	患者满意度
D3.3	3	员工满意度

临床路径综合评价体系是一套科学、简便、易用的符合实际的数字化临床路径管理综合评价指标体系,该套体系可应用于卫生服务机构电子化临床路径管理工作的考核评价,为政府考核医疗机构临床路径管理工作提供工具,为今后卫生行业政策制定、卫生服务管理完善、医疗机构临床路径工作改进、临床路径质量管理提供参考。

8.3　智能化精准医学诊疗用药系统

精准用药已经不是一个十分新颖的概念,但人们对于精准用药仍然存在着许多疑问。医师与每位患者单独会面并为其进行单独的诊断,询问有何不适,采集相应血样并对其进行不同的检测,如激素和胆固醇水平、血液中各种类型细胞的检查以及它们的数量。若之前所用的药物对患者的病情没有帮助,医师往往会为其用另一种处方药。这些就是所谓的"精准用药"吗?当然不是!真正的精准用药远不止这些。精准用药是指运用新型分子分析方法,根据患者的遗传特征以及所处环境的特点帮助医师和患者选择最有效的疾病治疗方法,更好地控制疾病的进展甚至预防疾病的发生,从而实现最佳的医学治疗效果。

人类的遗传信息由 DNA 编码,而且每个人都有自己独特的基因型和表型。因此,今天说的精准用药往往是指利用基因组技术(下一代测序技术)获得患者的基因组信息,根据患者的遗传特征并结合现代医学发展为患者提供个性化的、精准的用药方案。

8.3.1　基因型、表型和药物知识体系构建

基因型又称遗传型,指生物的全部遗传物质组成。它反映生物体的遗传构成,即从双亲获得的全部基因的总和,但一般只表示个别或少数基因位点上的等位基因的组成。表型又称性状,是指生物体个别或少数性状以至全部性状的表现。基因型是生物体在适当环境条件下发育产生表型的内因;表型则是基因型和环境条件共同作用的结果。能遗传的是基因型,不是表型。环境因素是基因型得以发育产生其表型的必要条件。基因是具有遗传效应的 DNA 片段,演绎着生命的繁衍、细胞分裂和蛋白质合成等重要生理过程,生物体的生、长、衰、病、老、死等一切生命现象都与基因有关。它也是决定生命健康的内在因素,受到环境或遗传的影响,基因组会出现有害缺陷或发生突变,从而导致疾病的产生。

基因型是如何控制性状决定表型的？基因型与表型之间有何关联？虽然有些疾病是由单基因突变引起的，但对于更多的疾病而言，基因突变和疾病发展之间的关系则更加复杂。通常认为，基因控制表型是基因调控的结果。对基因表达调控的研究将生物学在分子、细胞、遗传、个体等多层次的研究融合为一个整体。目前，基因表达调控的研究涉及染色体结构、基因转录、转录后调控、mRNA 翻译、新生肽链折叠和修饰等多个过程，这个过程涉及多种不同类型的生物分子以及它们之间的相互作用。DNA 微阵列等高通量生物信息检测技术的发展，促进了这些生物分子的检测，并获得了海量的生物数据，也因此有着更高的分辨率和灵敏度来观察微妙的基因变化如何与独特的疾病表现相关联。

人类基因组计划在 2004 年已经完成，其主要目的就是将人类遗传和基因组信息应用到医疗和健康领域，因而对基因组的注释是非常必要的。并且从基因组出发，研究基因与疾病、基因与药物疗效的相关性，已经成为后基因组学研究的主要应用领域之一。人类基因组计划对制药领域的贡献则是通过与组合化学和天然化合物分离技术结合，建立高通量的受体、酶结合试验等来筛选药物的靶点。此外，通过对基因蛋白产物的高级结构分析、预测、模拟，对药物作用"口袋"进行药物设计。由于基因组学规模大、手段新、系统性强，因此可以直接加速新药的发现。另外，由于新一代遗传标记物的大规模发现以及迅速应用于群体，使流行病遗传学可以大大推进多基因遗传病和常见病（往往是多基因病）机制的基础研究，其研究成果可以为制药工业提供新的药物靶点。

针对目前生物分子数据量多、异质、异源、噪声大和冗余等特点，以及生物学知识的层次特异性和更新快等特点，将生物数据库和知识库整合在一起是非常必要的。要进行知识推理、知识表示仍然是具有挑战性的课题，对于生物学知识的多层次带来的术语不规范，更是给知识的表示带来了挑战[31]。目前已有一些组织致力于这方面的工作，如基因本体联盟（Gene Ontology Consortium）开发的基因本体（Gene Ontology）、国家生物医学本体中心（The National Center for Biomedical Ontology）开发的蛋白质本体（Protein Ontology）、西北大学生物医学信息中心（Northwestern University Biomedical Informatics Center）主持开发的疾病本体（Disease Ontology）。通过数据和知识的整合，一方面可以评估数据的质量，对数据进行筛选，并利用这些数据得到生物学信息；另一方面可以利用人工智能技术，实现对知识的表示和推理，结合对数据的分析结果产生新的生物学知识。

上述分析平台仅是构建了各数据库之间的关联，并没有进行知识表示和推理的能力，而且整合的数据库也是相当有限的。对于生物学家而言，收集和分析这些数据仍然是很困难的。生物学知识来自科学研究，其重要特性广泛分布在文献中，并且在不断发展中，非生物学家寻找和利用这些生物学知识同样是非常困难的事。如何充分利用已有的生物数据，结合已知的生物学知识发现新的生物学知识，这对于生物学的发展及其在医学、药物开发等领域的应用起着非常关键的作用。目前的生物数据具有的一些特征，如海量、多样性、多变、噪声大、冗余以及很多情况下获得的数据不完备、不一致等，给数据的融合和知识挖掘带来很大的困难，因此大多数数据很难直接用于生物系统的建模。同时，生物数据源是动态变化的，不仅数据的内容在改变，而且数据模型也会改变，对于这些数据的评价必须依赖于生物学知识[32]。

8.3.2 基于分子诊断信息的精准用药系统

随着药物基因组学和药物遗传学研究的进展以及分子诊断技术的提升，传统的医疗模式正在发生着根本性的变革，临床患者的治疗正在进入个体化医疗的全新时代。

分子诊断技术的出现促进了基因组学、转录组学、表观基因组学和药物基因组学等各种组学研究，进而为精准治疗提供了可靠的实验室检测信息，这也是精准治疗能在临床实际应用的最根本条件之一[33, 34]。分子诊断是指应用分子生物学的技术和方法检测人体遗传物质的结构或表达水平的变化，为疾病的预防、预测、诊断、治疗甚至预后判断提供信息和决策依据。广义的分子诊断包括 DNA、RNA 和蛋白质检测。狭义的分子诊断则仅仅指基因诊断，目前后者是临床上开展最为广泛的分子诊断项目。

精准治疗的核心内容之一就是个体化用药。据统计，每年全世界死亡人数中 1/3 的患者死于不合理用药。治疗每种疾病的药物有许多种，不同药物对不同患者的疗效不同，不良反应也不同，对患者肝、肾等器官的隐性伤害不易发现，给患者的治疗带来了巨大的隐患[33, 34]。精准用药运用新型分子分析方法，根据患者的基因特征及所处环境的特点帮助医师和患者选择制定特定的治疗方案，从而科学地指导用药种类和剂量，进而达到合理用药，更好地控制疾病的进展甚至预防疾病的发生，从而实现最佳的医学治疗效果。个体化用药在降低患者医疗成本，改善药物治疗的同时，最大限度地避免了药物的不良反应。目前，个体化用药已经成为恶性肿瘤、高血压病、糖尿病等重大疾病临床治疗的发展方向和最有效的手段。一般情况下，个体化用药相关基因检测的结果终身保持不变,可指导长期的个体化药物治疗。

通过分析分子诊断信息有助于人们了解个体在药物治疗反应中的区别及原因。例如,CYP2C19 是具有遗传多态性的细胞色素 P450(cytochrome P450)同工酶,也称肝药酶,是由一系列结构和功能相关的酶组成的超家族,是体内多种药物代谢的主要药物代谢酶。CYP2C19 参与了约 2% 药物的代谢,主要包括地西泮、普萘洛尔、华法林等 20 余种药物的代谢[35]。CYP2C19 的遗传多态性可直接影响其酶活性,从而进一步影响相关药物的药效学及药代动力学,通过检测其遗传多态性,可以使临床医师在药物的最高疗效和最少不良反应之间找到一个平衡点,从而根据不同个体的遗传学特征调整用药剂量与策略,实现安全用药。比如,抗凝剂华法林针对每个人的用药剂量是不同的,据文献报道,VKORC1 基因型和华法林的用药剂量有很显著的关系,该基因型决定了华法林用药剂量 15%~35% 的差异性[36]。体内清除效率是不一样的,这也导致每个人的用药剂量不同。华法林的日均用药剂量,在亚洲人是 3.4 mg,白种人是 5.1 mg,黑种人是 6.1 mg[37]。在不同人群中,同一种基因型的人群平均用药剂量几乎相同。可以看出,患者在通过药物治疗相关基因检测后,临床医师可以根据检测结果为患者选择合适的药物种类和剂量,提高药物在患者体内的疗效,避免使用昂贵药物,减轻经济负担;避免选择过敏药物,减少或避免药物不良反应的发生。

分子诊断技术将推动检验医学在疾病诊断和评价预后方面的发展,而且开辟了现代检验医学在个体医疗中应用的新领域,促进医学治疗模式由经典的基于规律总结的"经验医学"模式、基于循证医学的"标准化医学"模式和"分层医学"模式向基于个体基因多态性的"个体化医学"模式的跨越。分子诊断已经成为检验医学未来十年的重要发展方向,如何更好地应用分子生物学技术和方法,以及研发更为实用的分子生物学诊断技术和方法,成为推动个体化医疗实际应用的关键。

精准用药的个体化差异检测理论上是每个人都应该进行的安全检测,但以下情况下更加必要。

(1) 需要长期使用某种药物治疗(如高血压病、糖尿病、高脂血症、抑郁症、癫痫等慢性病)的患者。

(2) 有过敏药物不良反应史或家族成员中有出现药物不良反应的人。

(3) 同时接受多种药物治疗的患者。

(4) 经常接触有毒有害物质的人。

（5）使用某种药物治疗效果一直不理想，病情控制不稳定的患者。

（6）某些特殊人群，如儿童和老年人。

精准用药最终要建成一个基于个体差异的用药系统。个体差异指的是 3 个层面的差异：个体遗传特征差异（即 DNA、RNA 和表观遗传层面的差异）、个体内源性代谢物质差异以及个体宏基因组差异。人们现在需要考虑多基因的多态性和表观遗传变化是如何影响疾病和治疗效果的，评价所有的代谢和信号通路，甚至个体的整个宏基因组（如肠道菌群、口腔菌群等）并结合所有与这些过程相关的系统，以获取最关键因素从而更有效地给出最佳的用药方案。

实现个体精准用药是一个非常复杂和漫长的过程，首先使用医学文本挖掘技术从药物相关资料中抽取药物知识和用药规则，利用知识库构建、管理和服务技术，再结合药物实体特点构建一个药物知识库；其次根据《美国国家综合癌症网络（The National Comprehensive Cancer Network，NCCN)指南》构建用药模型，同时需要整合已有的患者临床信息、分子诊断信息、宏基因组信息、代谢组信息与用药方案和用药效果及随访信息，对用药模型加以优化；最后基于此用药模型分析患者个体的信息（如病理信息、分子诊断信息等），给出该患者的用药预测、药物剂量及药物的不良反应，为医师提供用药决策支持（见图 8-3）。

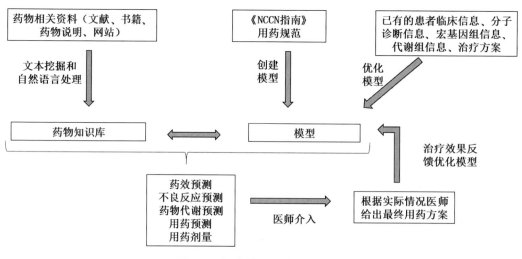

图 8-3　智能精准用药系统实现

精准医学理念带来了疾病分类体系的变革，也为疑难杂症和特殊遗传病的诊治带来曙光，测序及基因分析等组学分析提供了大量数据和信息，促进了新药的研发和应用。临床药物治疗学的主要任务是运用药效学、药动学的基础知识,针对疾病的病因和发病机制、临床表现和分类分型,依据患者的病理、生理、心理和遗传特征,制订和实施合理的个体化药物治疗方案,以获得最佳的治疗效果并承受最低的治疗风险。

8.3.3 智能化精准诊疗服务平台

全球发达国家的大型医疗机构正在借助新兴技术提升专业水平。根据国际数据集团(International Data Corporation,IDC)医疗行业十大预测,到 2018 年,30% 的全球医疗系统将使用实时认知分析系统处理患者具有现实证据的临床数据,以提供个性化的诊疗服务,这些数据的利用离不开更细化的流程信息化管理。

美国家庭医师协会(American Academy of Family Physicians)对医疗大数据与智能医疗的市场价值进行了研究并提交分析报告指出,要通过详细的基准数据提高医疗服务质量,降低医疗成本,改善医患之间的关系,实现个体化的精准治疗方案[38]。由于我国医疗卫生行业信息化需求的不断发展,移动通信网络的大规模普及,"互联网+医疗"的就诊模式也逐渐成为医疗行业的焦点,智能化诊疗(intelligent healthcare)领域呈现出蓬勃的生命力。

智能化诊疗技术平台为各种信息技术与医疗手段的高级形式,是医疗信息技术从数字化到信息化和智能化发展的终极目标[39]。未来智能化医学必须具备"4P"特点:预测性(predictive)、预防性(preventive)、个性化服务(personalized)、医患多方的参与性(participatory)。未来有巨大成长潜力的智能化医疗技术有四大特点。

(1)能提供让患者化被动为主动的相关健康知识。

(2)可作为提升医师服务效率与质量的平台工具。

(3)提高民众预防保健意识。

(4)能提供"治未病"的技术手段与理念。

工业化时代的医疗,以"专业化、标准化"为主要特征,其结果是造成大量医疗资源的浪费,医疗费用不断攀升,不良反应普遍存在。智能化精准医疗平台能从多个渠道获取数据,针对不同的患者筛选出最适合他们疾病情况的临床数据、用药数据等,帮助患者的主治医生优化治疗方案,提供针对患者个体的医疗定制服务,能够让用户完全掌控自己的健康状况,提高生活质量,长此以往还能减少医疗方面的支出,身体健康的人也不用在医疗上花费太多。因此,智能化医疗平台是能够惠及大部分人群的、科学化的健康管理和指导平台。

健康医疗大数据的广泛应用是实现传统医学模式向"精准医学"转变的必要前提和核心动力[40]。健康医疗大数据为临床诊疗、药物研发、卫生监测、公众健康、政策制定和执行等带来创造性变化,将全面提升健康医疗领域的治理能力和水平,创造极大的价值。据麦肯锡预测,如果有效利用健康医疗大数据,以美国为例每年可为其带来 3 000多亿美元的价值。美、英等欧美发达国家从国家科技战略层面相继提出了一系列的健康医疗大数据技术研发计划,IT 和医疗企业积极布局智能化、个性化医疗。IBM 公司开发的"沃森"(Watson)认知计算技术颠覆了医疗保健行业。最初 IBM 与美国和加拿大多个肿瘤中心部署"沃森"计算机系统,根据患者的肿瘤基因选择适当的治疗方案。目前,IBM 转型成为一家认知解决方案云平台公司,并陆续与医疗保健领域的前沿企业合作,大力布局个人健康与医疗保健领域。IBM"沃森"可以从以前"看不见的"非结构化影像学数据中提取洞察信息,并将其与其他来源的大量数据结合起来,从而帮助医师针对具体病患做出精准治疗决策,同时创建知识库造福更多病患。此类信息可能包括IBM"沃森"从电子病历、放射影像学报告和病理报告、实验室检查结果、医生病程记录、医学文献、《临床医护指南》及公开的结论性报告中提取的数据。关于 IBM"沃森"的介绍详见 8.4。此外,智能化诊疗技术还有微软公司的 HealthVault、苹果公司的Healthkit、英特尔(Intel)公司的 Health Guide、谷歌公司的 Google Health 平台以及多种可穿戴健康设备[41]。

我国在 2016 年出台了《关于促进医药产业健康发展的指导意见》(国办发〔2016〕11号)(下简称《意见》)。《意见》中指出,为提升我国医药产业核心竞争力,开展智能医疗服务。发挥优质医疗资源的引领作用,鼓励社会力量参与,整合线上线下资源,规范医疗物联网和健康医疗应用程序(APP)管理。加强区域医疗卫生服务资源整合,鼓励医疗服务机构建立医疗保健信息服务平台,积极开展互联网医疗保健信息服务。

近年来,随着计算机技术和通信技术的飞速发展,国内的互联网医疗取得了很大的进展,但无论从发展时间还是技术水平来看,仍处于初步发展阶段。蓬勃发展的移动医疗应用程序和移动医疗平台为实现医疗智能化迈开了坚实的一步。

其中移动端医疗 APP 应用发展较快且种类多样,具体包括如下种类。①手机挂号类。手机挂号是比较成熟的应用,用户只需在手机上下载 APP 应用程序,经实名注册后,即可选择医院、科室、专家进行手机实时挂号或预约挂号[42]。②医疗咨询类。以春雨医生、杏仁医生和丁香医生等为代表的综合性移动医疗平台用户需求持续增长。用户可通过手机 APP 进行文字、语音或视频的双向交流。这使患者可以更加直接地了解一些常见病的症状及相关的预防措施，而且医师也可以学习交流，提升医疗水平。③医师和用药指导辅助软件类。建立随身的资料库，为医师提供必备的医学参考资料，包括《临床指南》、药典、临床检验、计算器、量表、图片等。可以把常用的临床参考资料都放到手机里，方便查询和复习相应的知识，如可以在医学量表模块中提供评分、诊断标准、疾病分级（包括肿瘤分期）等信息，在《临床指南》中提供疾病从诊断到治疗的过程指导，在《检验手册》中放置常用的检验指标等。另外，还有可穿戴与远程医疗类、电子病历系统与在线医院等应用平台[43]。

个体化医疗使传统的疾病症状治疗模式转变成预防为主，其核心点是选择适当的药物治疗适宜的人群。同时，个体化医疗还可增加患者的依从性，降低临床试验的时间和费用，有效地增加药物安全性，从而有效地提高疗效，降低医疗费用。目前，普遍认为"在正确的时间，根据正确患者的正确遗传学特征，选择正确剂量的正确药物"是个体化医疗的核心。其中，分子诊断成为筛选和鉴别不同患者个体化遗传学特征不可缺少的关键性技术。一份关于中国当前医疗健康状况的报告指出，目前，中国的医疗费用占 GDP 的 5%～6%。而 2009 年中国用于分子诊断的试剂和设备的费用占中国医疗整体费用的 5%，达到 5.56 亿元，其中试剂所耗费用占大部分，共计 4.28 亿元。并且，分子诊断市场按照 15%～18% 的年增长率递增[44]。个体化医疗对新药研制和临床治疗学具有深远影响和巨大需求，因此必须对发展我国个体化医疗分子检测技术及其产品研究予以高度重视。

移动互联、可穿戴式设备、大数据等新兴技术与新商业模式的结合正全面颠覆人们对医疗的认知结构。可以预见，医疗的各个细分领域，从诊断、监护、治疗、到给药都将全面开启一个智能化的时代——精准诊疗的时代。但也必须认识到虽然全球化的移动医疗市场潜力巨大，但尚处于摸索阶段，移动互联下的信息技术如何与医学紧密结合进而在临床医学应用中起到实际作用是一项系统工程。移动医疗作为一门学科的研究尚未建立，相关从业者更多地从自身经验和局部探索中给出自己的解释，却很难全局看待这一跨界组合形成的新业态，很难摆脱互联网的商业模式而从医学价值的本质深入研究移动医疗的特点。智能化的精准诊疗用药平台仍然亟待技术和标准化、规则和法律的完善。

8.4 IBM"沃森肿瘤"在精准医学中的应用

"沃森"(Watson)是自 2007 年开始,由 IBM 公司首席研究员 David Ferrucci 所领导的深度问答(DeepQA)计划小组开发的人工智能系统,以 IBM 创始人托马斯·J·沃森的姓命名,是继"深蓝"(Deep Blue)后 IBM 研发的新一代超级计算机。

与"深蓝"相比,"沃森"不仅拥有更大的数据库和更快的运算速度,更具突破意义的是,"沃森"还具备对非结构化数据的处理和加工能力,这使其能理解人类语言。2011年,"沃森"在电视智力问答节目上击败真人选手获得冠军,这体现了它强大的计算能力与自然语言理解能力相结合所产生的巨大威力。

近年来,随着"沃森"的发展和技术的进步,除了经典的"问答"功能外,"沃森"也具备了其他更高级的功能。用户给"沃森"提出一个问题(或提供一条线索、一个患者记录等),"沃森"根据"动态学习"、自我积累得到的知识库给出答案。"沃森"确信该问题可以推导出此答案,并能提供相应证据。通过汇聚不同算法得出评分的可信度,整合并建立更高可信度的首选答案。因此,"沃森"非常适用于医学大数据和精准医学领域的应用,并在近年来取得了令人瞩目的结果[45]。

8.4.1 IBM"沃森"应用于临床治疗及临床试验

超高龄化、人口减少是当今社会面临的挑战,健康、医疗和护理成为人们关注的焦点。由于专业人才的不足,健康护理服务的品质出现危机,使得人们对创新解决方案的期待日益高涨,个人健康管理的实时性及移动性成为改善人们生活的重要服务。医学大数据已经成为新的自然资源[46]。医学大数据的数量、多样性和复杂性都在快速增长,同时蕴含巨大潜力。医学大数据包括外因数据、基因数据和医疗数据。外因数据包括环境数据、社交网络数据、移动健康数据、医学科研文献、健康照护数据。目前的医疗数据量已超过 150 EB(150×10^{18} B),并且每 24 个月翻倍 1 次。预计到 2030 年,慢性病对全球经济的影响将达到 47 万亿美元。而未来,超过 75% 的患者将使用数字卫生服务。

虽然各行业的信息呈爆炸式增长,目前全球得到分析和利用的数据不到 1%[47]。尽管传统分析解决方案对于无数应用情境来说都有效,但无法充分利用大数据的价值:即传统分析解决方案无法适应新的问题领域,不能处理歧义,只适合具备已知、明确语义的结构化和非结构化数据(单词、短语,以及它们的关系和含义)。如果数据处理系统不发展新的能力,那么数据太多、挖掘力度不够的矛盾仍将继续。如何解决目前医疗健康领域面临的诸多问题? 如何充分利用结构化数据和非结构化数据进行数据挖掘,获得新发现,与用户对话并辅助用户做出决策? 答案是认知计算。

医师在工作中需要应用经实践验证最专业、最准确的治疗方案对患者进行诊疗,但目前缺乏基于临床大量数据进行分析的决策支持能力。IBM认知决策助手综合临床指南、医学共识等,基于循证医学和数据分析结果,可提供在线实时的临床决策建议、诊断、治疗辅助,为患者的健康管理提供常规检查和个性化建议。同时,"沃森"认知系统可帮助医学研究者在临床研究、药物研究、临床数据等方面进行流程化数据分析并得到可靠结果。

2011年,美国保健服务提供商 Wellpoint 公司与 IBM 签署了一项协议,这是"沃森"获得的第一份工作。"沃森"的主要任务是协助 Wellpoint 负责复杂病例的某护士完成其工作内容,同时审查医疗服务信息提供者的医疗请求,以及后期在肿瘤临床试验中的应用。Wellpoint 公司总裁提出,在未来"沃森"也许还可以获取患者病历及其他方面的信息,然后将综合评估反馈给医生,以提高医师的诊断速度。

美联社报道,2012年3月,纪念斯隆-凯特琳癌症中心(Memorial Sloan-Kettering Cancer Center,MSKCC)的科学家提供了60万份医疗证据、150万份患者临床记录、200万页的医疗日志以及1 500个肺癌病例给"沃森"。将这些临床资料和检测数据集成在一起,"沃森"就能从数据库中找出内在的联系和一些人类目前无法总结出的趋势。

2014年,得州大学安德森癌症中心(MD Anderson Cancer Center)与 IBM 合作打造"登月计划",该计划拟通过采用 IBM"沃森"技术消除癌症。安德森癌症中心是美国排名第一且被全球公认的最好的肿瘤医院,该中心的肿瘤学专家顾问(Oncology Expert Advisor,OEA)系统由"沃森"认知计算系统驱动,旨在整合安德森癌症中心的临床医生和研究人员的知识体系。这个 OEA 系统将帮助临床医师制订、观察和调整癌症患者的治疗方案。IBM"沃森"还将在简化和标准化患者的病历、实验室数据和研究数据的搜集、整合上提供帮助,使搜集到的数据整合到安德森癌症中心集中的患者数据库,然后通过链接进行数据的深度分析。

除了安德森癌症中心外,梅奥医学中心(Mayo Clinic)也在通过 IBM"沃森"进行概念试验,以期更快速高效地给患者提供合适的临床试验。在任何给定的时间里,梅奥医学中心都能够进行超过 8 000 项人体研究试验。但由于没有足够的人参与报名使得很多的临床试验都无法完成，不管是在梅奥医学中心，还是在其他地方都如此。IBM 和梅奥医学中心正在扩大"沃森"的知识库，纳入梅奥医学中心及 ClinicalTrials. gov 等公用数据库，同时训练该知识库分析患者的临床记录和为临床试验条件提供对应的匹配。

泰国康民国际医院（Bumrungrad International Hospital）采用 IBM"沃森"认知体系在曼谷研究中心提高癌症治疗质量，并对 16 个国家的机构进行病例评估。康民国际医院承诺未来 5 年将使用与纪念斯隆-凯特琳癌症中心共同开发的"沃森肿瘤"技术。该系统将有助于医师利用医疗证据、学术研究、纪念斯隆-凯特琳癌症中心广泛的临床技术以及每名患者的记录给癌症患者制订有效的治疗方案。此外，克利夫兰医学中心（Cleveland Clinic）也和"沃森"有着相关业务合作。

企业方面，美国强生公司（Johnson & Johnson）通过提供 IBM"沃森"阅读和理解详述临床试验结果的科研论文，利用获取的结果制订并评估药物治疗方案及其他的治疗方式。借助这种知识，Watson Discovery Advisor 可以帮助科学家建立和鉴定药物基因组学相关档案。以往需要 3 个人平均花 10 个月搜集分析数据的工作量，通过"沃森"可以直接从文献中快速获得有用的信息。

8.4.2 IBM"沃森肿瘤"助力癌症治疗

"沃森肿瘤"（Watson for Oncology）是 IBM 联合美国纪念斯隆-凯特琳癌症中心基于 NCCN 的癌症治疗指南和美国 100 多年癌症临床治疗经验，历时 4 年培训的高科技成果。"沃森肿瘤"通过快速分析病患数据，追踪快速增长的医疗文献，荟萃世界顶级专家准则和专家经验的认知计算解决方案，帮助临床医师为单个癌症患者制订最高效的个体化诊疗方案。

2015 年，全球权威医学期刊共发表肿瘤相关论文 4.4 万余篇，从中挑选有效文献进行决策，肿瘤专家面临着巨大的挑战：每位肿瘤专科医师每周需要花 160 小时阅读这些论文才能跟得上科技的步伐。IBM"沃森肿瘤"的认知技术 17 秒可以阅读 3 469 本医学专著、248 000 篇论文、69 种治疗方案、61 540 次实验数据、106 000 份临床报告，根据医师输入的患者指标信息，最终提出优选的个性化治疗方案，针对每一个给出的诊疗方案提供大量的文献证据加以支撑。对肿瘤学而言，临床文献、病患特定数据集可选治疗方案的数量一直在不断增长。医师及科研人员需要"沃森"这样的人工智能：经过自身的运算和数据分析能实现自我学习,推算出应用问题的最佳答案。"沃森肿瘤"的辅助诊疗过程本身,就是循证医学的典范。

"沃森肿瘤"具备 3 种能力:互动、发现和决策[48]。①互动方面,"沃森肿瘤"能从根本上改变人和系统互动的方式并极大地提高人的能力,同时可处理大量结构化信息和非结构化信息,调整模棱两可甚至自我矛盾的数据,将信息以及时、自然、可用的方式提供给相应人员。由于能与人类对话,该系统可根据病史了解病患并将具体情境和基于证据的推理带到互动中,帮助医疗保健机构向消费者提供有吸引力的个性化医护建议。②"沃森肿瘤"的发现能力涉及发掘洞察力和联系,了解全球大量可用信息,显著缩短研究和挖掘所需的时间。对于一些罕见的肿瘤治疗方案,如果人工操作需要约 4 个月时间,"沃森肿瘤"只需要 4 分钟。③"沃森肿瘤"可提供基于证据的选择方案,进而帮助决策并减少人为偏差。"沃森肿瘤"在高效加工大量医疗和病患信息后,医师将有更多时间花在病患上,同时有助于医疗专业人员做出更加明智、及时的决策。此外,"沃森肿瘤"能够访问更多的历史数据和分析,这也使它的决策越来越趋于准确。

案例介绍:

患者,男,64 周岁。结肠癌肝转移姑息术后 8 月余($pT_{4a}N_{1b}M_1$,Ⅳ期),ECOG=1。

2015 年 9 月,右上腹部疼痛、腹胀 3 天,加重伴呕吐 1 天。

2015 年 9 月 15 日,全腹部 CT 平扫+增强扫描:肝脏多发低密度影。

2015 年 10 月 8 日,腹盆腔 CT 平扫+增强扫描:肝脏多发转移,不完全性肠梗阻。

癌胚抗原(CEA)>1 000 ng/ml,糖类抗原 19-9(CA19-9)>1 000 U/ml。肠镜检查显示:距肛门 75 cm 处病变,结肠占位。

2015 年 10 月 20 日,手术,术中探查:肝脏可见多发白色结节,于横结肠近脾曲可触及一直径约 6 cm 肿块,质硬,未穿透浆膜层。

行"姑息性结肠癌根治术+肝脏恶性肿瘤微波消融术"。

2015 年 11 月 20 日,基因检测:*KRAS* 基因 2 号外显子为突变型,*KRAS* 基因 3 号和 4 号外显子为野生型,*BRAF* 基因 V600E 突变检测为野生型,*NRAS* 基因 2、3、4 号外显子均为野生型。

结直肠癌多科会诊(MDT)结果显示:外科无手术指征;放疗科无放疗指征;介入放射科暂不宜介入治疗;消化科对症支持治疗;肿瘤科确定治疗方案。

将患者信息输入"沃森肿瘤"系统,随后产生多条可选治疗方案(见图 8-4),医师可帮助患者解读。推荐的治疗方案为 FOLFOX(氟尿嘧啶/四氢叶酸/奥沙利铂)、CapeOX (卡培他滨/奥沙利铂)或 FOLFIRI(氟尿嘧啶/四氢叶酸/伊立替康)。同时针对每种治疗方案,"沃森肿瘤"也给出相应的 1 年生存率、2 年生存率和 30 个月生存率及对应的临床研究参考文献。此外,针对每种药物的不良反应发生率也进行了汇总。

基于"沃森肿瘤"的建议,2015 年 11 月 19 日起给予"FOLFIRI＋贝伐珠单抗"方案化疗 10 个周期。治疗结果显示,治疗期间 CEA、CA19-9 持续下降,复查 CT 结果显示肝脏转移灶逐渐减少、缩小。

CEA:20 866 ng/ml(2015 年 11 月 19 日)→9 788 ng/ml(2015 年 12 月 14 日)→ 74.9 ng/ml(2016 年 6 月 10 日)。CA19-9:26 442 U/ml(2015 年 11 月 19 日)→11 222 U/ml (2015 年 12 月 14 日)→16.8 U/ml(2016 年 6 月 10 日)。

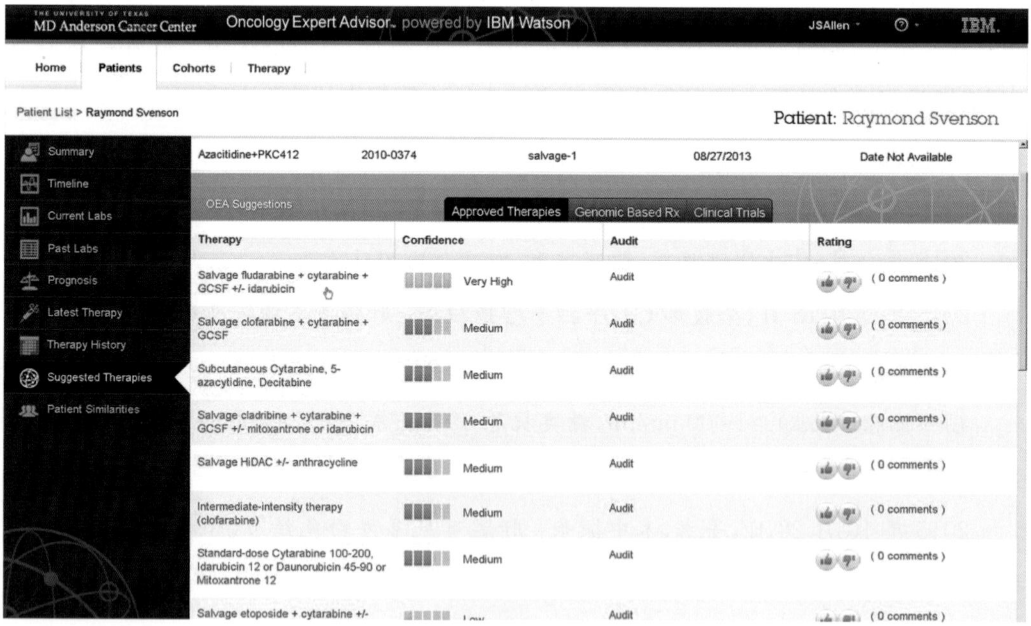

图 8-4 "沃森肿瘤"解决方案举例

(图片来自 https://blogs. scientificamerican. com/mind-guest-blog/expert-cancer-care-may-soon-be-everywhere-thanks-to-watson/＃)

目前,"沃森肿瘤"和纪念斯隆-凯特琳癌症中心顶级专家组所给出的治疗方案达到几乎 100％的符合度。"沃森"通过认知计算、分析数据以及不断积累的癌症经验,帮助医师给患者提供个性化治疗方案[49]。此外,"沃森肿瘤"列明在全球进行的最新临床试验,主诊医师可以帮助患者找到最新、最先进的临床试验机会。IBM"沃森"确定携手来自美国和加拿大的 14 家癌症医疗机构,为患者提供癌症治疗方案;同时,中国已有 21 家医院首批采用"沃森肿瘤"解决方案。虽然现存化疗、放射疗法等相对有效的癌症治疗方案已较为成熟,但它们却无法快速地应对不断突变的肿瘤细胞。据了解,沃森系统将会对医师上传的肿瘤 DNA 图谱进行分析,然后从数据库中找出该肿瘤细胞的精准治疗方案,通过"沃森肿瘤"解决方案,助力医师及研究人员提供个性化诊疗方案;利用认知分析,将精准诊疗延展至癌症以外的各种疾病,探寻使用基因组数据治疗疾病的新途径。

8.4.3　IBM"沃森"的展望

人类已进入信息爆炸时代,IBM"沃森"不仅包括软件、硬件、数据等基本要素,更重要的是其内核涵盖了自然语言处理、知识表达、机器学习等人工智能核心领域的新进展。

医学和医疗领域发展日新月异,随着人类基因组被逐步破译、大量新疾病和病理知识的不断涌现,学习和记忆新的疾病知识已成为现代临床医师的另一个重负。"沃森"的优势在于,它会为临床医师提供此类记忆。此外,医师每天都会面临许多无解的医学问题,即使可以利用搜索引擎,也要花费更多的时间和精力;即使找到一些答案,也可能是零碎的信息,需要重新整合。面对大量涌现的信息,医师的吸收和选择也是挑战。"沃森"为医师提供最接近真相的答案,攻克医生文献量匮乏和记忆不佳的短板。同时,"沃森"提供多种诊断参考,帮助医师跳出思维定式。

在不久的将来,认知解决方案能够通过快速分析所有相关临床研究的历史病患数据更有效和更及时地将病患临床信息与临床研究相匹配。医疗机构可基于证据对患者入排标准进行推理,确定哪些患者可用于临床试验;而从事额外分析的临床研究机构可利用其发现能力决定哪些试验结果可用于进一步研究。虽然就目前的技术水平来说,"沃森"在癌症治疗工作中仍面临着不小的困难,如很难在含有多种突变的肿瘤中找出目标 DNA 序列。但是随着医疗机构不断向沃森云端上传肿瘤细胞携带的 DNA 信息,它的数据中心势必不断扩容。未来,沃森的应用 APP 可以在移动终端(手机或便携式计算机等)上运行,它能将单一患者的数据与自己的数据库进行对比,之后应用 APP 反馈的数据为医师诊断和制订治疗方案提供参考。有理由相信,数据库不断充实的"沃森"一定会在癌症治疗领域起到举足轻重的作用。

参考文献

［1］ Council N. Toward Precision Medicine：Building a Knowledge Network for Biomedical Research and a New Taxonomy of Disease［M］. Washington，D. C. ：National Academies Press ，2011.

［2］ Deas T M Jr，Solomon M R. Health information exchange：foundation for better care［J］. Gastrointest Endosc，2012，76(1)：163-168.

［3］ Birndorf N I，Pentecost J O，Coakley J R，et al. An expert system to diagnose anemia and report results directly on hematology forms［J］. Comput Biomed Res，1996，29(1)：16-26.

［4］ Dixon B E，Jones J F，Grannis S J. Infection preventionists' awareness of and engagement in health information exchange to improve public health surveillance［J］. Am J Infect Control，2013，41(9)：787-792.

［5］ Fleurant M，Kell R，Jenter C，et al. Factors associated with difficult electronic health record implementation in office practice［J］. J Am Med Inform Assoc，2012，19(4)：541-544.

［6］ Morrissey J. Starting simple with data exchange. Part 1：Ten states open health information exchanges to behavioral health providers who seek interoperable EHRs［J］. Behav Healthc，2012，32(3)：57-59.

［7］ Patel V N，Dhopeshwarkar R V，Edwards A，et al. Consumer support for health information exchange and personal health records：a regional health information organization survey［J］. J Med Syst，2012，36(3)：1043-1052.

［8］ The HL7 Version 3 Clinical Document Architecture (CDA)［EB/OL］. http://www. hl7. org/implement/standards/product_brief. cfm? product_id＝7.

［9］ CEN and CENELEC［EB/OL］. http://www. cencenelec. eu/intcoop/StandardizationOrg/Pages/default. aspx.

［10］ Cross-Enterprise Document Sharing (XDS)［EB/OL］. http://wiki. ihe. net/index. php/Cross-Enterprise_Document_Sharing.

［11］ openEHR［EB/OL］. http://openehr. org.

［12］ Araki K，Ohashi K，Yamazaki S，et al. Medical markup language (MML) for XML-based hospital information interchange［J］. J Med Syst，2000，24(3)：195-211.

［13］ Newell A. Physical Symbol Systems［J］. Cogn Sci，1980，4(2)：135-183.

［14］ Liu K，Hogan W R，Crowley R S. Natural Language Processing methods and systems for biomedical ontology learning［J］. J Biomed Inform，2011，44(1)：163-179.

［15］ Sager N. Syntactic analysis of natural language［J］. Adv Comput，1967，8：153-188.

［16］ Winograd T. What does it mean to understand language［J］. Cogn Sci，1980，4(3)：209-241.

［17］ Grishman R，Kittredge R. Analyzing Language in Restricted Domains：Sublanguage Description and Processing［M］. Hillsdale：Lawrence Erlbaum Associates，1986.

［18］ 妮鲁帕尔·艾山江. 自然语言处理技术综述［J］. 商情，2013(39)：326.

［19］ 刘坤尧，杨渝沙. 基于自然语言处理的临床决策支持系统［J］. 医学信息，2014 (7)：3-4.

［20］ Su Y，Murali T M，Pavlovic V，et al. RankGene：identification of diagnostic genes based on expression data［J］. Bioinformatics，2003，19(12)：1578-1579.

［21］ Yin Z，Min L，Lu X，et al. A clinical decision support system for primary headache disorder based on hybrid intelligent reasoning［C］// IEEE. 2014 7th International Conference on Biomedical Engineering and Informatics. New York：IEEE，2015：683-687.

［22］ Liu J，Huang Z，Lu X，et al. An ontology-based real-time monitoring approach to clinical pathway［C］// IEEE. 2014 7th International Conference on Biomedical Engineering and Informatics . New York：IEEE，2015：756-761.

［23］Xie J，Gao H，Xie W，et al. Robust clustering by detecting density peaks and assigning points based on fuzzy weighted K-nearest neighbors［J］. Inform Sciences，2016，354(C)：19-40.

［24］谢娟英，高红超. 基于统计相关性与 K-means 的区分基因子集选择算法［J］. 软件学报，2014，25(9)：2050-2075.

［25］谢娟英，高红超，谢维信. K 近邻优化的密度峰值快速搜索聚类算法［J］. 中国科学:信息科学，2016，46(2)：258-280.

［26］Guyon I，Weston J，Barnhill S，et al. Gene selection for cancer classification using support vector machines［J］. Mach Learn，2002，46(1-3)：389-422.

［27］谢娟英，谢维信. 基于特征子集区分度与支持向量机的特征选择算法［J］. 计算机学报，2014，37(8)：1704-1718.

［28］Souza B F，Carvalho A P. Gene selection based on multi-class support vector machines and genetic algorithms［J］. Genet Mol Res，2005，4(3)：599-607.

［29］谢娟英，胡秋锋，董亚非. K-S 检验与 mRMR 相结合的基因选择算法［J］. 计算机应用研究，2016，33(4)：1013-1018.

［30］Xie J，Gao H. A stable gene subset selection algorithm for cancers［C］//International Conference on Health Information Science. Berlin：Springer International Publishing，2015：111-122.

［31］谢建明，刘宇辉，孙啸，等. 基于基因型和表型关系的基因数据库——知识库混合系统的设计［C］//中国计算机大会. 北京:清华大学出版社，2005.

［32］周雪忠，吴朝晖，刘保延. 生物医学文献知识发现研究探讨及展望［J］. 复杂系统与复杂性科学，2004，1(3)：45-55.

［33］Shah R R，Shah D R. Personalized medicine：is it a pharmacogenetic mirage［J］. Br J Clin Pharmacol，2012，74(4)：698-721.

［34］Abrahams E，Silver M. The case for personalized medicine［J］. J Diabetes Sci Technol，2009，3(4)：680-684.

［35］郑露，邵建国. CYP2C19 的基因多态性与临床［J］. 第二军医大学学报，2007,28 (11)：1262-1265.

［36］Limdi N A，Veenstra D L. Warfarin pharmacogenetics［J］. Pharmacotherapy，2008，28(9)：1084-1097.

［37］Dang M T，Hambleton J，Kayser S R. The influence of ethnicity on warfarin dosage requirement［J］. Ann Pharmacother，2005，39(6)：1008-1012.

［38］黄新霆，包小源，俞国培，等. 医疗大数据驱动的个性化医疗服务引擎研究［J］. 中国数字医学，2014，9(8)：5-7.

［39］莫胜男，尚武. 智慧医疗服务平台中的移动健康服务［J］. 医学信息学杂志，2015，36(9)：14-17.

［40］弓孟春，陆亮. 医学大数据研究进展及应用前景［J］. 医学信息学杂志，2016，37(2)：9-15.

［41］Choi J，Choi C，Ko H，et al. Intelligent healthcare service using health lifelog analysis［J］. J Med Syst，2016，40(8)：188.

［42］杨金东. 移动医疗 APP 现状与展望［J］. 医学信息学杂志，2016，37(1)：59-61.

［43］王春容，曾宇平. 医院虚拟化云平台构建研究［J］. 医学信息学杂志，2016，37(5)：24-27.

［44］府伟灵，黄庆. 分子诊断与个体化医疗［J］. 临床检验杂志，2012，30(10):746-748.

［45］Malin J L. Envisioning Watson as a rapid-learning system for oncology［J］. J Oncol Pract，2013，

9(3)：155-157.

[46] IBM. Why big data is the new natural resource[EB/OL]. (2014-06-30). http：//www. forbes. com/sites/ibm/2014/06/30/why-big-data-is-the-new-natural-resource.

[47] Weinzierl H. New digital universe study reveals big data gap：less than 1% of world's data is analyzed；less than 20% is protected [EB/OL]. http：//www. emc. com/about/news/press/2012/20121211-01. htm.

[48] IBM 商业价值研究院. 医疗保健的"强心针"，医疗保健行业的认知未来[R]. 纽约：IBM 商业价值研究院，2015.

[49] Parodi S，Riccardi G，Castagnino N，et al. Systems medicine in oncology：signaling network modeling and new-generation decision-support systems [J]. Methods Mol Biol，2016，1386：181-219.

9 遗传病与精准医学

遗传病是一类完全或部分由遗传物质发生改变引起的疾病。遗传病可能由一个基因突变导致(单基因遗传病),也可能由多个基因突变导致(多基因遗传病),或基因突变和环境因素共同引起,或染色体损伤引起(整个染色体数量或结构改变)。当人们解密人类基因组序列后发现,几乎所有的疾病都与遗传物质相关(除了创伤)。有些疾病是由父母的遗传突变引起的,在出生时就存在于个体中,如镰状细胞贫血;有些疾病是由于出生后的基因(组)突变引起的,这种突变并非遗传获得,而是随机发生或某些环境暴露引起的,如辐射。

大多数遗传病是多基因遗传病,即它们是由多个基因的遗传突变组合引起的,通常与环境因素共同作用,包括许多常见疾病,如心脏病、糖尿病、肿瘤等。

高通量测序技术在生命科学及医学领域方面的研究和应用越来越广泛,研究人员提取患者血液或组织样本中的遗传物质(包括 DNA、RNA 等),利用高通量 DNA 测序仪检测获得基因组数据,采用生物信息分析和挖掘算法,提炼出疾病相关的遗传变异信息,为疾病的诊断、治疗和预防提供科学依据。

本章主要介绍遗传病概况,遗传病研究策略、科学研究和临床应用进展及重要发现,并介绍了现有的遗传病相关数据库,阐明高通量测序在遗传病防治、诊断和精准医学中发挥的重要作用。

9.1 遗传病概述

遗传病(genetic disease)是由于人体细胞(生殖细胞/受精卵)的遗传物质发生改变而引起的或者是由致病基因所控制的一类疾病,是一类完全或部分由遗传因素决定的疾病,并按一定的方式传递给后代。遗传病包含以下特点：在上下代间一般呈垂直传递,表现为先天性、终身性和家族聚集性等。

根据所涉及遗传物质的改变程度和传递规律,可将遗传病分为 3 种类型：

（1）染色体病或染色体综合征。遗传物质的改变在染色体水平上可见,表现为数目或结构上的改变。例如,唐氏综合征、13-三体综合征和猫叫综合征等。

（2）单基因遗传病。主要是指一对等位基因的突变导致的疾病,其传递方式遵循孟德尔遗传定律,因此也称为孟德尔病(Mendelian disease),如血友病和囊性纤维化等。

（3）多基因遗传病。遗传信息通过两对以上致病基因的累积效应所导致的遗传病,常出现家族遗传倾向,但不符合孟德尔遗传定律,且较多地受环境因素影响,如先天性心血管疾病和精神分裂症等。

9.1.1　染色体病

染色体病是由染色体数目或结构异常所引起的一类遗传性疾病。由于染色体病累及的基因数目较多,症状通常很严重,导致多器官和多系统的畸变和功能改变。现已发现的人类染色体病有 100 多种,大多数染色体病尚无有效的治疗措施。

染色体病常用的诊断方法有染色体核型分析、原位杂交、比较基因组杂交技术、DNA 印迹法(Southern blotting)和 qPCR 等。此外,还可以利用基因芯片或者高通量测序的方法对染色体病进行诊断。染色体芯片分析(chromosomal microarray analysis)利用基因芯片技术对染色体区域进行检测,鉴定染色体片段的拷贝数变化(包括倍增或缺失)和部分单核苷酸多态性或单碱基突变[1, 2]。美国妇产科学会(American Congress of Obstetricians and Gynecologists，ACOG)建议：产前检测中若超声检查发现胎儿异常,可以采取染色体芯片分析方法取代胎儿染色体核型分型方法进行染色体病诊断[3]。

9.1.2　单基因遗传病

单基因遗传病是由单个基因发生突变引起的一类遗传性疾病。目前已经发现的单基因遗传病有 6 500 多种。单基因遗传病在个体中的发病率很低,但总体发病率为 4%～8%,每年约有 790 万遗传病患儿或携带遗传病基因的新生儿出生[4]。根据发病机制,单基因遗传病可以分为隐性遗传(一对等位基因均发生突变才发生疾病)和显性遗传(其中一个等位基因发生突变即发生疾病)。

多年来，单基因遗传病的分子诊断检测主要采用 Sanger 测序法。该方法可用于确诊疑似病例，并（或）获得更精确的遗传咨询。然而，Sanger 测序每次只能分析一个 DNA 片段，费力又耗时。对于遗传异质性疾病，如色素性视网膜炎、心肌病和耳聋等，由于其存在多个不同的致病基因，应用基于单个基因的 Sanger 测序法进行诊断检测很难得到良好的效果。近年来，高通量测序技术的快速发展和生物芯片技术的不断完善，使得全基因组分型技术应用到个体化临床诊断成为可能，使单基因遗传病的诊断变得更加简单快捷[4]。

目前，在编码蛋白的人类基因中发现了 3 000 多个与单基因遗传病关联的突变基因。大部分单基因遗传病的分子病理机制是基因突变导致基因编码产物异常。编码产物的功能异常大致可分为 3 类。

1）功能丧失性突变

功能丧失性突变通常是指基因突变造成蛋白活性减弱或丧失。多数功能丧失性突变是隐性的，一对杂合子中未突变的等位基因用于编码功能完全的蛋白，可以弥补突变的影响。但也有少数功能丧失性突变是显性的，称为单倍型不足，即机体不能承受杂合子中约 50% 蛋白活性的下降。

2）功能获得性突变

功能获得性突变通常是指基因突变造成蛋白获得了异常活性。很多功能获得性突变发生在基因调控区而非编码区，因而可产生多种后果。例如，突变可能导致一个或多个基因在正常不发生基因表达的组织异常表达，从而使这些组织获得了正常情况下不具有的功能。功能获得性突变通常是显性的。

3）显性负性效应

在某些情况下，突变的蛋白质不仅自身不能发挥其正常的生理功能，还影响正常的蛋白质，使正常蛋白质也不能正常地发挥作用。这种蛋白质相互作用中的干扰现象称为显性负性效应。显性负性效应通常是通过蛋白质亚单位形成多聚体的形式实现的。

9.1.3 多基因遗传病

多基因遗传病是由两对以上致病基因的累积效应所致的一类遗传性疾病。多基因遗传病的发生一般有一定的基因遗传因素，且常出现家族遗传倾向，但不符合孟德尔遗传定律，一般还受到环境因素的影响，其遗传效应可能由基因与环境共同作用，多个基因相互作用,或是受到一个更复杂的风险因素和相互关联的整合体的影响。与单基因遗传病相比,多基因遗传病不是由遗传因素单独决定,而是由遗传因素与环境因素共同起作用。很多常见病如哮喘、唇裂、精神分裂症、无脑儿、高血压病、先天性心血管疾病以及癫痫等均为多基因病。多基因遗传病的分子诊断方法与单基因遗传病略有不同(见图 9-1)。目前,单基因遗传病的分子诊断与治疗已有一个相对完善的方案,主要包括基因或位点识别,确认或排除一项遗传性疾病。而在复杂的多基因遗传病中,要综合考虑芯片或者高通量测序获得的遗传变异与其他危险因素信息,确定疾病的发病机制、疾病分期和预后,并根据患者的具体情况进行有针对性的疾病管理和治疗[5]。

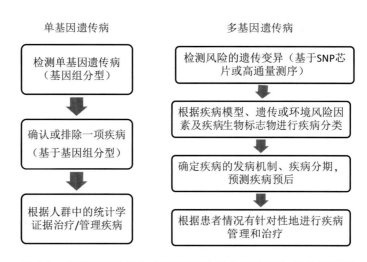

图 9-1　单基因遗传病和多基因遗传病分子诊断和疾病管理的基本策略

(图片修改自参考文献[5])

9.1.4　人类基因组与遗传病

目前,人们对人类基因组和遗传病的关系已有一定的认识。如表 9-1 所示,人类基因组(基因组注释版本为 GRCh38)约有 3.5×10^9 个碱基对,包含约 6 万个基因,其中蛋白编码基因约 2 万个,非编码基因 2.5 万个,假基因 1.4 万个。据预测,平均每个人约有 400 万个变异,其中,SNP 为 350 万个,结构变异和拷贝数变异为 1 万~10 万个,非同义突变为 1 万~1.3 万个,可能有害的非同义突变为数百至数千个,功能缺失突变约为

120 个,功能缺失突变纯合子约为 20 个,与已知遗传疾病相关的突变为 50~100 个,新生突变(de novo mutation)约为 30 个[6]。因此,遗传病研究分析中通常会根据突变所在位置(基因外显子区、内含子区、基因间区和基因调控区等)、突变性质(同义突变、错义突变和无义突变等)、突变在正常人群中的频率等因素进行过滤。

表 9-1　人类个体突变概况

类　别	数量(个)
基因组碱基对(GRCh38.p5)	3 547 121 844
蛋白编码基因	20 313
非编码基因	25 180
小非编码基因	7 703
长非编码基因	14 896
Misc 非编码基因	2 307
假基因	14 453
DNA 序列变异	4×10^6
SNP	3.5×10^6
结构变异/拷贝数变异(SV/CNV)	$10^4\sim10^5$
非同义 SNP	$(1\sim1.3)\times10^4$
可能有害的非同义突变	100~1 000
功能缺失突变	120
功能缺失突变纯合子	20
与已知遗传疾病相关的突变	50~100
终止密码子突变	25~35
终止密码子突变纯合子	2~3
新生突变	30

(表中数据来自 http://asia.ensembl.org/Homo_sapiens/Info/Annotation)

9.2　单基因遗传病研究策略

9.2.1　样品筛选

一般来说,需要根据疾病遗传类型和特征进行待测样品的筛选和可能的致病基因筛选。首先，根据疾病表型对家系成员进行筛查，通过家系遗传特征，初步确定是否为遗传性（遗传性、新生突变），并初步确定该家系遗传类型（常染色体隐性遗传、常染色体显性遗传或 X 连锁遗传）。

不同遗传类型的研究策略、假设和方法如表 9-2 所示。

表 9-2 确定单基因遗传病致病基因研究策略的分类、假设、方法和特点

类型	遗传特征	假设	方法	特点
常染色体隐性遗传	水平遗传，男性和女性受累概率相同，受累双亲为杂合突变的携带者	复合杂合子突变	患病个体及父母	易确定，有时仅需一个患病个体，同胞分析可有效减少候选突变基因的数量
常染色体显性遗传	垂直方式连续传递，男性和女性受累概率相同，未受累双亲的后代无人发病	杂合子突变	患病个体及未患病父亲或母亲；多个无生物学关系的患病个体，患病个体比较分析	一般需要大量患病个体信息
X 连锁遗传	X 连锁隐性遗传，在家系中隔代传递，无男性→男性传递；X 连锁显性遗传，在家系中垂直连续传递，受累男性、女性都能传递，男性患者所有女儿都会受累，无男性→男性传递	完全外显，与疾病相关的突变位点呈现共分离	受累个体及其生物学家庭成员；对于隐性连锁最佳策略是分析两个亲缘关系最远的患病男性个体	增加家族成员测序，可有效缩小研究区域
新生突变	散发	单基因或很少的基因突变，父母无此突变	受累个体及父母；多个无生物学关系受累个体比较分析	病例需求少，显性和隐性突变都可鉴定

（表中数据来自参考文献[7]）

9.2.1.1 常染色体隐性遗传

常染色体隐性遗传病是指一对等位基因均发生突变导致的疾病。患病个体可能是突变纯合子[见图 9-2(a) 和(b)]，也可能是在同一基因上不同突变位点的复合杂合子（compound heterozygous）[见图 9-2(c)～(e)]。由于隐性突变杂合体不会引起疾病，在一般人群中可能以一定频率存在。

确定常染色体隐性致病突变相对较容易，需要研究的患者数目较少，如果有患病同胞，通过同胞进行测序可以大大减少所需检测候选致病基因的数目，有时甚至只需对一个患病个体测序就能找到致病突变基因。

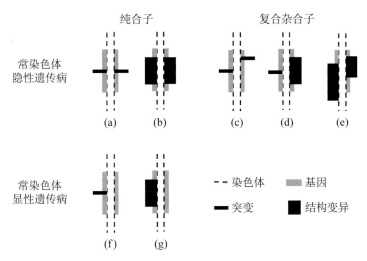

图 9-2 常染色体隐性遗传病和常染色体显性遗传病可能的致病性突变情况

(图片修改自参考文献[8])

9.2.1.2 常染色体显性遗传

常染色体显性遗传病只要致病基因有一个等位基因变异即可引起病理表型，与隐性遗传病相比，在没有其他信息的前提下，推断致病的 DNA 突变更加困难。理论上，所有检测到的 DNA 低频突变都有可能是致病突变[见图 9-2(f)和(g)]。因此，确定家族性的常染色体显性致病突变具有较大的挑战性。

研究常染色体显性遗传病，需要较多的样本个体和家系，需要严格谨慎进行基于公共数据库的过滤和生物信息分析。如果该病的基因存在异质性，增大无血缘关系患者（散发病例）的样本量，并对数据进行联合分析和亚型分类，更容易获得较好的结果。

9.2.1.3 X 连锁遗传

X 连锁隐性遗传病是一种致病基因位于 X 染色体上，基因是隐性的，并随着 X 染色体的行为而传递的疾病。对于 X 连锁隐性遗传病，确定致病基因突变的最佳选择是对两个亲缘关系最远的男性患者进行分析；如果谱系无法区分是 X 连锁隐性遗传还是常染色体隐性遗传，可以结合不同家系成员的检测结果进行分析。X 连锁显性遗传病病种较少，确定致病基因突变时基本上与常染色体显性遗传病需要考虑的问题类似，所不同的是要将基因组区域限制在 X 染色体上[8]。

9.2.1.4 新生突变

新生突变是来自于患者自身的突变，而非遗传自父母中的任意一方，属于非遗传性突变。由于父母双方均未患病而子女患病,其表型很容易与显性遗传病相混淆。确定新生突变是否是致病原因的最佳方法是 Trio 分析,即将患者和父母三人的基因组进行对照分析,从而确定患者基因组的新生变异。这种分析往往不需要用公共数据库对患者基因组中的变异进行过滤。

9.2.2 研究方法

9.2.2.1 传统的致病基因鉴定方法

传统的致病基因鉴定方法是对候选基因进行 Sanger 测序。候选基因的选择可以基于功能预测,也可以基于遗传定位。由于后者无须先验假设,不依赖于人类对疾病和基因的现有认识,而主要根据遗传图谱,包括单倍型、连锁分析、纯合子定位以及 SNP 关联分析等方法,因而,可以获得更全面的结果。

1) 遗传连锁定位克隆

单基因遗传病的经典研究策略主要基于基因组连锁分析,筛选出候选区域,然后进行定位克隆,鉴定致病突变。这种筛选策略利用连锁分析将致病相关基因从染色体中搜寻出来,为疾病基因定位提供了有力的手段,适用于遗传病的多种遗传模式,包括常染色体显性遗传、常染色体隐性遗传和 X 连锁遗传等。

遗传连锁定位克隆的原理是:位于同一条染色体上的基因呈线性排列。真核生物的生殖细胞在减数分裂时会发生同源染色体的重组和交换,这种重组交换的概率与同一染色体上任意两点之间的相对距离有关,相距越近的位点之间发生重组交换的概率越小,有更大的机会连锁在一起从亲代遗传到子代。遗传学距离用摩尔根(Morgan,M)来表示,1 M 表示两个基因座之间的染色体发生一次交换。1/100 M 为 1 个厘摩(cM),表示重组率为 1/100,大约相当于 100 万个碱基对。通过对覆盖密度适当的遗传标记在家系中进行分型,计算遗传位点与疾病位点间的重组率,估计出两者间的距离以及连锁程度,并以此找到与致病相关基因紧密连锁的某一遗传标记,从而确定该基因在染色体上的大体位置,进而达到基因定位的目的。这样,就能对该区域内有限数目的基因进行筛选,确定致病相关基因。

全基因组连锁研究不需要先验假设,只要通过均匀分布的覆盖整个基因组的遗传标记(如几百个微卫星或几千个 SNP)就可以定位。一个家系中一般只有有限数量的重组交换事件发生,通过家系内部的基因组遗传标记区域的连锁和重组信息,可以定位潜在致病基因所在的基因组区域,一般情况下,区域大小可以达数十厘摩[9]。

遗传连锁定位克隆的基本流程包括如下内容。①收集家系资料,对疾病的表型进行分型,对家系中每个成员的患病状态做出准确的判断。②选用合适的遗传标记和分型技术,对家系成员样本进行分子分型研究,确定遗传标记中各等位基因在个体中的分布情况。③运用连锁分析方法判断遗传标记与致病基因位点的关系,推测致病基因的染色体位置。一旦连锁,用更精细的遗传标记,尽可能缩小致病基因所在区域。④在致病基因所在区域内寻找与疾病病理相关的候选基因,寻找病理型突变,并对突变进行生物功能研究。

2）纯合度定位法

经典连锁分析一般需要较多的样本,对一些罕见的隐性遗传病,一般很难获得足够多的患病个体,无法用连锁分析定位致病基因。这种情况下,可以用纯合度定位法(homozygosity mapping),通过检测患者父母和兄弟姐妹的基因型,增加确定致病突变的精度。

自系纯合度定位(autozygosity mapping)是纯合子定位法的延伸,即用纯合子定位法在近亲结合后代的患者中进行基因定位。这种方法利用了一个事实,即近亲结婚者的患病子女很可能有从一个共同祖先的致病等位基因遗传获得的两个隐性等位基因,导致患病。由于染色体区域连锁遗传,患病个体将含有致病基因及与其相邻的遗传标记,而且,这些遗传标记均应为纯合子。自系纯合度定位法可以最大限度地减少遗传异质性疾病中候选基因的数量,增强致病突变鉴定的精确性[10](见图 9-3)。

3）方法局限性

传统的遗传定位方法的缺陷是技术复杂,一般需要通过家系分析先确定遗传模型,再通过一系列遗传图谱分析才能最终确定致病突变,而且当前期遗传定位区域较大时,这种方法通常无法有效降低候选基因数量,在随后的随访和分析中仍需要大量样本进行 Sanger 测序。如果只有家系的待测样品,而且仅有一个或少数几个患者和亲属的信息时,这种局限性尤其明显。采用不同的散发病例和多个患病家系信息能够降低候选基因和区域数量,但要求这些散发病例都是由共同致病基因导致的。此外,对于遗传异质性、表型异质性或两者结合的复杂的遗传病,通过遗传定位方法鉴定致病突变存在巨大困难。

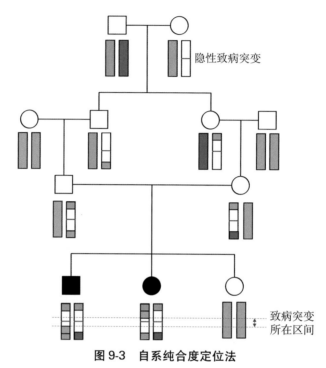

图 9-3　自系纯合度定位法

(图片修改自 http://autozygosity.org/about/)

9.2.2.2　高通量测序技术

由于高通量测序可以在全基因组水平上对患者的基因组信息进行检测,将传统的两步分析方法(先定位克隆再进行 Sanger 测序)简化为一步(即直接测序),因此,在遗传病研究领域具有很高的应用价值。

在遗传异质性强(如在不同基因上都有致病突变)和表型异质性强(如不同的临床或表型表现导致的不确定性诊断障碍或模棱两可的表型)的疾病研究诊断方面,高通量测序筛选法比传统的连锁分析更可靠。例如,Kabuki 综合征(Kabuki syndrome, KS)是一种罕见的遗传异质性和表型多样性的疾病,主要症状表现为容貌特殊,身体发育不良,骨骼发育障碍,先天内脏发育畸形,皮肤纹理异常及轻度或中度智力低下等,发病率为1/32 000[11]。由于遗传异质性和表型多样性,Kabuki 综合征致病基因的鉴定一直困扰着学界。直到 2010 年,Ng 等研究者对 10 例散发患者进行全外显子组高通量测序,并根据遗传信息和表型信息分层分析和排序,确定基因 *KMT2D*(*MLL2*)突变是 Kabuki 综合征的主要致病因素[12]。

研究表明,利用高通量测序方法鉴定单基因遗传病致病基因的成功率为 60%～80%,

并可以通过提高技术和生物信息分析手段提高其成功率。因而,高通量测序已经逐渐成为遗传病研究的主要手段[13]。

目前,在遗传病致病基因研究中,高通量测序主要包括全基因组测序、全外显子组测序和靶向捕获测序方法。

1) 全基因组测序

全基因组测序是在全基因组水平上扫描并检测突变位点,发现个体差异的分子基础。它能够在全基因组水平上研究 DNA 在编码区、非编码区和调控区内发生的所有变异,可以检测 SNP、插入缺失(indel)和结构变异(SV)等。随着全基因组测序价格的进一步降低以及数据分析水平的提高,全基因组测序在遗传病研究中的应用越来越广泛。

2) 全外显子组测序

大多数单基因遗传病是由基因外显子区域或剪接位点的突变导致氨基酸序列的变化而引起的。人类基因组中约 1% 是外显子区域,而目前发现的与疾病相关的突变中,约 85% 在外显子区域。全外显子组测序是利用序列捕获技术将全基因组外显子区域的 DNA 捕捉并富集后进行高通量测序。与全基因组测序相比,全外显子组测序可以降低测序成本和分析成本。

目前,商业化的外显子捕获技术主要有 NimbleGen 的 SeqCap(http://www.nimblegen.com)、Agilent 的 SureSelect(http://www.home.agilent.com)及 Illumina 的 TruSeq(http://www.illumina.com)等。这些捕获技术可以富集获得 30 Mb 长度的外显子区域,与全基因组测序相比,能获得更低廉和更高深度的序列。

然而,全外显子组测序技术仅能对已知的外显子区域的突变进行分析,局限于人类对外显子区域的认识,不能检测已知外显子区域以外的突变(如尚未注释的外显子区域和远端基因调控区域等),也不能用于检测大片段的染色体变异(如插入、缺失、倒置和融合等)。此外,由于经过一系列富集过程,全外显子组测序数据不宜来检测基因拷贝数变化。

3) 靶向捕获测序

靶向捕获测序是利用序列捕获技术将靶基因的 DNA 区域捕获并富集后进行高通量测序。它进一步缩小了测序区域,又能够获得指定靶向区域的遗传信息,极大地提高了特定靶向区域的研究效率,降低了研究成本。通过靶向目标区域测序,可以对候选位点或候选基因进行验证,也可以进一步找到候选区域或基因内的疾病易感位点。靶向捕获测序在临床检测中的应用较为广泛。

靶向捕获测序要对目标区域进行捕获,并进行富集以避免残留基因组 DNA 的污染。目前,已有多种富集方法,如表 9-3 所示。

表 9-3　基因靶向捕获富集方法比较

类型	方法	靶向区域	通量	能否实现自动化	优点	缺陷
基于 PCR 的富集方法	常规 PCR/多重 PCR	小	低	能	简单直接,优化条件灵活	低效,靶向区域小
	Fluidigm PCR 芯片	小-中	低	不能	反应价格低,操作简单,PCR 条件一致	引物合成价格高,扩增效率差异大,格式固定
	RainDance 微量 PCR	中	低	能	可以达到 2 000 个扩增子,相对扩增效率一致	引物合成价格高,需要特定仪器,灵活性差
基于捕获的富集方法	寡核苷酸芯片捕获	中-高	低	不能	捕获区域可扩展,单个基因价格低	需要额外步骤洗脱捕获的 DNA,需要特定仪器,GC 含量高的区域不易捕获
	寡核苷酸溶液捕获	中-高	高	能	捕获区域可扩展,单个基因价格低,可实现自动化	需要特定仪器,GC 含量高的区域不易捕获

(图片修改自参考文献[14])

4) 方法局限性

由于高通量测序的错误率高于 Sanger 测序,需要通过对单个位点的多次测量以降低假阳性率。因此测序深度,即平均一个碱基被检测的次数,在高通量测序中是非常重要的质量评价指标。在相同的测序成本下,测序深度与测序覆盖度呈负相关,即在测序深度方面,靶向捕获测序＞全外显子组测序＞全基因组测序。因此,研究人员需要基于对疾病的认识选择合适的测序方案。

虽然通过高通量测序技术可以获得个体的大量突变信息,但给下游生物信息分析带来巨大挑战[6]。高通量测序的数据分析流程如图 9-4 所示,一般包括序列比对、原始突变获得、突变注释、突变过滤等步骤。个体全基因组测序大约可获得 400 万个突变,全外显子组测序可获得约 20 000 个突变,如何去伪存真,并解释这些突变的临床意义,从中准确找到致病突变,将是巨大的挑战。

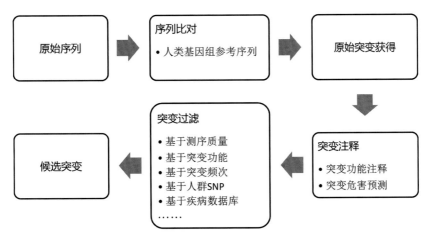

图 9-4 高通量测序研究疾病候选突变的基本分析流程

为了降低假阳性率,一般采用多重过滤方法对个体突变进行过滤,去除 $90\%\sim95\%$ 的突变。过滤方法主要包括:基于突变位点的测序质量及覆盖度过滤、突变功能过滤(仅保留可能有害的突变)、正常群体 SNP 过滤、已知遗传病的突变体筛选、多个患者携带同一个突变或多个患者在某基因发生不同突变等过滤。然而,在过滤过程中,很有可能丢失与疾病相关的重要突变。常见突变往往无临床意义,罕见突变可能导致疾病发生,有很强的临床意义,但在患者中罕见突变可能由于突变的频率低容易被忽略(见图 9-5)。

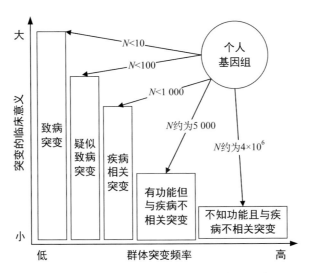

图 9-5 基因组突变的频率与临床意义分布

(图片修改自参考文献[6])

9.2.3 公共数据库

9.2.3.1 遗传疾病公共数据库

1) OMIM

OMIM(Online Mendelian Inheritance in Man，http://omim.org)是一个免费的人类遗传疾病和基因数据库，通过全文引用概述的方式描述了所有已知的单基因遗传病和 15 000 个左右的基因。此外，OMIM 还关注基因和表型之间的关系。截至 2016 年 6 月，OMIM 共收录了 5 751 个已知分子机制的表型和 3 564 个包含致病突变的基因。其中，单基因病和特征为 4 723 个，与之相关联的基因有 3 177 个；复杂疾病或感染为 700 个，与之关联的基因有 499 个；体细胞突变疾病为 202 个，与之关联的基因有 115 个。

2) ClinVar

ClinVar(http://www.ncbi.nlm.nih.gov/clinvar/)是美国国家生物技术信息中心(NCBI)开发的免费数据库[15]，通过整合变异、临床表型、实证数据以及功能注解与分析等多方面的信息，加速人们理解基因序列变异与疾病表型之间的关系。任何研究者都可以向 ClinVar 提交有关变异与临床表型或功能之间关系的数据和解析，通过专家评审，对变异和临床表型间关系的可靠性进行评级，逐步形成一个标准的、可信的、稳定的遗传变异-临床表型相关的数据库。截至 2016 年 6 月，ClinVar 中包含 194 083 条记录，涉及 149 173 个突变和 27 165 个基因。其中，3 766 个突变经过专家评审，23 个突变用于《临床实践指南》中。

3) DECIPHER

DECIPHER (DatabasE of genomiC varIation and Phenotype in Humans using Ensembl Resources，https://decipher.sanger.ac.uk/)是临床界用于共享和比较患者表型和基因型数据的免费交互式网络数据库，收录了大量正常人群的拷贝数变化数据，包含了超过 250 家研究中心上传的超过 21 523 例的案例信息。同时，DECIPHER 还提供了一套分析和解释染色体亚微观不均衡、倒位或者易位的工具，使临床医师能够在线比较每个患者与数据库中收录的案例，通过排除法，帮助确定可能致病的拷贝数变化，提高临床诊断效能[16]。

4) HGMD

HGMD(The Human Gene Mutation Database，http://www.hgmd.org)是一种通

用型数据库,它收集了引起人类遗传病或与人类遗传病相关的基因突变[17]。此数据库建立的初衷是用于突变机制的分析。HGMD 系统收录了文献报道的致病突变和与疾病相关的功能多态性,主要包括单碱基置换(如编码序列中的错义突变和无义突变以及调控和剪接区域中的点突变)、微缺失(micro deletion)和微插入(micro insertion)、缺失/插入、重复序列扩增以及大的基因损伤(缺失、插入和倍增)和复杂的基因重组等。HGMD 数据库分公共版和专业版,前者可以通过注册免费获得,而后者需付费。截至 2016 年 6 月,HGMD 公共版和专业版分别收录 127 844 和 183 500 条记录。

9.2.3.2 正常人群数据资源

从高通量测序数据中可以获得大量的突变信息。例如,全基因组测序一般可获得约 4×10^6 个突变,其中大部分可能是非致病性突变(如 SNP)。目前,确定致病变异常用的方法是利用正常人群(unaffected population)SNP 的信息参考对患者的突变进行筛选。主要的正常人群数据资源有国际人类基因组单体型图计划(The International HapMap Project,HapMap)、千人基因组计划(1 000 Genome Project)和外显子组聚集联盟(Exome Aggregation Consortium,ExAC)等。

1) HapMap

HapMap 是人类基因组中常见遗传多态位点的目录,它描述了这些变异的形式、在 DNA 上存在的位置以及在同一群体内部和不同人群间的分布状况。HapMap 计划起始于 2002 年,由美、加、中、日、英、尼日利亚等国研究机构发起、参与并完成,共从 270 个正常人个体取样,主要采用 GWAS 技术对疾病与突变进行关联,描述了 300 多万个突变位点信息。目前,HapMap 数据库已经正式关闭,相关资源移至千人基因组计划。

2) 千人基因组计划

千人基因组计划(1 000 Genome Project,https://www.ncbi.nlm.nih.gov/variation/tools/1000genomes)从 2008 年开始,到 2015 年完成,历时 7 年,由中、英、美、德等国的科学家共同承担研究任务,测试了 26 个种族的 2 504 个个体的全基因组信息,瞄准找到所研究人群中频率高于 1% 的遗传突变体,绘制详尽的人类基因组遗传多态性图谱[18, 19]。千人基因组计划共获得 8 800 万条变异信息[18],在 26 个种族中,东亚人群共 617 人。其中,中国汉族 108 人、华南地区汉族 171 人、傣族 109 人、日本人 105 人、越南人 124 人。千人基因组计划检测到的 SNP 和 indel 已存入美国国家生物技术信息中心(NCBI)的短基因变异数据库——dbSNP 数据库中。

3）ExAC

ExAC(http://exac.broadinstitute.org)收集了 60 706 个无血缘关系个体的全外显子组测序数据,利用相同的数据分析方法获得全外显子水平的正常人群突变信息和频率,可以作为一个大型的正常人参比数据集(reference dataset)[20]。

9.3　精准医学在遗传病研究中的应用

9.3.1　散发病例分析

对于散发病例,精准医学在遗传病研究中的一般鉴定策略如下。对患者个体进行高通量测序,获得初步的个人突变组,经过一系列过滤,包括:①突变功能预测过滤,只保留对功能影响较大的突变位点,包括非同义点突变、剪接位点突变和编码区 indel 等;②正常人群 SNP 过滤,排除患者突变组中正常人群的 SNP,获得少数可能致病的 SNP;③通过遗传疾病数据库进行证实或证伪。

上述策略由 Ng 等于 2009 年首先提出,并成功用在罕见病 Freeman-Sheldon 综合征的研究中,成功找到了致病基因[21]。Ng 等对 4 个散发个体用全外显子组测序,针对非同义突变、剪接位点或编码区 indel 进行分析,并过滤 HapMap 中 8 例来自 3 个种族的正常人群和 dbSNP 中的 SNP,最终找到了一个致病基因 *MYH3*。

然而,随后的研究发现,对不同的疾病,过滤要求也不尽相同。例如,2010 年,为了寻找 Kabuki 综合征的致病基因,Ng 等对 10 例患者进行了全外显子组测序,然而根据上述过滤要求并没有得到很好的结果,进一步对基因型和表现型进行分层分析后发现 *KMT2D* 基因在 7 例患者中存在无义突变或移码 indel,进一步用 Sanger 测序法验证后发现,另 3 例患者中的 2 例也有 *KMT2D* 基因移码 indel[12]。

此外,研究发现同一疾病的不同表征可能由不同的基因型引起。例如,Gilissen 等通过对 2 例症状非常相似的罕见颅骨外胚层发育不良(CED)散发病例的研究发现,*WDR35* 基因的复合杂合突变可能是该疾病的致病原因[22]。然而,Gilissen 等还研究了另外 6 名 CED 患者,但症状与上述两例患者有区别,均未发现存在 *WDR35* 基因突变,这说明在基因型异质性和表型异质性相结合的复杂情况下,可能要求研究者针对一种疾病的一个特异的表型进行分析才能获得其致病基因变异。

9.3.2　家系分析

利用高通量测序对遗传病进行家系研究,目前也取得了很好的进展。从研究鉴定新基因的角度来看,家系分析比散发分析更具优势。由于同一家系中多个患者可能包含一致的致病基因,因此,可以通过对家系中不同患者个体测序结果的筛选获得该家系可能的致病基因。此外,通过家系的单倍型遗传分析可以控制一些高通量测序平台的错误率,提高致病突变研究的准确性。

家系分析也可以参考散发病例的分析策略。例如,Wang 等对有常染色体显性遗传病脊髓小脑性共济失调症的 4 代家系中的 4 位患者进行了全外显子组测序,用散发病例的分析策略发现了该家系的致病基因 *TGM6*[23]。

在散发分析的基础上进行连锁分析,不仅可以在一定程度上校正测序本身固有的错误,还可以大大缩小搜索致病突变的范围,能更快、更准确地找到致病基因。特别是当家系中有多个患病个体时,致病突变富集,可以显著增加罕见突变发现的检验效能。例如,Musunuru 等对患有家族性复合高脂血症的一对兄弟进行高通量外显子组分析和连锁分析后找到了致病基因 *ANGPTL3*[24]。又如,不明原因引起的隐源性多灶性溃疡性狭窄性小肠炎(cryptogenic multifocal ulcerous stenosing enteritis, CMUSE)是严重的罕见疾病,病因不明。Brooke 等对一对患病兄妹、健康父母和一名健康兄弟进行SNP 芯片分析,对一名患者进行全外显子组测序,并对候选突变进行 Sanger 测序验证后发现 *PLA2G4A* 基因的致病突变[25]。再如,家族性胸主动脉瘤和主动脉夹层是一种常染色体显性遗传病,会导致急性主动脉夹层破裂,或导致严重致死性并发症。Boileau 等对两个家族性胸主动脉瘤和主动脉夹层伴随颅内动脉瘤和蛛网膜下腔出血家系进行了全基因组关联分析和全外显子组测序分析,发现 *TGFB2* 基因突变导致细胞内 *TGFB2* 蛋白单倍型不足,诱导 TGFB2 蛋白在病变的主动脉组织中表达增加,从而诱发胸主动脉疾病[26]。

在近亲婚配的患病家系中,当出现常染色体隐性遗传病特征时,基因发生纯合子突变的可能性比较大。de Greef 等收集了 11 个免疫缺陷、着丝粒不稳定和面部异常(immunodeficiency, centromeric instability and facial anomalies, ICF)综合征 2 型家系,其中 5 个已知为近亲婚配。研究人员用 Illumina 基因芯片对这 5 个家系进行纯合子定位,但并未在所有样本中发现共同的纯合子,表明 *ICF2* 可能有遗传异质性。采用外显子测序检测 1 个患病个体后发现 *ZBTB24* 基因发生了一个纯合子突变。然后对其余 10 个患者进行 Sanger 测序验证分析,发现 4 个已知近亲婚配家系的受累个体中,3 个存在 *ZBTB24* 纯合子突变,另外 2 个非近亲婚配家系的受累个体也存在相同的复合杂合子突变[27]。

9.3.3 临床应用

2013 年 11 月,Illumina 开发的 4 种高通量基因测序临床诊断设备及方法包括下一代测序仪 MiSeqDx、通用试剂盒、MiSeqDx 囊性纤维化的 139 个突变化验方法和相应的临床测序方法得到了美国 FDA 的批准,标志着以高通量测序为基础的精准医学在临床应用的大门已经打开。目前,许多企业(如 23andMe、GeneDx 和 Ambry Genetics 等)以及高校等非营利机构(如埃默里大学、加州大学洛杉矶分校、贝勒大学和博德研究所等)开始提供相关的个人基因检测服务。以埃默里大学为例,其遗传实验室向用户提供包括孤独症、耳聋和线粒体遗传病等多项个人基因检测服务(http://geneticslab. emory. edu/testing/test-directory/index. html)。

9.3.3.1 产前检测

利用无创 DNA 产前检测技术,通过采取孕妇静脉血,用下一代 DNA 测序技术对母体外周血中的游离 DNA 片段(包含胎儿游离 DNA)进行测序,并将测序结果进行生物信息学分析,可以得到胎儿的遗传信息,从而检测胎儿是否患有三大染色体疾病,即唐氏综合征、爱德华综合征和帕套综合征。这种方法的敏感性高达 90%,特异性在 99.7%以上[3]。与传统无创产前检查方法(颈后透明带检查和血清学筛查)相比,高通量测序法的灵敏度和特异性都有明显优势。而与羊水穿刺或绒毛膜取样等有创确诊染色体变异方法相比,高通量测序法更安全、更高效。

2012 年,美国妇产科学会(ACOG)与美国母胎医学会(SMFM)共同发表委员会指导意见,对高龄和高危人群进行无创 DNA 产前检测初筛。目前,我国部分医院也开始使用无创 DNA 产前检测技术对高龄和高危人群进行产前筛查,逐步取代羊水穿刺和胎儿脐带血穿刺等有创性和侵入性产前检查技术。

胚胎植入前遗传学诊断(preimplantation genetic diagnosis,PGD)是高通量 DNA 测序技术在产前检测领域的另一项重要应用。PGD 是指在体外受精过程中,对有遗传风险的胚胎进行遗传学分析,选择基因正常的胚胎移入宫腔,是一种建立在辅助生育、分子生物学和遗传学基础上的新诊断技术。具体来说，PGD 是在受精卵发育到囊胚期，选取极少量胚胎卵裂细胞进行全基因组扩增（whole-genome amplification）和高通量测序，观察全部染色体数目及结构是否异常，实现准确的、单位点的关键基因检测，从而诊断胎儿基因组是否存在致病变异。这种方法适用于有遗传异常或高危遗传因素的病例，如高龄孕妇、有反复自然流产史的孕妇、反复胚胎种植失败的孕妇和生育过遗传病患儿的夫妇。

Treff 等对 6 对单基因病遗传风险的夫妇进行了 PGD 检测，其结果与常规方法的检测结果完全一致，表明单基因病的 PGD 检测也有良好的应用前景[28]。此外，Zhang 等对 21 对染色体易位、不孕或者反复流产夫妇的 98 个囊胚进行拷贝数测序，检测到 70% 的囊胚呈非整倍性。13 对夫妇至少有一个囊胚正常，9 对夫妇完成了胚胎植入，最后有 7 个健康宝宝出生，说明拷贝数测序可以为医师选择遗传学正常的胚胎植入提供依据，可提高试管婴儿的成功率[29]。

9.3.3.2　罕见疾病诊疗

精准医学在罕见疾病的诊断和治疗方面，也有重要作用。在一项利用快速全基因组测序（STATseq）对危重疾病婴儿孟德尔遗传病的临床诊断和临床结果的回顾性研究中发现，35 名患儿中的 20 名（57%）被准确诊断出了遗传疾病，显著高于传统方法的检出率（9%）。而且，大部分患儿（13 名）的诊断结果被用于实际临床指导[30]。在另一项研究中，250 例用传统方法无法确诊病因的患者中，通过全外显子组测序，62 名患者找到了致病因素，检出率达 25%[31]。还有，Worthey 等对一名临床表现疑似克罗恩病（Crohn disease）的男性儿童进行全外显子组测序，发现了一个全新的 X 染色体连锁的凋亡抑制基因嵌合错义突变。基于这一发现，他们对患儿施行了同种异基因造血干细胞移植手术，效果良好。这些例子都充分显示了基因组测序和精准医学在罕见疾病诊断和治疗中的重要作用和广泛的应用前景[32]。

9.4　总结与展望

下一代测序技术的不断更新和广泛应用，推动着遗传病研究和诊疗的飞速发展。目前，高通量测序，尤其是外显子组测序，仍然是发现新的致病基因变异最有效的工具。然而，下一代测序技术本身的测序误差以及序列比对和分析研究策略的选择都可能造成一定的假阳性或假阴性,如何通过数据分析和实验方法去伪存真、解释这些突变的临床意义、鉴定致病突变,将是巨大的挑战,有时需要对已预测的遗传基因进行进一步的基因注释及功能确认。近来研究发现,一些基因非编码区的突变也与遗传病有关,但目前人们对非编码区及其与疾病的关联尚知之甚少。针对非孟德尔遗传、表观遗传或变异在非编码区域的遗传病,需要全基因组与转录组、蛋白质组、表观组等相互验证,由此产生的巨额费用和海量数据,将对科研人员提出很大的挑战。

此外,如何将基因突变与疾病表型关联起来,排除大量的可能影响功能但与疾病无关的突变是目前研究和诊断的难点。在人类基因组的 30 亿个碱基对中,有大量的 SNP位点,几乎每个人都携带隐性致病基因,如何与致病突变进行区分,也是分析的巨大挑战。在群体分析中,随机关联可以通过一些统计学方法进行控制,如设置合理的统计显著性阈值、多次假设检验的矫正和排列分析等。然而,这些方法都不适用于对单个患者进行诊断。

尽管还存在诸多挑战,下一代测序为遗传病的临床诊断和精准医学带来了前所未有的机遇。相信随着下一代测序成本的逐步降低、研究数据的不断增长和积累以及不同研究机构之间数据共享的不断加强,越来越多的遗传病的致病基因将会被发现和注释,从而为后续的功能研究奠定坚实的基础,加快遗传病研究结果向临床应用转化的进程。

参考文献

[1] Wapner R J, Martin C L, Levy B, et al. Chromosomal microarray versus karyotyping for prenatal diagnosis [J]. N Engl J Med, 2012, 367(23): 2175-2184.

[2] Miller D T, Adam M P, Aradhya S, et al. Consensus statement: chromosomal microarray is a first-tier clinical diagnostic test for individuals with developmental disabilities or congenital anomalies [J]. Am J Hum Genet, 2010, 86(5): 749-764.

[3] Fonda Allen J, Stoll K, Bernhardt B A. Pre- and post-test genetic counseling for chromosomal and Mendelian disorders [J]. Semin Perinatol, 2016, 40(1): 44-55.

[4] Jamuar S S, Tan E C. Clinical application of next-generation sequencing for Mendelian diseases [J]. Hum Genomics, 2015, 9(1): 1-6.

[5] Shelton C A , Whitcomb D C. Evolving roles for physicians and genetic counselors in managing complex genetic disorders [J]. Clin Transl Gastroenterol, 2015, 6(11): e124.

[6] Marian A J. Challenges in medical applications of whole exome/genome sequencing discoveries [J]. Trends Cardiovasc Med, 2012, 22(8): 219-223.

[7] 孟宪欣,肖华胜. 下一代测序技术在罕见病致病基因研究中的应用[J]. 生命科学, 2015,27(7):

960-967.

[8] Royer-Bertrand B, Rivolta C. Whole genome sequencing as a means to assess pathogenic mutations in medical genetics and cancer [J]. Cell Mol Life Sci, 2015, 72(8): 1463-1471.

[9] Ku C S, Naidoo N, Pawitan Y. Revisiting Mendelian disorders through exome sequencing [J]. Hum Genet, 2011, 129(4): 351-370.

[10] Alkuraya F S. Homozygosity mapping: one more tool in the clinical geneticist's toolbox [J]. Genet Med, 2010, 12(4): 236-239.

[11] Cheon C K, Ko J M. Kabuki syndrome: clinical and molecular characteristics [J]. Korean J Pediatr, 2015, 58(9): 317-324.

[12] Ng S B, Bigham A W, Buckingham K J, et al. Exome sequencing identifies MLL2 mutations as a cause of Kabuki syndrome [J]. Nat Genet, 2010, 42(9): 790-793.

[13] Gilissen C, Hoischen A, Brunner H G, et al. Disease gene identification strategies for exome sequencing [J]. Eur J Hum Genet, 2012, 20(5): 490-497.

[14] Zhang W, Cui H, Wong L J. Application of next generation sequencing to molecular diagnosis of inherited diseases [J]. Top Curr Chem, 2012, 336: 19-45.

[15] Landrum M J, Lee J M, Benson M, et al. ClinVar: public archive of interpretations of clinically relevant variants [J]. Nucleic Acids Res, 2016, 44: 862-868.

[16] Firth H V, Richards S M, Bevan A P, et al. DECIPHER: Database of Chromosomal Imbalance and Phenotype in Humans Using Ensembl Resources [J]. Am J Hum Genet, 2009, 84(4): 524-533.

[17] Stenson P D, Mort M, Ball E V, et al. The Human Gene Mutation Database: building a comprehensive mutation repository for clinical and molecular genetics, diagnostic testing and personalized genomic medicine [J]. Hum Genet, 2014, 133(1): 1-9.

[18] 1000 Genomes Project Consortium, Auton A, Brooks L D, et al. A global reference for human genetic variation [J]. Nature, 2015, 526(7571): 68-74.

[19] Sudmant P H, Rausch T, Gardner E J, et al. An integrated map of structural variation in 2 504 human genomes [J]. Nature, 2015, 526(7571): 75-81.

[20] Minikel E V, Vallabh S M, Lek M, et al. Quantifying prion disease penetrance using large population control cohorts [J]. Sci Transl Med, 2016, 8(322): 322ra9.

[21] Ng S B, Turner E H, Robertson P D, et al. Targeted capture and massively parallel sequencing of 12 human exomes [J]. Nature, 2009, 461(7261): 272-276.

[22] Gilissen C, Arts H H, Hoischen A, et al. Exome sequencing identifies WDR35 variants involved in Sensenbrenner syndrome [J]. Am J Hum Genet, 2010, 87(3): 418-423.

[23] Wang J L, Yang X, Xia K, et al. TGM6 identified as a novel causative gene of spinocerebellar ataxias using exome sequencing [J]. Brain, 2010, 133(12): 3510-3518.

[24] Musunuru K, Pirruccello J P, Do R, et al. Exome sequencing, ANGPTL3 mutations, and familial combined hypolipidemia [J]. N Engl J Med, 2010, 363(23): 2220-2227.

[25] Brooke M A, Longhurst H J, Plagnol V, et al. Cryptogenic multifocal ulcerating stenosing enteritis associated with homozygous deletion mutations in cytosolic phospholipase A2-alpha [J]. Gut, 2014, 63(1): 96-104.

[26] Boileau C, Guo D C, Hanna N, et al. TGFB2 mutations cause familial thoracic aortic aneurysms and dissections associated with mild systemic features of Marfan syndrome [J]. Nat Genet, 2012, 44(8): 916-921.

[27] de Greef J C, Wang J, Balog J, et al. Mutations in ZBTB24 are associated with immunodeficiency, centromeric instability, and facial anomalies syndrome type 2 [J]. Am J Hum Genet, 2011, 88 (6): 796-804.

[28] Treff N R, Fedick A, Tao X, et al. Evaluation of targeted next-generation sequencing-based preimplantation genetic diagnosis of monogenic disease [J]. Fertil Steril, 2013, 99(5): 1377-1384. e6.

[29] Zhang W, Liu Y, Wang L, et al. Clinical application of next-generation sequencing in preimplantation genetic diagnosis cycles for Robertsonian and reciprocal translocations [J]. J Assist Reprod Genet, 2016, 33(7): 899-906.

[30] Willig L K, Petrikin J E, Smith L D, et al. Whole-genome sequencing for identification of Mendelian disorders in critically ill infants: a retrospective analysis of diagnostic and clinical findings [J]. Lancet Respir Med, 2015, 3(5): 377-387.

[31] Yang Y, Muzny D M, Reid J G, et al. Clinical whole-exome sequencing for the diagnosis of mendelian disorders [J]. N Engl J Med, 2013, 369(16): 1502-1511.

[32] Worthey E A, Mayer A N, Syverson G D, et al. Making a definitive diagnosis: successful clinical application of whole exome sequencing in a child with intractable inflammatory bowel disease [J]. Genet Med, 2011, 13(3): 255-262.

10 药物基因组学与精准用药

患有同一种疾病的不同患者在使用相同药物时,疗效可能不同,这在临床上是一种常见的现象。造成药物反应差异的原因除了药物本身的问题外,遗传因素也是重要原因。为此,提出了"药物基因组学"这个概念。

本章概述了药物基因组学的概念、形成和发展现状,介绍了药物疗效相关基因和药物反应中的种族差异,并通过实例阐明基因与药物疗效、基因与药物不良反应的关系,同时描述了药物基因组学常用的研究方法,以及药物基因组学常用数据库 PharmGKB。

10.1 概述

10.1.1 药物基因组学

药物基因组学(pharmacogenomics,PGx)是 20 世纪 90 年代末发展起来的基于人类基因组计划与分子药理学的一门新的学科,是药物学和遗传学的交叉学科。药物基因组学以药物效应和药物安全为目标,主要研究药物在生物体内过程差异的遗传背景,不同基因型人群对药物的反应不同,在分子水平研究人类个体对药物效应不同的分子机制,从而研究开发新的药物和合理用药方法的一门学科。药物基因组学为研究高效、特效药物开辟了新的途径,为患者或特定人群寻找合适的药物及适宜的用药方法展现了新的前景。

药物基因组学一词是由分子药理学和基因组学形成的合成词,不同于一般的基因学研究,不是以发现新的基因、探明疾病的发生机制、预见发病风险及诊断疾病为目的,而是研究基因变异对药物效应的影响,确定药物作用的靶点,研究从表型到基因型的药物反应的个体多样性,研究遗传在药物反应中所起作用的学科。这里所提到的药物反应既包括疗效也包括不良反应,主要基于药物反应的遗传多态性,表现为药物代谢酶的多态性、药物作用受体的多态性和其他药物靶标的多态性等。药物基因组学可以通过候选基因,从一个或多个候选基因中的一个或多个单核苷酸多态性(single nucleotide polymorphism,SNP)组合鉴别基因序列中的差异[1, 2]。药物基因组学所研究的遗传变异既包括通过遗传得到的变异,也包括自身在细胞复制过程中获得的变异(新生突变)。研究人员通过分析患者的基因表达谱或单核苷酸多态性对药物吸收、运输、代谢、排泄以及药物受体靶效应等表现来研究遗传对药物反应的影响。就多数疾病而言,单一基因突变对疾病的预测或治疗价值有限,但单一基因的突变对药物作用的影响则是十分明显的。因此,药物效应相关基因的研究比疾病相关基因的研究更具有临床使用价值。药物基因组学通过对包括选择药物起效、活化、排泄等过程相关的候选基因进行研究,鉴定基因序列的变异,评价变异在药物作用中的影响,用统计学原理分析基因突变与药效的关系,将基因的多态性与药物效应的个体多样性紧密联系在一起,并使它的研究结果更易于在临床得到应用。近年来,在肿瘤研究中,研究者通过寻找患者体内的遗传基因和肿瘤本身产生的基因变异对药物的不同反应作为生物标志物,开发了一系列肿瘤靶向药物,用于精准医学,进一步扩展了药物基因组学的概念和范畴。

10.1.2 药物基因组学的形成与发展

药物基因组学是在遗传药理学基础上发展起来的。遗传药理学是 20 世纪 50 年代开始发展的一门学科。当时,研究人员对许多药物异常反应的案例进行系统研究后发现,不同的遗传背景会导致药物反应的个体差异,特别是药物代谢酶的差异会引起个体对药物的不良反应。例如,乙酰转移酶缺陷会引起异烟肼代谢异常,胆碱酯酶缺乏可以使琥珀胆碱的肌松作用时间延长,编码葡萄糖-6-磷酸脱氢酶(G-6-PD)的基因发生变异可以导致相应的葡萄糖-6-磷酸脱氢酶的活性降低,引起抗疟药的溶血作用等。

从 20 世纪 70 年代开始,兴起了分子遗传变异的研究,在分子水平上揭示出导致药物代谢酶差异的遗传变异,从而将分子遗传学引入遗传药理学。

到了 20 世纪末,随着分子生物学、分子遗传学和基因组学的发展以及人类基因组计划的顺利实施,人类基因的多态性不断被发现和证实,人们认识到人体的许多基因参与药物的体内过程,基因的多态性导致个体对药物反应的多样性,从而为在基因组水平研究药物反应的个体差异奠定了基础,药物基因组学随之而生[3]。

高通量测序技术的发展和生物芯片技术的完善,使得药物基因学的研究变得更加简单快捷,全基因组分型应用到个体化临床诊断与治疗成为可能[4]。通过 GWAS 研究提供了很多疾病的易感位点,后续研究发现很多位点都与药物的应答相关,而基于药物疗效的 GWAS 则发现了更多的药物相关基因。

近 10 年来,药物基因组学在药物研发和个体化用药中越来越受到重视,在新药研发的管理决策中也开始发挥重要作用。为了将药物基因组学全面应用于新药研发的管理决策过程中,2007 年 11 月,美国食品药品监督管理局(FDA)联合药物基因组学工作组(PWG)、美国药品研究和生产协会(PhRMA)、美国生物技术工业组织(BIO)和药品信息协会(DIA)发起并召开了以"药物基因组学/生物标记与新药开发的管理决策"为主题的"第四届美国食品药品监督管理局(FDA)/制药企业研讨会";多个发达国家和地区也纷纷出台相关的规范,以加快药物基因组学的转化与应用(见表 10-1)[5, 6]。

表 10-1　各国发布的药物基因组学相关规范

时间	机构	文件	内容
2005	美国食品药品监督管理局(FDA)	企业指南：药物基因组学数据提交	建议新药申报时提供药物基因组学数据
2005	日本卫生劳动福利部(MHLW)	向国家卫生部门提交临床试验中使用药物基因组学信息指南	规定药物研究机构应向国家卫生部门递送其正在开发或计划进行研究的药物基因组学资料。资料主要包括研究目的、研究阶段、目的基因、疾病、受试者数目、样品储存、基因分型方法等
2008	国际协调会议(ICH)	企业指南：基因组生物标记、药物基因组学、基因组数据和样品编号分类 E15 定义	对基因组生物标记进行了严格的定义,并规定了样品和数据的编号原则
2008	加拿大卫生机构	药物基因组学信息提交指南文件	规定药物开发机构应当向政府卫生部门递送药物、生物制品及卫生器械的药物基因组学数据,以作为申请的依据或上市后评价的数据

（续表）

时间	机构	文件	内 容
2009	美国普华永道公司（PWC）	个性化医疗新科学：转化实践	药物基因组学将在缩减临床试验的时间、费用、规模和失败率，降低药物由于安全性原因在上市后召回事件等方面带来革命性的进步，并由此颠覆既有的医药商业运行模式
2010	欧洲药药品管理局（EMA）	遗传药理学方法应用于新药的药代动力学评价指南	指示应将遗传药理学方法应用于新药的药代动力学评价，该规范已于 2012 年 8 月 1 日正式在欧洲生效
2011	美国食品药品监督管理局（FDA）	企业指南：临床药物基因组学，上市前的早期临床研究评价和用药标示推荐	草案对临床 DNA 样本的收集及检测提出了详细的要求，并提出应在新药上市前各阶段开展临床药物基因组学研究，药物基因组学将作为一种革命性的手段提高新药的安全性和有效性

（表中数据来自参考文献[6]）

随着药物基因组学研究不断深入，内容也不断更新，目前人们开始认识到基因的多态性只能在一定程度上阐释药物在不同个体及群体间药代动力学和药效动力学的差异，其他遗传特性如基因的拷贝数变异（CNV）、DNA 甲基化多态性以及 miRNA 介导的表观遗传修饰等都可能在药物反应的个体差异中起一定的作用，因此，药物基因组学也逐渐开始转向研究这些遗传特性对药物效应的影响[7-9]。

10.1.3　药物基因组学应用现状与前景

10.1.3.1　合理用药和临床精准用药

合理用药和精准用药的核心是个体化用药。要实现这一目标，需要利用药物基因组学的技术和方法，将基因的多态性与药物效应的个体多样性紧密联系起来，从而实现个性化、可预测、可预防的治疗策略[10]。

在临床应用中，通过对患者基因型或体细胞突变基因型，尤其是对一些与疾病相关的基因型和对特定药物具有敏感性或抵抗性的基因型进行检测，指导临床医师开出适合每个个体基因型的处方，能够将药物应用于特定的有效患者，从而改善用药的安全性和有效性，达到"用药个体化"的精准医学的完美临床转化。例如，研究表明抗 PD-1 免疫疗法治疗非小细胞肺癌时患者的客观缓解率只有 17%～21%，患者个体之间差异明显。根据全基因组整体突变情况将患者分为不同亚型，则高突变负荷患者比低突变负荷患者对 PD-1 疗法敏感（客观缓解率分别为 63% 和 0）。显然，通过药物基因组学的指导,将 PD-1 免疫疗法用于高突变负荷患者,可大幅提高其有效性和安全性[11]。

10.1.3.2 加速新药发现

目前,除极少数抗肿瘤药物研发是在药物基因组学的指导下进行的,大部分药物仍遵循传统的研发路线,缺少药物相关遗传标志物的数据。其实,在新药研发的整个流程中,从新化合物的发现到临床试验的结束,均可引入药物基因组学相关的技术和方法,帮助缩短药物研发周期,降低药物研发成本。例如,可以通过基因组学研究,发现并克隆到新的基因;再通过转基因和动物基因敲除模型进行表达分析,获得新基因的功能;进一步借助疾病模型,研究基因和疾病的关系,从而确定有效靶点,优化药物设计,进行临床前以及临床有效性和安全性研究,达到有针对性的药物研发。

上述策略利用基因组数据库,经生物信息学分析、高通量基因表达筛选、高通量功能筛选等现代生物技术的筛选,是药物开发的新手段,因此具有快速、高效的优点。例如,克唑替尼(crizotinib)的研发过程就是药物基因组学加速新药研发的一个范例。从 2007 年研究人员发现了 *ALK* 融合基因并认为其是非小细胞肺癌中的"驱动激酶"[12]开始,到发现克唑替尼具有明显抑制 ALK 和 c-Met 受体的功能,可以抑制 ALK 阳性肿瘤的发展,再到 2011 年克唑替尼在美国批准上市,总共用了 4 年时间,是肿瘤药物研发史上最快速的药物之一。又如,在我国原创抗癌新药西达本胺(组蛋白去乙酰化酶抑制剂)的研发和上市过程中,药物基因组学起到了极大的促进作用。

10.1.3.3 上市药物再评价

药物在发挥治疗作用的同时,也存在不良反应。不良反应与基因多态性密切相关,随着药物基因组学研究的不断深入,引起药物反应个体差异的相关基因不断被发现和证实,为提高药物治疗效果,减少患者开支,预防严重不良反应事件的发生提供借鉴和参考。例如,华法林的基因组学研究就是一个很好的案例。*CYP2C9* 和 *VKORC1* 两个基因突变的发现,使得预测华法林的个体化用药剂量成为可能,安全性大大提升[13]。又如,2001 年,西立伐他汀因导致 31 例严重横纹肌溶解致死事件而被撤市[14],而其他他汀类药物(如辛伐他汀等)仍在临床使用。后续的药物基因组学研究证实,*OATP1B1* 基因是他汀类药物主要不良反应——横纹肌溶解的独立决定因子[15],对于预测和预防他汀类药物的肌毒性起关键作用。据此,美国临床遗传药理学应用委员会(CPIC)发布了根据 OATP1B1 遗传变异指导辛伐他汀临床用药的指南。

10.1.3.4 药物经济学意义

药物经济学是一门新兴的学科,它不仅注重药物治疗的成本,同时也关注药物治疗的结果。基于药物基因组学研究成果的药品无疑具有以下竞争优势:节约医疗保险费用;增加首剂处方的有效性,减少患者就诊次数;减少无效处方的可能性;避免不良反应等。例如,研究发现,对首次使用华法林的患者进行 *CYP2C9* 和 *VKORC1* 基因分型,能够将由于出血或血栓栓塞入院的风险降低 43%[16]。

现阶段,尽管药物基因组学的相关研究备受瞩目,而且实验证据水平也高,但在临床中的应用却处于早期阶段。在新药研发方面,从 FDA 审批的新药数量来看(见图 10-1),在药物基因组学发展的十多年里,新药的申报数量并没有明显增加。而将药物基因组学的相关发现应用于临床也面临许多挑战。例如,虽然已有充分的证据表明具有 *HLA-B * 1502* 基因型的患者在使用抗癫痫药物卡马西平时可能引起严重药物不良反应,但目前仍然可以给 *HLA-B* 基因型未知的患者开处方使用卡马西平。此外,一项针对药物基因组学辅助临床决策的研究发现,一半以上的医师不准备或不知道如何使用药物基因组学相关信息辅助临床决策,仅有 30% 的医师基于药物基因组学相关信息改变临床决策[17]。

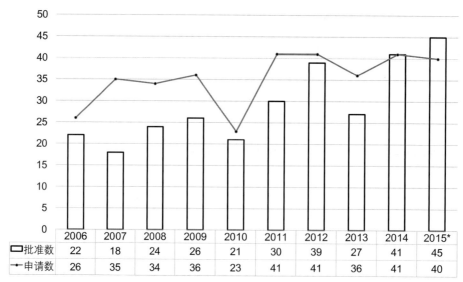

	2006	2007	2008	2009	2010	2011	2012	2013	2014	2015*
批准数	22	18	24	26	21	30	39	27	41	45
申请数	26	35	34	36	23	41	41	36	41	40

图 10-1　2006—2015 年 FDA 每年收到和批准新药情况

* 2015 年的文件数量包括 2015 年提交的和延迟的文件

(图片修改自 http://www.fda.gov/drugs/developmentapprovalprocess/druginnovation/ucm474696.htm)

目前,药物基因组学的临床应用仍有一些问题有待克服:一方面,在用药前必须掌握所有与用药有关的基因多态性,目前还是一项艰苦的工作;另一方面,临床相关基因及突变体的数目增长快速,很快会超过医师的记忆容量并影响将其有效整合到临床决策中。此外,还有目前基因分型方法的灵敏度与特异性还有待进一步提高,而检测的成本也需要进一步降低等。当这些问题都得到解决时,药物基因组学才能真正成为精准医学的有效手段。

10.2 药物效应相关基因

10.2.1 药物代谢酶

药物代谢酶是一个规模巨大又十分复杂的酶系,是参与药物和外源性化学物质在体内代谢、消除以及解毒反应的酶类,在药物的代谢中具有重要的催化作用。药物进入人体后,一方面影响机体而产生药理作用,同时也被机体进行代谢处置,大多数药物主要通过代谢转化丧失其药理活性,并成为水溶性高的物质排出体外。

药物代谢可分为Ⅰ相代谢和Ⅱ相代谢。Ⅰ相代谢主要指氧化、还原和水解反应,通过引入或脱去功能基团,使药物活化,转化为极性较高的化合物,其中,细胞色素氧化酶细胞色素 P450(cytochrome P450,CYP450,CYP)起主要作用。而Ⅱ相代谢主要是结合反应,催化极性基团与受体内源性成分结合,生成极性强、水溶性好的化合物以利于排出体外。Ⅱ相代谢酶主要有:N-乙酰基转移酶(N-acetyltransferase,NAT)、谷胱甘肽 S 转移酶(glutathione S-transferase,GST)、磺基转移酶(sulfotransferase,SULT)、尿苷二磷酸葡萄糖醛酸基转移酶(UDP-glucuronosyltransferase,UGT)、硫嘌呤甲基转移酶(thiopurine S-methyltransferase,TPMT)等。

药物的代谢过程具有多态性的特点,即代谢酶的代谢表型在人群中呈不连续多峰曲线分布,这种多态性导致酶的催化功能在个体和种族间存在显著差异,从而造成药物体内过程明显的个体间和人群间的差异以及临床工作中患者对药物的敏感性的差异。例如,临床上经常出现同一种药物的同一种剂量只对某些个体有效,而对少数个体甚至会因浓度过高而有害;据统计,一些常用药物的平均有效率仅为 51.5%[18],这些可能与药物代谢酶的多态性相关。

药物代谢酶多态性的遗传基础是编码这些酶的基因存在多态性。明确药物代谢酶编码基因的多态性对于更好地认识药物代谢酶多态性的作用、预测以代谢为机制的药物间的相互作用具有重要意义。目前,人们已经明确知道许多药物代谢酶基因的多态性,而其中一些基因多态性的临床意义也已经得到了阐明。据统计,受药物代谢酶基因多态性影响的药物占所有药物的30%以上。

10.2.1.1　CYP450

CYP450是在自然界中广泛分布的超级酶家族,负责体内绝大多数内源和外源化合物的代谢,是一个复杂而又庞大的体系,大约有500多种亚型存在[19]。CYP450超家族成员有一些共同特征:含有一个非共价结合的血红蛋白,是一群牢固结合细胞内膜的内膜蛋白;均还原等价物还原型烟酰胺腺嘌呤二核苷酸磷酸(NADPH)以及氧分子来氧化产物。CYP基因存在多种突变,已发现的CYP450酶通常都有十几个或者几十个等位基因。大量研究表明,CYP2C9、CYP2C19和CYP2D6等活性的人群分布呈遗传多态性。同时,这些酶的遗传多态性具有明显的种族和地域差异。

1) CYP2D6

CYP2D6是CYP450超家族中的重要成员,参与人体约25%常用药物的代谢,目前已有70多种基因突变体被检测出来,是CYP450家族中最具遗传多样性的基因之一。CYP2D6弱代谢酶的活性完全丧失,而超快代谢者(多为高加索人群)的代谢水平高于正常者。在高加索人群及东方人群中普遍存在CYP2D6基因多态性引起的代谢表型的多态性。

在CYP2D6等位基因突变体中,CYP2D6 *2、CYP2D6 *10和CYP2D6 *17最为重要。在高加索人群中,CYPZD6 *2的分布频率达到了27.1%~32.4%,几乎和野生型(CYP2D6 *1)相当(34.7%~36.4%);与CYP2D6 *2相伴的还有启动子的多态性、基因倍增等,使得CYP2D6 *2基因的研究颇为复杂[20]。

在绝大多数抗精神病药物的代谢过程中,与CYP2D6正常代谢者相比,弱代谢者用药后血药浓度过高,发生锥外系副反应和迟发性运动障碍等不良反应的风险升高[21]。研究发现,与CYP2D6 *1基因型携带者相比,CYP2D6 *10基因型携带者对利培酮的代谢水平较低,正常标准剂量的利培酮即可能导致体内血药浓度过高,引起蓄积中毒。因此,在利培酮的临床用药过程中,对于携带CYP2D6 *10基因型的患者应当实时监测其血药浓度,防止中毒事件的发生。

2) CYP2C9

CYP2C9参与临床上约15%的药物代谢,其启动子和编码区存在着高度的多态性,并且存在明显的种族和地域差异。目前,已经发现的 *CYP2C9* 基因单核苷酸多态性就有 556 种,主要是由于碱基缺失和突变所致[22]。

CYP2C9 基因的多态性导致携带不同变异的个体对同一种药物同一剂量的反应不同。例如,与携带 *CYP2C9 *1/*1* 的人群相比,携带 *CYP2C9 *2/*3* 的人群对 S-华法林的清除率降低 90%。因此,在临床应用中,携带 *CYP2C9 *2* 和 *CYP2C9 *3* 的患者若服用携带 *CYP2C9 *1* 患者的有效剂量,则会导致血药浓度过高而产生毒性,严重者将导致抗凝过度而出血[23]。再如,苯妥英是一种常见的治疗癫痫的药物,研究发现与野生型相比,*CYP2C9 *2* 和 *CYP2C9 *3* 基因型都会导致代谢酶活性降低,从而对苯妥英的代谢减慢,甚至会产生严重的中枢神经系统毒性。此外,在对抗高血压药氯沙坦的代谢中,*CYP2C9* 的不同基因型控制表达的酶蛋白活性也表现出明显的差异,*CYP2C9 *1/*2* 和 *CYP2C9 *1/*3* 的个体对氯沙坦的转化率比 *CYP2C9 *1/*3* 低 2～3 倍,而 *CYP2C9 *3/*3* 个体比 *CYP2C9 *1/*1* 个体低 9 倍。

3) CYP2C19

CYP2C19 参与临床多种药物如氯吡格雷、抗抑郁药、美芬妥因、质子泵抑制剂和苯二氮䓬类药物等的代谢。*CYP2C19* 基因也有高度多态性,已知的等位基因超过 25 个。氯吡格雷在临床中具有抗血小板的效果,能够降低支架血栓的发生率,显著改善冠心病患者的预后,在抗血小板的治疗中具有重要的作用。但在实际应用中,有一部分患者呈现出氯吡格雷抵抗现象,即对氯吡格雷低反应或无反应。氯吡格雷是药物前体,需要经过 CYP 代谢后才具有抗血小板功能。有研究证明,*CYP2C19* 的突变型 CYP2C19(*2～*8)与野生型(*1/*1)以及突变杂合型相比,血小板反应指数增高,导致氯吡格雷低应答的概率增高。而另一突变型 *CYP2C19 *17* 是功能增加型突变,该突变导致氯吡格雷应答增高,但增加出血风险。

10.2.1.2 GST

GST 家族是 Ⅱ 相药物代谢酶,也是一种广泛分布的二聚酶。它可以单独或与谷胱甘肽一起参与许多环境毒素的代谢和解毒,其基因型具有高度的多态性。

GST 家族成员 GSTM1。*GSTM1 *0* 是有缺陷的基因型,不表达 GSTM1 蛋白,缺乏相关酶的活性。该突变类型在人群中有较高比例,并有明显的人种差异。研究表明,GSTM1 多态性与肿瘤易感性、抗肿瘤药物敏感性有关。一方面,由于 *GSTM1 *0* 基因型(基因缺失型)人群对致癌物质的代谢清除功能缺乏,影响呼吸道、消化道致癌物的代谢，可增加肺癌易感性。另一方面，抗肿瘤药物经过 GST 代谢之后，极性增加或毒性降低，对肿瘤细胞的杀伤力减弱，从而导致肿瘤产生耐药性。而基因缺失型人群由于缺乏该酶活性而不容易产生耐药性，基因缺失型患者接受以铂类为基础的化疗方案时治疗效果优于野生型（未缺失型）患者。

10.2.1.3 NAT

NAT 也是一种重要的 II 相药物代谢酶，能够催化芳香胺和杂环胺的乙酰化反应。目前，已经确定了两种同工酶：NAT 1 和 NAT 2。*NAT1*4* 为野生型，*NAT1*10* 和 *NAT1*1* 表现为正常的代谢活性，其余均为慢代谢活性。

异烟肼主要由 NAT2 代谢。根据 *NAT* 遗传多态性，可将不同基因型的携带者分为强代谢者和弱代谢者；强代谢者对异烟肼的代谢转化加快，避免了因异烟肼浓度过高产生毒性，而慢代谢者因不能将异烟肼及时代谢，使药物在体内的滞留时间增长，容易导致外周神经病变。

10.2.1.4 TPMT

TPMT 是一种特异性催化杂环类和芳香类化合物的巯基发生甲基化反应的细胞内酶，是硫唑嘌呤、6-巯基嘌呤、6-硫鸟嘌呤等嘌呤类药物代谢的重要代谢酶。TPMT 在肝肾组织中高表达，活性较稳定，并且可能不受年龄和性别等的影响。TPMT 活性在不同个体中差异明显，人群中约 86.6% 的人 TPMT 活性较高，为野生型 *TPMT*1*，而 11.1% 的人活性中等，0.3% 的人活性丧失，后两种均为突变型。

TPMT 具有遗传多态性，其活性由单个位点上的 2 个等位基因决定。TPMT 共有 30 多种不同的突变型，在人群中成多态分布，大部分突变型是由单个碱基改变导致编码酶的氨基酸发生改变，多与蛋白质活性下降有关。常见的影响酶活性的突变有 4 种，均发生在开放阅读框内，即 *TPMT*2*（238G＞C，活性降低）、*TPMT*3A*（460G＞A，719A＞G，活性丧失）、*TPMT*3B*（460G＞A，活性降低）和 *TPMT*3C*（719A＞G，活性降低）。

TPMT 在人群中的分布有种族差异。高加索人群中，上述 4 种基因型约占低 TPMT 酶活性者的 80%～95%。其中，又以 *TPMT*3A* 最常见；*TPMT*2* 和 *TPMT*3B* 可能只存在于高加索人群及少部分南美人群中；而包括中国人在内的亚洲人群均以 *TPMT*3C* 突变为主。目前，我国仅在维吾尔族和哈萨克族人中发现存在 *TPMT*3A* 突变且频率极低（0.3%）。

TPMT 是巯嘌呤类药物代谢的关键酶，携带突变的个体在服用常规剂量的巯嘌呤类药物后，由于酶活性缺乏或低下，药物经甲基化途径代谢减少，生成的药物代谢产物浓度升高，常规剂量下容易产生严重的不良反应，甚至导致死亡。而在 TPMT 活性高的个体中，药物经甲基化途径代谢增多，生成无活性的甲基化产物增多，而生成的药物代谢产物减少，因此，这些人如果使用常规剂量的药物可能达不到治疗的浓度范围，长期服用此类药物易产生耐受性，增加复发率。

10.2.2 药物转运体

虽然被动转运是细胞摄取药物及某些代谢物的主要方式，但是人们近来发现，膜转运体在药物经胃肠道吸收、经胆汁和泌尿系统排泄、向组织分布（如脑部和睾丸）及转运进入作用部位（如心血管系统、肿瘤细胞、病原微生物）中起重要作用。

10.2.2.1 ABCB1

ATP 结合盒转运体（ATP-binding cassette transporter，ABC）家族成员 ABCB1，又名多药耐药蛋白 1（MDR1）或 P-糖蛋白，是一种重要的药物转运体，主要位于细胞膜，具有外排泵功能，依赖能量将细胞内的药物及代谢物泵出。这类药物及代谢物包括胆红素、某些抗癌药物、强心苷、免疫抑制剂、糖皮质激素、人类免疫缺陷病毒 1 型（human immunodeficiency virus type 1，HIV-1）蛋白酶抑制剂及其他多种药物。

研究发现，ABCB1 是许多化疗药物耐药或失效的重要原因。当肿瘤细胞与抗肿瘤药物接触时，脂溶性药物随浓度梯度进入细胞，ABCB1 立即与药物分子结合并连接 ATP 位点，形成一个磷酸化和糖基化 ATP-结合盒蛋白的药物大分子。当 ATP 水解时，释放的能量将已进入细胞内的药物从胞内泵出细胞外，使肿瘤细胞内的药物浓度降低，达不到有效药物浓度，从而可能导致耐药性。例如，脑毛细血管内皮细胞或癫痫病灶区 ABCB1 的高表达，引起抗癫痫药物外排增强，致使脑内局部达不到有效药物浓度，从而可能导致对抗癫痫药物产生多药耐药。这与对癫痫耐药患者的临床观察结果相一致：以 C 表示野生型基因型，T 表示突变型基因型，在 ABCB1 C3435T 位点多态性与癫痫耐药性关联性研究中，CC3435 型个体在癫痫耐药患者中的比例，远高于在药物敏感者中所占的比例，而 TT3435 型个体在癫痫耐药患者和药物敏感者中所占的比例正好相反。这说明 *ABCB1* 基因型及表达水平是影响或参与抗癫痫药物耐药的重要因素之一。

ABCB1 基因也与药物疗效和敏感性相关。尽管同样存在着较高治疗失败的风险，用多柔比星（阿霉素）、长春新碱和依托泊苷等化疗后的急性淋巴细胞白血病患儿中，

TT3435 型或 CT3435 型患儿比 CC3435 型患儿的中枢神经系统复发风险显著降低,这可能是由于多柔比星、长春新碱和依托泊苷等也是 ABCB1 作用底物的缘故。TT 或 CT 型患儿血脑屏障上 ABCB1 表达水平较低,这些药物能顺利通过血脑屏障进入患儿脑内,因而能够获得较好的治疗效果。此外,相对于 CT3435 型或 CC3435 型患者,TT3435 型艾滋病患者的外周血单核细胞中 *ABCB1* mRNA 和蛋白质水平较低,在进行 6 个月的抗病毒治疗后,TT3435 型患者的 CD4$^+$ 细胞数量显著升高,幼稚 CD4$^+$ 细胞也得到了恢复。这可能也是由于 TT3435 型患者体内 ABCB1 表达和功能的降低,使 HIV 蛋白酶抑制剂能更多地进入 HIV 易感细胞群如淋巴细胞,从而取得较好的临床疗效。

10.2.2.2　OATP1B1

有机阴离子转运多肽(organic anion-transporting polypeptide,OATP)是摄入型转运体中的一大类,隶属于溶质运载体超家族(solute carrier,SLC),对于内源和外源性物质尤其是药物的吸收、分布和消除具有重要影响。OATP1B1 是其家族成员之一,特异性分布于肝细胞基底膜外侧,是主要的摄取转运体之一,介导外源性及内源性物质从血液向肝细胞的转运。

他汀类药物是 β-羟-β-甲戊二酸单酰辅酶 A(β-hydroxy-β-methylglutaryl-CoA,HMG-CoA)还原酶抑制药,常用的有匹伐他汀、辛伐他汀、普伐他汀、氟伐他汀和阿托伐他汀等,有良好的临床效果,被认为是经典的降脂药,广泛应用于心血管疾病的防治。然而他汀类药物具有个体差异,有些人会出现严重的不良反应,最典型的就是肌毒性,可引起横纹肌溶解,甚至死亡。2001 年,西立伐他汀因导致 31 例严重横纹肌溶解致死事件而被撤市[14]。在联合用药时,可发生药物相互作用,能引起肌毒性发生率升高。OATP1B1 就处于药物相互作用的环节之一,在他汀类药物的药物代谢动力学(药动学)过程中有重要作用,其基因多态性与他汀类药物的不良反应有关[24]。近年来,大量体内外实验表明,OATP1B1 多态性可造成他汀类药物药动学的改变,OATP1B1 基因多态性导致其转运能力下降,引起药物药动学改变,使进入外周血循环的药物增多,由于他汀类药物的作用靶点在肝脏内,他汀类药物可进入肝脏起调节血脂的作用,而进入外周血循环的药物增多可能会增加肌毒性不良反应,也可能降低药效。

一项针对辛伐他汀肌毒性的 GWAS 研究发现,521T>C(rs4149056)是辛伐他汀肌毒性的易感 SNP,超过 60% 的横纹肌溶解与 521C 等位基因相关[25]。携带 C 等位基因的个体长期服用高剂量辛伐他汀,发生横纹肌溶解的风险增加。据此,美国 FDA 提出了剂量调整建议,认为对于需要长期服用辛伐他汀 40 mg/d 或 80 mg/d 的患者若携带 521C 突变等位基因应适当降低剂量或选择与其他他汀类药物交替使用,并监测肌酸激酶,以确保用药安全。

研究还发现不同他汀类药物受到的影响并不相同。普伐他汀是目前研究较多的药物,在各类人群中均发现携带 521C 等位基因可使其血药浓度升高。521T>C 突变对瑞舒伐他汀的药动学过程也有显著影响,与野生型组相比,基因突变组的药物消除过程减慢,建议在临床应用中参考 *OATP1B1* 521T>C,以确保瑞舒伐他汀用药的安全性和有效性。迄今,除氟伐他汀未发现与 521T>C 多态性相关,匹伐他汀和阿托伐他汀等均有药动学改变的相关性报道。辛伐他汀内酯不受 521T>C 多态性的影响,但其活性代谢物辛伐他汀酸在 521CC 型个体中的曲线下面积(AUC)比在 TC 和 TT 基因型个体中的都高。辛伐他汀酸血药浓度的升高可使药物治疗过程中不良反应发生的风险升高。

10.2.3 其他药物作用靶点

药物靶点是指药物在体内的作用结合位点,包括基因位点、受体、酶、离子通道、核酸等生物大分子。选择和确定新颖的有效药物靶点是新药开发的首要任务。迄今为止,已发现的药物靶点总数约为 500 个。在肿瘤治疗领域,随着对恶性肿瘤研究的深入,近年来已发现了一系列针对肿瘤发生和发展的关键异常分子,其中一些可以作为药物作用靶点设计抗肿瘤药物,具有极大的应用前景。

10.2.3.1 EGFR

人类表皮生长因子受体(epidermal growth factor receptor,EGFR)属于 I 型生长因子受体家族,具有受体酪氨酸激酶活性,是传递胞外信号到胞内的重要通路蛋白。正常情况下,EGFR 的胞外配体结合区与配体结合,使受体二聚化,形成同源二聚体或与其他家族成员形成异源二聚体。受体二聚化后构象变化,与 ATP 结合,激活胞内的酪氨酸激酶,导致自身磷酸化,启动下游信号转导通路,主要包括 RAS-RAF-MAPK 通路、JAK/STAT 通路、PI3K/AKT 通路、DAG/PKC 通路等(见图 10-2)。通过这些途径,将胞外信号转化为胞内信号,调节细胞生长、增殖和分化,抑制细胞凋亡。

小分子肿瘤靶向药物吉非替尼(gefitinib)和厄洛替尼(erlotinib)就是 EGFR 抑制剂,主要用于治疗晚期或其他方案无效的非小细胞肺癌。小分子药物主要是同 ATP 竞争性地与 EGFR 细胞内酪氨酸激酶结合域结合,选择性抑制 EGFR 相关活性和细胞内

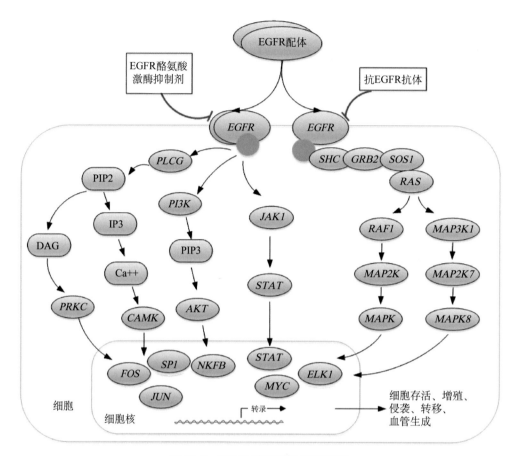

图 10-2 EGFR 抑制剂的药理通路

(图片修改自 https://www.pharmgkb.org)

磷酸化过程来发挥其抗肿瘤作用,通过对 EGFR 酪氨酸激酶活性的抑制,阻碍下游信号转导通路,抑制血管生成、细胞增殖和迁移扩散,阻断肿瘤生长。

在非小细胞肺癌患者中,*EGFR* 基因突变主要发生在胞内酪氨酸激酶(TK)区域前 4 个外显子上(18~21 号外显子),大多数 *EGFR* 突变为 19 号外显子缺失和 21 号外显子的点突变(L858R)。这些突变可引起 EGFR 酪氨酸激酶的活性增强,同时启动不同的信号转导通路。EGFR 在 43%~89% 的非小细胞肺癌患者中表达上调,在肿瘤的形成及其介导的肿瘤细胞生物行为中发挥着重要的作用,是治疗非小细胞肺癌的重要靶点之一[26]。

研究表明,*EGFR* 在 18~21 号外显子上的突变,尤其是 19 号外显子缺失和 21 号外显子的点突变(L858R),会增强肿瘤细胞对小分子酪氨酸激酶抑制剂的敏感性,使用吉非替尼/厄洛替尼疗效较好,患者存活时间更长。吉非替尼对突变患者的客观缓解率较化疗方案显著提高 51％,疾病进展风险降低 52％,有望成为非小细胞肺癌的一线治疗药物。

10.2.3.2 HER2

约有 20％～30％的乳腺癌患者人表皮生长因子受体 2(human epidermal growth factor receptor 2, *HER2*)过度表达。此型乳腺癌具有预后较差的临床生物学特征。HER2 阳性的乳腺癌患者具有对常规化疗和内分泌治疗反应差、肿瘤浸润性强、无病生存期短和预后差的特征。含蒽环类药物为主的治疗方案可以使 HER2 阳性患者获益。1998 年,美国 FDA 批准了针对 *HER2* 基因过表达乳腺癌的单克隆抗体曲妥珠单抗(trastuzumab)。曲妥珠单抗是针对人类表皮生长因子基因靶点的分子靶向药物,是一种重组人源化单克隆抗体,主要用于治疗 HER2 阳性乳腺癌。其作用机制是与 HER2 受体结合后干扰后者的自身磷酸化及阻碍异源二聚体形成,抑制信号转导系统的激活,从而抑制肿瘤细胞的增殖;同时,在人体内诱导针对肿瘤细胞的抗体介导的细胞毒效应。目前,*HER2* 基因扩增和蛋白过度表达的乳腺癌患者接受曲妥珠单抗和其他化疗药物联合治疗后,比单用化疗药物的对照患者无病生存期和总生存期更长,死亡率降低。

10.3 药物反应中的种族差异

不同人群对同一种药物的反应不同,药物反应在人类不同群体之间的差异和同一群体不同个体之间的差异都与遗传密切相关。由于种族人群中的遗传背景、遗传特征、生理特征、文化背景、生活方式和环境特征等因素不同,可能改变药物本身直接产生作用或通过其代谢产物发生作用,也可能改变药物在体内的吸收、分布、代谢和排泄过程,从而导致药物反应的种族差异。

在药物代谢酶中,超过一半的遗传变异发生频率存在种族差异,这些差异必然引起底物(药物)在不同种族的代谢和药物效应的差异。例如,*CYP2C19* 的突变纯合子基因型(对应慢代谢型表型)在中国人群中发生率为 14％,而在高加索人中只有 3％～5％,导致不同人种之间 *CYP2C19* 介导的药物代谢速率、药效和剂量的差异。

然而,在临床用药时总是针对同一种疾病应用相同的药物和剂量,而药物的推荐剂量都是根据开发药物时所在国家以当地种族人群为试验对象得出的,但是这种药物剂量可能不适合其他国家人群因而可能导致药物疗效不佳,甚至出现严重药物不良反应。

可能引起药物反应种族差异的原因有如下几个方面。

1）种族间多态性分布的差异

许多药物代谢酶的分布频率存在明显的种族差异。例如，CYP2D6 弱代谢者的分布频率为白种人 7%，尼日利亚黑种人 8%，中国人 0.7%；而 CYP2C19 弱代谢者的分布频率为白种人 3%～5%，亚洲人 13%～23%（其中，日本人 22.5%，印度人 20.8%，中国人 14.3%，韩国人 12.6%），黑种人介于两者之间。

2）在同一表型中代谢能力存在种族差异

例如，中国人 CYP2D6 快代谢者其可待因对甲基化途径生成吗啡的部分清除率显著低于白种人的快代谢者，而中国人的地昔帕明口服清除率比白种人低 10%。尽管等位基因的表型均为快代谢型，但酶代谢活性不同导致在同一表型中代谢能力存在种族差异。

3）突变等位基因频率存在种族差异

多形糜烂性红斑是由人类白细胞抗原复合物（human leukocyte antigen，HLA）的编码基因多态性引起的严重药物不良反应，尽管发生率较低，但致死率很高。研究表明，HLA 多态性的基因频率存在明显的种族差异。例如，对于携带 HLA-B*5701 等位基因的患者使用治疗艾滋病的药物阿巴卡韦时，容易出现不良反应，该基因型在白种人中占 6%～8%，在非洲人和亚洲人中均小于 1%；而对于携带 HLA-B*1502 等位基因的患者使用抗癫痫药物卡马西平时，也容易出现不良反应，该基因型在中国汉族人中占 10%～15%，而在高加索人中却低于 0.1%[27]。

4）基因/蛋白表达水平存在种族差异

糖皮质激素是一类用途广泛的药物，用于一般的抗生素或消炎药所不及的病症。30% 非洲裔人群对糖皮质激素显示出弱反应，表达谱分析发现非裔美国人和欧美人之间 NFKB1 的基因表达有显著差异，可能导致糖皮质激素反应的种族差异[28]。

10.4　临床药物基因组学应用实例

2016 年 7 月，在美国 FDA 药物基因组生物标志物网站上（http://www.fda.gov/Drugs/ScienceResearch/ResearchAreas/Pharmacogenetics/ucm083378.htm）列出了现有的 164 项药物-生物标志物关联，要求对几十种药品的标签进行修改，要包括药物基因组信息。

10.4.1　华法林

华法林（warfarin）是使用最广泛的防治血栓性疾病的抗凝药物，可有效防止心房颤动患者局部缺血的急性发作,安全剂量范围窄,口服清除率个体差异很大(可能超过 10 倍)。接受华法林治疗的患者中 10%～20%可能出现并发症。

华法林是维生素 K 环氧化物还原酶(vitamin K epoxide reductase,VKOR)的特异性抑制剂,VKOR 主要由维生素 K 环氧化物还原酶复合体 1 基因(*VKORC1*)编码。凝血因子Ⅱ、Ⅶ、Ⅸ和Ⅹ需经过 γ-羧化后才能具有生物活性,而这一过程需要维生素 K 参与。华法林是一种双香豆素衍生物,通过抑制维生素 K 及其 2,3-环氧化物(维生素 K 环氧化物)的相互转化,进而影响有活性的凝血因子形成,最终阻止血液凝固(见图 10-3)。羧基化能够促进凝血因子结合到磷脂表面,进而加速血液凝固;而华法林可以抑制羧基化过程。此外,华法林还因可抑制抗凝蛋白调节素 C 和 S 的羧化作用而具促凝血作用。华法林的抗凝作用能被维生素 K 拮抗。香豆素类药物还可以干扰在骨组织中合成的谷氨酸残基的羧化作用,孕妇服用华法林可能导致胎儿骨质异常[29]。

华法林口服吸收迅速完全,几乎全部经肝脏代谢。华法林以消旋混合物形式存在,两种异构型 R-华法林和 S-华法林同时存在且均具有活性。S-华法林的抗凝作用比R-华法林强 3～5 倍,且消除较快。但两种异构型在体内代谢机制不同。在Ⅰ相代谢过程中,S-华法林由 CYP2C9 代谢,而 R-华法林主要通过 CYP3A4 辅以 CYP1A1、CYP1A2、CYP2C8、CYP2C9、CYP2C18 和 CYP2C19 代谢[13]。

两种比较常见的多态性导致 *CYP2C9* 基因编码区的错义突变[23]:*CYP2C9**2* 和 *CYP2C9**3*。携带这两种基因型的患者对华法林更加敏感。*CYP2C9**2* 基因型是第 144 位精氨酸变为半胱氨酸(R144C),这个突变使 CYP2C9 的催化活性降低到野生型的 12%。*CYP2C9**3* 基因型是第 359 位异亮氨酸变为亮氨酸(I359L),这个突变使 CYP2C9 的催化活性降低到野生型的约 5%。因此,在临床应用中,*CYP2C9**2* 和 *CYP2C9**3* 基因型的患者若服用与野生型患者相同的有效剂量,则会导致血药浓度过高而产生不良反应,严重者将导致抗凝过度而出血。*CYP2C9**2* 和 *CYP2C9**3* 等位基因频率在不同种族中有较大差异。在高加索人中,*CYP2C9**2* 和 *CYP2C9**3* 等位基因频率分别是 8%～20%和 6%～10%。而 *CYP2C9**2* 在亚洲人群中不存在,在美洲黑种人中的频率是 2%～4%。*CYP2C9**3* 在亚洲人中的频率是 1%～4%,在美洲黑种人中的频率是 1%～2%。

除了 CYP2C9 外,VKORC1 是华法林作用的靶蛋白,它的遗传多态性同样影响个体间华法林的需求剂量。研究发现,*VKORC1* 启动子的基因多态性(−1639G>A)是影响华法林需求剂量种族差异和个体差异的主要因素。华法林敏感者的基因型为 AA 纯

华法林药物代谢动力学通路

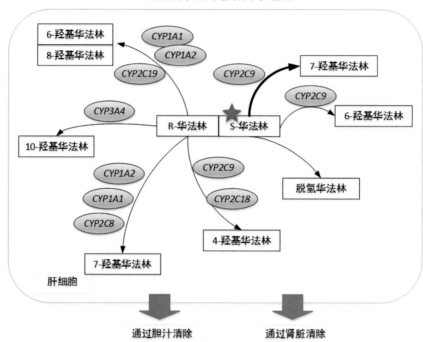

华法林药效通路

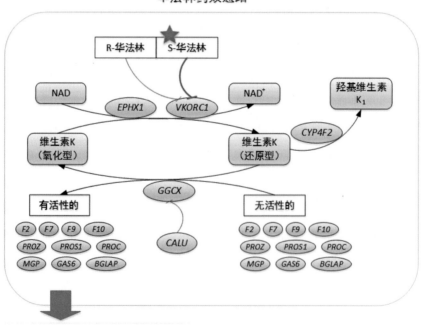

图 10-3　华法林作用机制及代谢酶

(图片修改自 https://www.pharmgkb.org)

合子,而不敏感者的基因型是 AG 或者 GG。其机制是启动子多态现象改变了能够影响启动子转录活性的 E-盒共有序列。由于 GG 基因型的 *VKORC1* 启动子活性比 AA 基因型高出 44%,GG 基因型的个体 *VKORC1* 启动子活性增高,引起 *VKORC1* mRNA 表达增加,VKORC1 蛋白质生成也相应增多。*VKORC1* 活性增高,还原性维生素 K 生成和凝血因子生成也增加,因此,需要较高剂量的华法林才能达到抗凝效果。AA 基因型频率在华人和高加索人中的分布不同。华人中,AA 纯合子基因型频率约为 82.1%,占绝大多数,而高加索人中 AA 纯合子基因型频率却仅有约 14%,这种基因型频率的差异与临床上发现的华法林维持剂量的差异相一致。

VKORC1 的其他突变位点也可能与华法林的需求剂量有关,如 1 号内含子的 1173C>T、3′非编码区的 3730G>A 等。不考虑其他变异,1173CC 基因型个体华法林需求剂量比 CT 或者 TT 基因型高,但是 1173C>T 多态现象并没有影响 *VKORC1* mRNA 的转录。单倍体分析证实,*VKORC1* 基因型影响不同个体对华法林的需求剂量,其机制可能是 *VKORC1* 基因突变体能够调节 *VKORC1* mRNA 的转录水平[13]。

研究还发现 *CYP4F2* 的突变 rs2108622(V433M)与华法林剂量相关。CYP4F2 是代谢维生素 K_1 的 I 相代谢酶,与 VKORC1 共同维持体内维生素 K 的含量。CYP4F2 rs2108622 TT 基因型患者与 CC 基因型患者相比,需要更高的华法林维持剂量。预测模型发现,在原有的包含 *CYP2C9*、*VKORC1* 和临床信息的预测模型中加入 *CYP4F2* 突变体信息,可以提高预测能力[30],但尚未在多篇文献中得到确认。

目前,华法林国际遗传药理学联盟推荐的华法林剂量预测模型中主要包括:①临床信息,年龄、身高、体重和种族;②联合用药,是否正在使用 CYP2C9 诱导剂(利福平、苯妥英或卡马西平),是否正在使用胺碘酮;③*CYP2C9* 和 *VKORC1* 基因型。其中,基因型与华法林剂量关系如表 10-2 所示。

表 10-2　*CYP2C9* 和 *VKORC1* 基因型与华法林剂量关系　　　(单位:mg/d)

VKORC1 (1639G>A)	CYP2C9 *1/*1	CYP2C9 *1/*2	CYP2C9 *1/*3	CYP2C9 *2/*2	CYP2C9 *2/*3	CYP2C9 *3/*3
GG	5~7	5~7	3~4	3~4	3~4	0.5~2
GA	5~7	3~4	3~4	3~4	0.5~2	0.5~2
AA	3~4	3~4	0.5~2	0.5~2	0.5~2	0.5~2

注:*CYP2C9 * 1* 为野生型;*CYP2C9 * 2* 为 R144C;*CYP2C9 * 3* 为 I359L

10.4.2　氯吡格雷

氯吡格雷（clopidogrel）是口服抗血小板药物，它通过封锁血小板 P2Y12 受体，选择性地抑制腺苷二磷酸（ADP）介导的血小板激活和聚集，用于抗血小板的治疗。然而，有部分患者对氯吡格雷响应低。氯吡格雷要经过 CYP450 代谢后才具有抗血小板功能。研究发现，氯吡格雷对血小板聚集的抑制作用主要受到 CYP2C19 的影响。

2011 年，CPIC 发布了关于《氯吡格雷的药物基因组学指南》，基因型与用药指南如表 10-3 所示。指南建议为需要双重抗血小板治疗的患者、经皮冠状动脉介入治疗的患者以及中高度风险患者（如有支架血栓、糖尿病、肾功能不全或具有高风险的冠状动脉病变的患者）进行基因分型。

表 10-3　*CYP2C19* 基因型与氯吡格雷用药指南

表型	基因型	双倍型举例	意义	用药建议	建议等级
超快代谢者（UM），占患者 5%～30%	2 个超功能等位基因（*17）或 1 个野生型等位基因和 1 个超功能等位基因（*17）	*1/*17，*17/*17	抗血小板功能增强，减少残余血小板聚集	按说明书剂量使用	高度
快代谢者（EM），占患者35%～50%	野生型	*1/*1	抗血小板功能正常，残余血小板聚集正常	按说明书剂量使用	高度
中度代谢者（IM），占患者 18%～45%	一个有功能等位基因（*1）和一个无功能等位基因（*2～*8）或一个无功能等位基因（*2～*8）和一个超功能等位基因（*17）	*1/*2，*1/*3，*2/*17	抗血小板功能降低，残余血小板聚集增加，心血管不良反应风险增加	选择其他抗血小板治疗方案，如普拉格雷、替卡格雷	中度
慢代谢者（PM），占患者 2%～15%	有两个无功能等位基因（*2～*8）	*2/*2，*2/*3，*3/*3	抗血小板功能显著降低，残余血小板聚集增加，心血管不良反应风险增加	选择其他抗血小板治疗方案，如普拉格雷、替卡格雷	高度

10.4.3　硫唑嘌呤

硫唑嘌呤（azathioprine）是 6-巯基嘌呤的咪唑衍生物，也是有免疫抑制作用的抗代谢剂，可产生烷基化作用抑制核酸的生物合成，防止细胞的增生，并可引起 DNA 的损害。可使胸腺和脾内 DNA 和 RNA 减少,影响 DNA、RNA 以及蛋白质的合成,主要通过抑制 T 细胞影响免疫,所以可抑制迟发过敏反应和器官移植的排斥反应。

TPMT 是硫嘌呤类药物代谢的关键酶,TPMT 活性缺失和活性中等都可能增加骨髓抑制的发生风险。由于个体差异带来药物耐受性的不同,有必要根据 TPMT 活性的差异对患者使用的药物剂量进行调整。活性明显低下者使用小剂量就可能发生明显的骨髓抑制,应尽量避免使用硫唑嘌呤;对于活性偏低者使用常规剂量也可能发生骨髓抑制,使用标准剂量的 1/10 或更小剂量就可达到疗效。

CPIC 针对 TPMT 基因型对硫唑嘌呤用药剂量进行指导,基因型与剂量关系如表 10-4 所示。

表 10-4　TPMT 基因型与硫唑嘌呤推荐剂量

表型(基因型)	双倍型	对硫唑嘌呤的措施	药物剂量推荐	建议等级
野生纯合或正常,高活性(两个有活性*1等位基因)	*1/*1	低浓度硫鸟嘌呤核苷酸代谢物聚积,高浓度甲基化组织金属蛋白酶抑制物,正常组	根据疾病特征指南基于正常剂量[如 2～3 mg/(kg·d)]给药,在 2 周剂量调整期后稳定药物剂量	高度
杂合子、中度活性(1 个有功能的*1 和一个无功能的等位基因*2、*3A、*3B、*3C 或*4)	*1/*2，*1/*3A，*1/*3B，*1/*3C，*1/*4	中等或高浓度硫鸟嘌呤核苷酸代谢物聚积,低浓度甲基化组织金属蛋白酶抑制物	按照疾病需要正常剂量100%计算,考虑从 30%～70% 剂量开始使用[如1.5 mg/(kg·d)],根据耐受情况进行剂量调整,在 2～4 周剂量调整期后稳定药物剂量	高度
纯合突变、低活性或无活性(两个无活性等位基因*2、*3A、*3B、*3C 或*4)	*3A/*3A，*2/*3A，*3C/*3A，*3C/*4，*3C/*2，*3A/*4	极高浓度硫鸟嘌呤核苷酸代谢物聚积,不降低用药剂量可能导致严重毒性,无甲基化组织金属蛋白酶抑制物代谢物	选择其他药物。如果要使用硫唑嘌呤,使用极低剂量(每日用量是正常剂量的1/10,将每天使用改成一周 3 次),基于骨髓抑制和疾病特征调整剂量,在 4～6 周剂量调整期后稳定药物剂量。警惕可能会引起骨髓抑制	高度

10.4.4　阿巴卡韦

阿巴卡韦(abacavir)是 HIV-1 的核苷类反转录酶抑制剂,可导致多形糜烂性红斑。多形糜烂性红斑是少见的由免疫系统引起的严重药物不良反应,尽管发生率较低,但病死率很高。阿巴卡韦的过敏反应与人类白细胞抗原等位基因 HLA-B* 5701 存在很强的相关性。目前,已有对阿巴卡韦候选患者进行 *HLA-B* * *5701* 筛查的基因测试,通过基因分型为临床决策提供建议,高风险患者将会选择其他药物。该筛查建议已被标示在阿巴卡韦药物说明书中。

10.5 药物基因组学研究方法和资源

10.5.1 研究方法

候选基因法是药物基因组学发展初期的主要研究策略,其方法是通过选择药物起效、活化、排泄等过程相关的候选基因,寻找变异基因序列,确定基因多态性与药物效应多样性之间的关联。方法学上依赖于药理学、生物化学、遗传学以及基因组学,特别是高效的基因变异检测方法,即从众多的个体中获得某等位基因产物,检查其变异,并确定变异基因的序列变化。这种方法基于对已知基因的检查,限制了对新的药物基因与疾病关系的发现和认识。

GWAS 是一种检测特定物种中不同个体间的全部或大部分基因,从而了解不同个体间的基因变化以及这些变化与表型性状关系的一种方法。通常,先选取两组参与者,有某种疾病的人(病例组)和相同条件的无该疾病的人(对照组),然后对两组参与者的DNA 进行基因分型,再比较两组中基因型的变异频率,研究某些变异与疾病的相关性。GWAS 作为一种非假说驱动的研究方法,为研究药物机制提供了更多和更全面的线索。例如,Link 等从使用 80 mg/d 辛伐他汀的 12 000 名受试者中筛选出 85 例明确的或初期肌病患者和 90 例对照进行 GWAS 研究,发现 *SLCO1B1*(*OATP1B1*)SNP 位点 rs4363657 与肌病高度相关,对于预测和预防他汀类药物的肌毒性具有重要作用[15]。

近年来,高通量测序技术的发展突破了 GWAS 研究仅能对已知的 SNP 位点进行检测的局限,可以对个人全基因组进行单碱基水平的分型,使得药物基因组学的研究变得更加全面,也使全基因组分型应用到个体化临床诊断与治疗成为可能。

10.5.2 药物基因组学知识库

10.5.2.1 PharmGKB 简介

PharmGKB(Pharmcogenomics Knowledgebase,https://www.pharmgkb.org/)[26, 31] 是可供在线查寻和浏览的人类遗传变异对药物反应影响的知识库,除部分内容需要申

请浏览和下载权限外,绝大部分内容对外开放。PharmGKB 的主要目标是帮助研究人员了解人类个体的基因序列变化如何影响对药物的反应。为了实现这一目标,研究人员从主要文献中查找与药物基因组学相关的信息,整理后存入 PharmGKB 知识库中。PharmGKB 主要收集了基因、变异和疾病三方面的数据,并且将这些数据以结构化的方式存储,以便于研究人员依照自己的研究兴趣进行检索、关联和展示。

截至 2018 年 2 月,PharmGKB 中收录的信息包含约 1 600 个基因、19 612 个基因变异、129 个与药物基因组学或药物遗传学相关的代谢通路、638 个药物、64 个重要的药物相关基因(VIP genes)的总结以及 3 600 条以上临床级别的注释信息。其中,疾病涵盖了广泛的疾病类型以及相应的药物治疗手段,如哮喘、癌症(如乳腺癌、结直肠癌、白血病等)、心律失常、心血管疾病以及抑郁症等。

10.5.2.2 PharmGKB 内容

图 10-4 展示了 PharmaGKB 可提供的信息类别以及构建知识库过程中信息获取、整理和整合的方式[32, 33]。知识结构呈金字塔状,底部是不断积累的基因-药物关联的信息,通过多层的整合和注解,形成可用于临床的药物基因组学方面的知识。

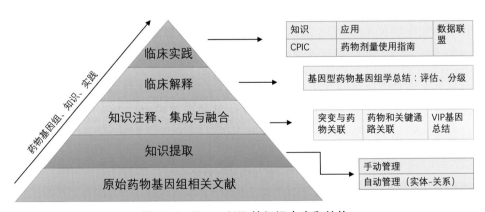

图 10-4 PharmGKB 的知识内容和结构

(图片修改自 https://www.pharmgkb.org)

知识库中的主要内容介绍如下。

1) 基因突变注释

基因突变注释是 PharmGKB 的重要组成部分,是对各种文献信息的总结,简要叙述了基因变异是如何对药物反应(如药效或者不良反应)产生影响的。PharmGKB 的工作人员通过大量阅读文献,从中提取与药物基因组学相关的有效信息并将其导入数据库。鉴于公共数据库中文献数量巨大,PharmGKB中包含的注释信息依然有限。已经启动的自然语言处理(NLP)项目会对目前的状况起到巨大的帮助。

基因注释的结果可以为阴性或者阳性,此外,还包括研究结果的简要介绍和其他重要的信息,如样本个数、等位基因频率、P值以及其他统计学数据。注释的突变类型包括单核苷酸多态性、拷贝数变异、插入和缺失等,此外突变还可以以单体型(haplotype)的形式提交,相关信息可在PharmGKB网页上下载。PharmGKB对突变的定义既包括普通意义的突变,也包括单体型。注释信息来源于GWAS研究、临床试验以及体外试验等。

2) 临床信息注释

临床信息注释是在基因突变注释的基础上完成的,通常是关于同一个突变-药物反应关联的若干突变注释的总结。实际上,临床信息注释是研究人员在参考PharmGKB中所有相关信息之后,做出的基因突变对表型实际影响的总结。

药物反应与某个基因型的关系是通过与其他基因型的比较来定义的。举例来说,对于某一位点,与基因型AG和GG相比,AA与不良反应的关系更紧密。但是,这并不等同于携带AA基因型的患者从总体上相较于携带AG和GG基因型的患者更容易受到某药物不良反应的影响,因为患者基因型和药物不良反应的关系需要参考特定人种的等位基因频率以及美国FDA最初批准的适宜人群等更加详细的数据。

除此之外,临床信息注释从高到低被划分为4个等级(1A、1B、2A、2B以及3和4),等级高低代表该临床信息注释条目的可靠程度。分级的标准由人工制定,主要基于支持和反对该条信息的研究项目的数量、研究结果的显著程度以及研究的规模大小等。具体分级标准如表10-5所示。

表 10-5　临床注释信息的分级

等级	定　　义
1A 级	CPIC、PGRN 网站、其他权威指南或其他主要医疗系统收录条目
1B 级	与至少一项大型队列研究结果相同
2A 级	所研究基因为 PharmGKB 定义的重要的药物相关基因
2B 级	与某些队列研究结果相同,但其研究规模较小或有其他研究结果不显著
3 级	研究结果显著但尚未有其他证据支持,或结果受多个相关研究支持但尚未有明确结论
4 级	结果仅被单个个例、体外试验或者结果不显著的研究支持,或仅有分子层面或方法学方面的研究证据

注:PGRN 为美国国立卫生研究院药物基因组学研究网络成员

3）VIP 基因和代谢通路

VIP 基因（very important pharmcogenes）为一系列重要的与药物反应或药物代谢相关的基因，如 *CYP2D6* 与多种药物的代谢相关，HLA-B 基因变异与严重的药物反应相关等。VIP 基因概要包含相关疾病信息和基因的药物基因组学信息等，来源非常广泛，如 FDA 批准的生物标志物基因或 CPIC 中提到的基因等。

PharmGKB 的代谢通路旨在描述某种药物的药物代谢动力学、药理学等性质以及与其他药物在药物基因组学方面的关联等。代谢通路中涉及的基因来自 FDA 批准的生物标志物基因或 CPIC 中提到的基因等，以及来自其他各种途径的基因。《CPIC 指南》中的信息为证据等级 1A 级数据，VIP 基因为证据等级 2A 级数据。

4）CPIC

CPIC 的成员由 PGRN、PharmGKB 的工作人员以及药物基因组学和医学方面的专家组成[34]。CPIC 成立的目标是为需要解读基因测试结果的临床医生们分享免费的和经过同行评审的药物剂量指南。《CPIC 指南》的制定是基于有证据支持的各种药物基因组学关联，例如，服用别嘌呤醇的患者中 *HLA-B* 5801* 基因型和史蒂文斯-约翰逊综合征或中毒性表皮坏死松解症之间的关联，有 *SLCO1B1* rs4149056 基因型同时服用辛伐他汀的患者和肌病的关联。《CPIC 指南》发表在《临床药理学和治疗杂志》（*Clinical Pharmacology & Therapeutics*）上，同时也可以通过 PharmGKB 网页进行浏览。《CPIC 剂量指南》包括已发表的指南以及治疗剂量建议，这部分信息以表格形式存储，其余信息以 PDF 文档形式存储。PharmGKB 同时提供了药物使用剂量的计算工具，使用者通过输入基因型以及其他相关信息即可获得药物剂量结果[35]。

参考文献

［1］华允芬，明镇寰，张铭. 药物基因组学研究进展［J］. 药学学报，2002，37(8)：668-672.

［2］Zhou Z W，Chen X W，Sneed K B, et al. Clinical association between pharmacogenomics and adverse drug reactions［J］. Drugs，2015，75(6)：589-631.

［3］郦佳鸣，郦章安. 药物基因组学与合理用药研究进展［J］. 沈阳药科大学学报，2004，21(1)：70-75.

［4］Yee J. PGX：Pharmacogenomics During Generation X［J］. Adv Chronic Kidney Dis，2016，23(2)：57-60.

［5］陈长仁，何发忠，周宏灏，等. 精准医学的基础研究与临床转化［J］. 中国药理学通报，2015，(12)：1629-1632.

［6］温家根，周宏灏，张伟. 药物基因组学在药物研发中的转化与应用［J］. 中国药理学通报，2013，

29(4)：445-449.

[7] Tamasi V, Monostory K, Prough R A, et al. Role of xenobiotic metabolism in cancer：involvement of transcriptional and miRNA regulation of P450s [J]. Cell Mol Life Sci, 2011, 68 (7)：1131-1146.

[8] Zhu Y, Yu F, Jiao Y, et al. Reduced miR-128 in breast tumor-initiating cells induces chemotherapeutic resistance via Bmi-1 and ABCC5 [J]. Clin Cancer Res, 2011, 17 (22)：7105-7115.

[9] Kim K I, Kim T K, Kim I W, et al. Copy number variations in normal karyotype acute myeloid leukaemia and their association with treatment response [J]. Basic Clin Pharmacol Toxicol, 2012, 111(5)：317-324.

[10] Norton R M. Clinical pharmacogenomics：applications in pharmaceutical R&D [J]. Drug Discov Today, 2001, 6(4)：180-185.

[11] Rizvi N A, Hellmann M D, Snyder A, et al. Cancer immunology. Mutational landscape determines sensitivity to PD-1 blockade in non-small cell lung cancer [J]. Science, 2015, 348 (6230)：124-128.

[12] Soda M, Choi Y L, Enomoto M, et al. Identification of the transforming EML4-ALK fusion gene in non-small-cell lung cancer [J]. Nature, 2007, 448(7153)：561-566.

[13] Rieder M J, Reiner A P, Gage B F, et al. Effect of VKORC1 haplotypes on transcriptional regulation and warfarin dose [J]. N Engl J Med, 2005, 352(22)：2285-2293.

[14] Staffa J A, Chang J, and Green L. Cerivastatin and reports of fatal rhabdomyolysis [J]. N Engl J Med, 2002, 346(7)：539-540.

[15] Link E, Parish S, Armitage J, et al. SLCO1B1 variants and statin-induced myopathy—a genomewide study [J]. N Engl J Med, 2008, 359(8)：789-799.

[16] Ferder N S, Eby C S, Deych E, et al. Ability of VKORC1 and CYP2C9 to predict therapeutic warfarin dose during the initial weeks of therapy [J]. J Thromb Haemost, 2010, 8(1)：95-100.

[17] Sauver J L, Bielinski S J, Olson J E, et al. Integrating pharmacogenomics into clinical practice：promise vs reality [J]. Am J Med, 2016, 129(10)：1093.

[18] Chang M T, McCarthy J J, Shin J. Clinical application of pharmacogenetics：focusing on practical issues [J]. Pharmacogenomics, 2015, 16(15)：1733-1741.

[19] Rendic S, Di Carlo F J. Human cytochrome P450 enzymes：a status report summarizing their reactions, substrates, inducers, and inhibitors [J]. Drug Metab Rev, 1997, 29(1-2)：413-580.

[20] Anterola A M, Lewis N G. Trends in lignin modification：a comprehensive analysis of the effects of genetic manipulations/mutations on lignification and vascular integrity [J]. Phytochemistry, 2002, 61(3)：221-294.

[21] 周慧, 汤纳平, 马璟. 药物代谢酶遗传多态性对药物神经毒性的影响[J]. 中国新药杂志, 2012, (9)：975-979.

[22] 李树春, 王桂萍. 药物代谢酶 CYP2C 基因多态性[J]. 生命的化学, 2011, 31(6)：802-808.

[23] Yin T, Miyata T. Warfarin dose and the pharmacogenomics of CYP2C9 and VKORC1 - rationale and perspectives [J]. Thromb Res, 2007, 120(1)：1-10.

[24] Romaine S P, Bailey K M, Hall A S, et al. The influence of SLCO1B1 (OATP1B1) gene polymorphisms on response to statin therapy [J]. Pharmacogenomics J, 2010, 10(1)：1-11.

[25] Gong L, Owen R P, Gor W, et al. PharmGKB：an integrated resource of pharmacogenomic data and knowledge[M]//Curr Protoc Bioinformatics. Hoboken：John Wiley & Sons, 2008.

［26］Whirl-Carrillo M，McDonagh E M，Hebert J M，et al. Pharmacogenomics knowledge for personalized medicine ［J］. Clin Pharmacol Ther，2012，92(4)：414-417.

［27］Phillips E J，Chung W H，Mockenhaupt M，et al. Drug hypersensitivity：pharmacogenetics and clinical syndromes ［J］. J Allergy Clin Immunol，2011，127(3)：60-66.

［28］Maranville J C，Baxter S S，Torres J M，et al. Inter-ethnic differences in lymphocyte sensitivity to glucocorticoids reflect variation in transcriptional response ［J］. Pharmacogenomics J，2013，13 (2)：121-129.

［29］中华医学会心血管病学分会，中国老年学学会心脑血管病专业委员会. 华法林抗凝治疗的中国专家共识［J］. 中华内科杂志，2013，52(1)：76-82.

［30］Caldwell M D，Awad T，Johnson J A，et al. CYP4F2 genetic variant alters required warfarin dose ［J］. Blood，2008，111(8)：4106-4112.

［31］Thorn C F，Klein T E，Altman R B. PharmGKB：the Pharmacogenomics Knowledge Base ［J］. Methods Mol Biol，2013，1015：311-320.

［32］McDonagh E M，Whirl-Carrillo M，Garten Y，et al. From pharmacogenomic knowledge acquisition to clinical applications：the PharmGKB as a clinical pharmacogenomic biomarker resource ［J］. Biomark Med，2011，5(6)：795-806.

［33］Squassina A，Manchia M，Manolopoulos V G，et al. Realities and expectations of pharmacogenomics and personalized medicine：impact of translating genetic knowledge into clinical practice ［J］. Pharmacogenomics，2010，11(8)：1149-1167.

［34］Caudle K E，Klein T E，Hoffman J M，et al. Incorporation of pharmacogenomics into routine clinical practice：the Clinical Pharmacogenetics Implementation Consortium（CPIC）guideline development process ［J］. Curr Drug Metab，2014，15(2)：209-217.

［35］Relling M V，Klein T E. CPIC：Clinical Pharmacogenetics Implementation Consortium of the Pharmacogenomics Research Network ［J］. Clin Pharmacol Ther，2011，89(3)：464-467.

11 基于组学大数据的肿瘤精准医学

在推动精准医学发展的过程中,包括美国在内的许多国家都将恶性肿瘤作为精准医学研究和实践的短期目标与突破口,肿瘤学科也就成为精准医学最重要的研究领域之一,精准肿瘤医疗的概念也应运而生。其本质是通过基因组学和蛋白质组学等组学分析技术测定个体疾病患者的特征,并将其用于指导疾病的预防、诊断和治疗过程中。其中的关键是遗传基因信息、精确诊断和精准治疗三者的紧密结合,使疾病的预防和诊治更具有针对性、靶向性和特异性。本章介绍了 NCCN 的个体基因组诊疗指南,个体基因组数据在乳腺癌、肺癌和食管癌精准医学中的应用现状及发展前景,以及如何对肿瘤患者样本进行多组学数据预测、分析,如何利用医学知识库系统辅助临床诊疗。

11.1 概述

肿瘤是严重危害人类健康和生命的常见病和多发病。最新统计数据显示,全球每年新增癌症患者 1 200 多万人[1],死亡 800 多万人[2]。近年来,我国癌症发病率和病死率一直呈上升趋势。2015 年全国约有 430 万人确诊为癌症,280 万人因癌症死亡,即每分钟就有 8.2 人成为癌症患者,5.3 人死于癌症[3]。这种严峻的形势,促使生物医学界不断寻求新的肿瘤诊疗方法。通过基因组学和蛋白质组学等组学分析技术测定个体疾病患者的遗传学信息,并将其用于指导疾病的预防、诊断和治疗过程,是精准医学在临床上最直接的应用。

在传统医学模式下,对肿瘤的诊断主要基于特殊染色、光学显微镜、电子显微镜以及免疫组化等组织病理学方法,对肿瘤的治疗也相应地依赖于传统诊断对肿瘤的分类、分型和分期。与传统医疗方式不同,在精准医学模式下,除传统的组织病理学诊断外,病理医师还要依据各种基因检测方法，包括荧光原位杂交（FISH）、比较基因组杂交（CGH）、PCR、qPCR、Sanger 测序、基因表达谱分析以及下一代测序等技术对肿瘤的遗传物质（DNA、RNA 和染色体等）及其产物（蛋白质、酶和小分子等）进行检测，从而进行分子病理学诊断，即基于基因组数据对肿瘤进行分子水平的分类、分型和分期。基于基因组数据的分子诊断常能预测患者的预后，同时也能预测患者对药物的治疗反应，鉴别肿瘤分子治疗靶点。基于对肿瘤精准的诊断，可以通过预防性外科治疗、特异性靶向药物治疗和精准细胞免疫治疗等方法向肿瘤患者提供更好、更精准的治疗方案。

本章主要介绍个体基因组数据在肿瘤精准医学中的应用现状及发展前景。

美国国家综合癌症网络（National Comprehensive Cancer Network，NCCN）是由 23 个世界顶级癌症中心组成的非营利性学术联盟，其成员包括近 950 名临床职业医师及肿瘤研究人员，旨在全球范围内持续提升对癌症患者的医疗管理质量和效率，确定并推进高品质癌症护理，从而改善患者的生活质量[4]。

由 NCCN 制定并发布的《NCCN 指南》（*NCCN Guidelines or NCCN Clinical Practice Guidelines in Oncology*）是国际公认的肿瘤界临床实践规范标准，对约 97％的癌症种类提供相应的治疗方案。这些方案中包含了大量关于如何利用个体基因组信息指导各种肿瘤临床诊疗的实践指南。同时，NCCN 还编录了《NCCN 生物标志纲要》（*NCCN Biomarkers Compendium*），对《NCCN 指南》中推荐的各种生物标志物（基因或者基因产物）检测进行专业的说明，提供必要的细节。这些检测都是由《NCCN 指南》专家组推荐用于肿瘤的诊断、筛查、监测、监控或者用于提供预测或预后信息。目前，《NCCN 生物标志纲要》编录了 1 028 项生物标志物检测，涵盖了 77 种不同类型的癌症，共涉及 266 个基因，表 11-1 列出了《NCCN 指南》中多种癌症相关的生物标志物。

表 11-1　NCCN 中排名前 10 位的与多种癌症相关的生物标志物

基因名称	出现频次	基因名称	出现频次
LDHA，LDHB，LDHC	26	*MME*	18
BCL2	25	*MS4A1*	18
CCND1	22	*CD3E，CD247，CD3D，CD3G*	17
CD5	20	*IGK@，IGL@*	17
KLK3	18	*AFP*	16

图 11-1 是《NCCN 生物标志纲要》中检测项的示例,每一项都记录了检测适应证、适应人群、分子异常、基因符号、NCCN 循证等级、NCCN 临床决策推荐和检测目的等。其中,NCCN 证据级别分为 1、2A、2B 和 3 等类别。1 类是基于高水平证据(如随机对照临床试验)提出的建议,专家组一致同意;2A 类是基于低水平证据(如非随机研究、临床观察数据包括临床经验、正在进行的随机试验)提出的建议,专家组一致同意;2B 类是基于低水平证据提出的建议,专家组基本同意,无明显分歧;3 类是基于任何水平证据提出的建议,专家组意见存在明显分歧[4]。通常,NCCN 将 2B 类以上级别的证据才作为指南的讨论部分,指南中的所有推荐检测均达到 2A 类共识。

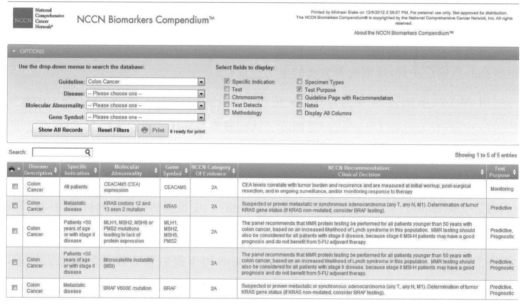

图 11-1　《NCCN 生物标志纲要》示例

(图片来自 https://www.nccn.org/biomarkers)

《NCCN 指南》中,生物标志物最多的肿瘤为非霍奇金淋巴瘤(non-Hodgkin lymphoma,NHL),共有 462 个。除去原发部位不明的肿瘤,其后肿瘤依次是白血病、软组织肉瘤、非小细胞肺癌、甲状腺癌、乳腺癌、肝胆癌和神经内分泌瘤等(见图 11-2)。基因生物标志物在各染色体上的分布并不均匀,11 号染色体上的生物标志物最多(见图 11-3)。

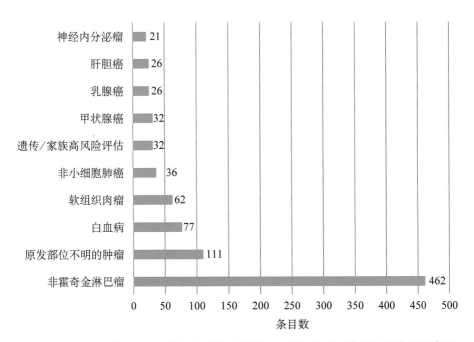

图 11-2 《NCCN 指南》中生物标志物最多的前 10 种肿瘤或与肿瘤相关的检测类型

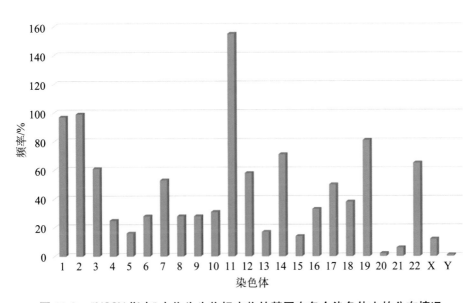

图 11-3 《NCCN 指南》中作为生物标志物的基因在各个染色体上的分布情况

11.2 乳腺癌精准医学

11.2.1 概述

乳腺癌是女性最常见的恶性肿瘤之一,全世界每年新发乳腺癌约 138 万例,死亡约 46 万例[5]。我国每年新确诊乳腺癌病例约占全球的 12.2%,女性乳腺癌发病率为 37.9/10 万,占女性全部恶性肿瘤发病率的 17.1%。虽然乳腺癌目前在我国不算高发,但新发病例增长速度却是全球最快的,是世界平均水平的 2 倍。根据《柳叶刀》的报道,中国女性诊断为乳腺癌的中位年龄为 48~50 岁,比欧美国家早 10~15 年。据统计,我国约有 6%~7% 的乳腺癌患者初诊时即为晚期,而晚期乳腺癌患者诊断后的总体中位生存期为 2~3 年,5 年生存率仅为 5%~10%。因此,乳腺癌的早期筛查和早期诊断具有非常重要的临床意义[6]。

乳腺癌的发生与遗传因素密切相关。研究表明,基因 BRCA1 和 BRCA2 在乳腺癌的发生和发展过程中起重要作用,携带 BRCA1 和 BRCA2 有害突变的女性罹患乳腺癌的可能性大约是一般女性的 5 倍。此外,乳腺癌不是单一疾病,在分子水平上表现出高度异质性,存在不同的分子亚型,而不同亚型在预后和对不同治疗的敏感性方面差异很大。近年来,随着分子诊断技术的快速发展和应用,我国在乳腺癌的早期筛查和早期诊断方面进步很大,基于个体化基因组的预后和治疗方案选择也使得对乳腺癌的治疗更加精准,早期乳腺癌的治愈率不断提升,晚期乳腺癌的生存时间显著延长。

11.2.2 乳腺癌易感基因的遗传风险评估与管理

乳腺癌诊疗的发展与进步,充分体现了现代科技手段的应用。比如影星安吉丽娜·朱莉预防性切除双侧乳腺的手术,是在肿瘤未形成时,根据家族史和 BRCA1 基因突变检测结果,积极采取应对措施进行预防性治疗的典型例子。乳腺钼靶 X 线检查能显示微小钙化灶,是目前比较有效、常用的筛查和早期诊断乳腺癌的方法。但是,当这些影像学检查发现异常时,人可能已经患病甚至发展至中晚期。为避免此类情况发生,在安吉丽娜的例子里,医师根据她具有乳腺癌和卵巢癌家族史,加之在其体内检测到伴有 BRCA1 基因突变,预测她分别有 87% 和 50% 罹患乳腺癌和卵巢癌的风险。*BRCA1* 和 *BRCA2* 可编码具有多重功能的蛋白质，其突变与乳腺癌和卵巢癌的发病具有相关性，通过 *BRCA1* 的检测，可以筛查出患乳腺癌或卵巢癌的高风险人群。因此，为了降低风险，安吉丽娜主动采取了有利于预防该疾病的措施[7]。

11.2.3 乳腺癌的分子分型

乳腺癌具有高度异质性，相同的常规治疗措施并不能在所有患者身上取得预期的治疗效果。随着测序技术和医学生物统计分析技术在乳腺癌领域的迅猛发展，现在已经能够基于基因表达谱，在恶性肿瘤的生物学层面上相对明确地划分不同类型的乳腺癌，从而构建乳腺癌的分子亚型[8-10]。如今在国际上已经形成了一套比较有效的乳腺癌分子分型系统，根据检测到的不同肿瘤标志物，可以把乳腺癌分为 luminal A 型、luminal B 型-HER2 阴性、luminal B 型-HER2 阳性、HER2 过度表达型以及基底样型（*basal-like*）等 5 个分子亚型（见表 11-2）。

表 11-2　乳腺癌各分子亚型的定义或治疗推荐

亚型	定　义	推荐治疗方案
luminal A 型	ER 与 PR 阳性；HER2 阴性；*Ki-67* 低表达；基于多基因表达分析的低复发风险	内分泌治疗，并经常单独应用，对于高危患者推荐辅助化疗
luminal B 型-HER2 阴性	ER 阳性；HER2 阴性，并至少满足如下一条：*Ki-67* 高表达、PR 阴性或低表达、基于多基因表达分析的较高复发风险	内分泌治疗＋大部分患者给予细胞毒治疗
luminal B 型-HER2 阳性	ER 阳性；*HER2* 过表达或扩增；*Ki-67* 及 *PR* 表达水平任意	细胞毒治疗＋抗 HER2＋内分泌治疗
HER2 阳性型	ER 与 PR 阴性；*HER2* 过表达或扩增	细胞毒治疗＋抗 HER2
基底样型	● 三阴性（导管癌） ● ER 与 PR 阴性 ● HER2 阴性	细胞毒治疗

注：ER 表示雌激素受体，PR 表示孕激素受体（表中数据来自参考文献[11]）

11.2.4 乳腺癌的诊断

不同亚型乳腺癌有不同的针对性治疗方案，所以明确疾病亚型是取得良好疗效的前提。2015 年版《NCCN 指南》中推荐 21 基因检测用于早期乳腺癌患者。该检测同时具有两方面的功能：第一，预后预测；第二，治疗预测。具体来说，相比于非化疗患者，21

基因检测可以预测化疗患者的化疗反应。而其他用于乳腺癌的分子检测，如 MammaPrint、Prosigna、EndoPredict 及乳腺癌指数等均无法同时具有上述两项功能。

21 基因检测可用于雌激素受体阳性（ER＋）、HER2 阴性、pT1-3 和 pN0-1（淋巴结阴性）的患者。尽管目前 21 基因检测只用于淋巴结阴性患者，将来也可能用于淋巴结阳性患者。据 TransATAC 研究，对于绝经后女性乳腺癌患者给予他莫昔芬或者阿那曲唑，将患者分为淋巴结阳性和阴性组，对其肿瘤组织进行 21 基因检测并随访。结果显示，基于 21 基因的评分在这两组中均可预测疗效，而且预测效果与淋巴结转移多少无关。

21 基因检测可以预测局部进展或远端转移。对于低复发评分组，化疗是不推荐的；对于高复发评分组，化疗是推荐的；而介于两者之间的中复发评分组，是否接受化疗是个灰色区域，具有不确定性，还取决于患者年龄及身体状况。对于年轻、健康的绝经后中复发评分组患者，可以推荐化疗。

此外，MammaPrint 检测在欧洲及美国得到广泛应用。过去，该检测只能用于新鲜组织，而现在也可以应用于固定的组织。不过目前，MammaPrint 仅用于指导预后，对治疗不具有预测能力[12]。

11.2.5　基于个体基因组的乳腺癌治疗

早期乳腺癌患者是否要进行术后辅助治疗（如内分泌治疗或化疗）降低复发的风险一直是有争议的话题。临床上，早期乳腺癌患者如果有一些"临床高风险"指标（如年龄小于 50 岁或者有淋巴结转移等），在手术治疗之后进行辅助化疗是标准治疗方案。随着基因检测技术的发展，以个体基因组信息为基础的精准医学将会帮助判断早期乳腺癌患者是否需要接受辅助化疗[13, 14]，以减少患者承受不必要的化疗导致的不良反应。

最近的临床研究发现[13, 14]，基于基因检测的早期乳腺癌患者手术后复发风险评估结果与临床风险指标的结果并不完全一致，而基因检测技术可以提供更准确的风险评估指标。例如，在"临床高风险"患者中，只有 54％的患者属于"基因高风险"。对于这部分患者，辅助化疗能显著降低复发风险。而另外 46％的"临床高风险"但"基因低风险"患者，在传统标准下都需要化疗，但如果基于基因检测，则不需要。临床研究结果表明，这部分患者即使不进行化疗，5 年生存率也已经超过 97％，其中接近 95％的患者不会有转移复发，而使用化疗只能提高 1％左右，但却带来严重的不良反应。

在中国,luminal A 型乳腺癌以内分泌治疗为主;luminal B 型乳腺癌要考虑与多种辅助治疗相结合,三阴性乳腺癌的治疗目前以化疗为主;HER2 阳性乳腺癌需进行针对性的靶向治疗并结合化疗。HER2 阳性患者对于常规化疗、放疗不敏感,其肿瘤恶性程度高,容易复发或发生远处转移,如果只是采取传统化疗,他们的生存期仅为 HER2 阴性患者的一半。

近期随着多基因组合检测技术的高速发展,已经推出了多种能够有效预测乳腺癌患者疗效的组合基因。因此,制定精准化、个体化治疗方案已经成为乳腺癌治疗医师的重要研究方向。同时,高通量测序技术当前成本已经较低,很多癌症中心普遍都在利用此方式寻求精准个体化的综合医疗方案。肿瘤的诊断、治疗有希望更加合理地应用到各个患者身上。当前乳腺癌的分类已经超越了传统的诊断模式,将来根据肿瘤驱动基因实施精准的靶向治疗可能实现乳腺癌的治愈[15]。

11.3　肺癌精准医学

11.3.1　概述

肺癌是全球因癌症死亡的首要原因。2015 年,美国大约有 22.1 万新发肺癌和支气管癌病例,其中男性比女性略高,肺癌相关的死亡人数约为 15.8 万。统计显示,肺癌患者 5 年存活率只有 16.8%[16]。近年来,我国肺癌的发病率和病死率逐年增长,发病率和病死率均居男性癌症之首,在女性所患癌症中肺癌的病死率也排第 1 位,而发病率仅次于乳腺癌[17]。

根据肿瘤细胞在显微镜下的外观,肺癌可以分为非小细胞癌和小细胞癌,前者占 85% 以上。非小细胞癌有两个主要类型:非鳞状细胞癌与鳞状细胞癌。非鳞状细胞癌包括肺腺癌、大细胞肺癌和其他细胞类型肺癌等。其中,肺腺癌是最常见的类型,约占 40%,许多非吸烟患者属于此类型;肺鳞状细胞癌次之,约占 30%。小细胞肺癌常发生于细支气管旁细胞。

引起肺癌的主要危险因素除吸烟外,还包括接触其他致癌物、疾病史以及癌症家族史等。全球约 1/4 的肺癌患者从未吸过烟,越来越多的研究支持“肺癌的发生可能是个体的疾病易感性和环境致癌因素共同作用的结果”。

随着基因组学研究手段的不断进步,大规模的 GWAS 研究已经找到了一些新的肺癌易感基因。过去几十年在肺癌治疗方面已经取得了很多进步,如利用筛查、微创技术进行诊断和治疗,靶向放射治疗和化疗的标准治疗方案也都进行了改进。目前已找到一系列与肺癌相关的驱动基因,如 *EGFR*、*ALK* 和 *ROS1* 等,肺癌是目前靶向药物最多、应用最广泛的一种疾病。伴有特定分子遗传标记的人群可从靶向药物治疗中受益,比传统化疗效果更好[18]。

研究发现,肺癌患者体内对正常蛋白表达可能起改变作用的基因突变高达 150 种以上,这可能是肺癌发生率偏高的原因之一。目前已经完成对肺癌的全基因组测序,包括腺癌、鳞状细胞癌以及小细胞肺癌,结果收录在美国 TCGA 数据库中。这些测序结果揭示了肺癌的基因突变谱和拷贝数变化模式。*TP53* 无论在哪种组织类型的肺癌中都是突变频率最高的基因,其他突变频率较高的基因有 *KRAS*、*CDKN2A*、*MLL3*、*STK11*、*PIK3CA*、*SOX2* 和 *RB1* 等(见图 11-4)。虽然这些突变可能改变了关键蛋白

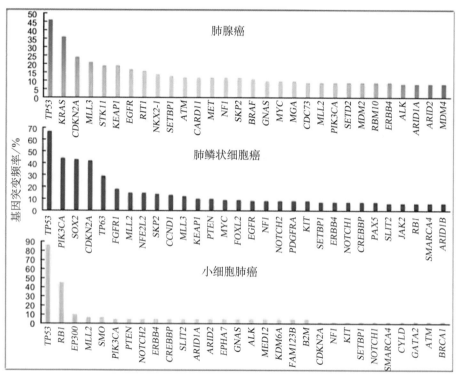

图 11-4 不同组织类型肺癌基因突变分子模式

(图片修改自 http://seq. cn/portal. php? mod=view&aid=18590)

的表达水平或构象,从而进一步导致其正常生理功能改变,促进癌症的发生和发展,但是目前临床实践基于这些高频突变基因开发的靶向药物还非常有限,只有少数的几种,如靶向 *ALK* 重排、*ROS1* 重排和 *MET* 扩增的克唑替尼,靶向 *EGFR* 突变的吉非替尼(gefitinib)、厄洛替尼(erlotinib)和阿法替尼(afatinib)等[19, 20]。

虽然目前已经建立了相应的癌症基因组数据库,临床也开发了一系列相关的靶向治疗药物,可大多数都是基于西方人群的研究,但基因突变谱在不同人种间差异很大。例如,*EGFR* 突变仅在 10%～17%的白种肺癌患者中发现,而在亚洲患者中 *EGFR* 突变率达到 30%～65%,因此可能更多亚洲患者可受益于 *EGFR* 靶向治疗;另一方面,*KRAS* 突变率在欧美肺腺癌患者中为 35%～50%,而仅在 5%的中国患者中检出 *KRAS* 突变[21-23]。

11.3.2　非小细胞肺癌的分子诊断与治疗

目前,肺癌的分子诊断研究主要包括 3 项指标:*EGFR*、*KRAS* 以及 *ALK* 基因融合。通过检测肺癌患者个体的基因组信息,对携带特异性基因突变或重排的患者选用相应的靶向疗法。

1) *EGFR*

EGFR 是肺癌的一个主要驱动基因,也是目前临床实践中用于选择合适的肺癌治疗方案的重要生物学指标之一。正常情况下,*EGFR* 只在上皮细胞表面表达,但在各种恶性肿瘤中经常过度表达。*EGFR* 突变常见于亚洲女性、非吸烟、腺癌患者。在西方国家肺腺癌患者中,*EGFR* 突变率约为 10%,而亚洲人群可高达 50%[24]。

EGFR 突变的位点多种多样,但研究表明,采用吉非替尼或阿法替尼等 *EGFR* 抑制剂治疗有 *EGFR* 突变的肺癌患者时,只有携带特定突变的患者的生存期才能得到显著延长。采用表皮生长因子受体酪氨酸激酶抑制剂(EGFR-tyrosine kinase inhibitor,EGFR-TKI)治疗肺癌患者的过程中发现,伴 *EGFR* 突变的患者或许对 TKI 更敏感,尤其是外显子 19 的框内缺失和外显子 21(L858R、L861Q)、18(G719X、G719)以及 20(S768I)上有突变时。其中,外显子 19 的框架缺失和外显子 21 的第 2573 位碱基由 T 变为 G(导致其编码蛋白的第 858 位氨基酸由亮氨酸变为精氨酸)是 *EGFR* 最常见的突变形式,约占肺癌患者 *EGFR* 突变的 85%,伴有这些突变的患者对 *EGFR* 抑制剂治疗非常敏感,疗效显著;而占肺癌患者 *EGFR* 突变 4%～10%的外显子 20 的插入突变可能并不能提高药物与靶标的亲和力,伴有此类突变的患者对 EGFR 靶向治疗完全无响应,疗效很差。EGFR 激酶结构域突变,如 T790M 突变,是 EGFR 的二次突变,其与 TKI 治疗后出现的获得性耐药有关,约一半以上的肺癌 EGFR-TKI 耐药后都能检测到该突变。

不可避免的是,平均在治疗 10~13 个月时,部分患者出现耐药。产生耐药的可能机制包括:①*EGFR* 外显子 20 二次突变(T790M);②*KRAS* 基因突变;③*MET* 或 *HER2* 扩增;④转录因子 NF-κB 或白细胞介素-6 受体的活化激活了 STAT3 通路;⑤AXL 受体酪氨酸激酶(AXL receptor tyrosine kinase,AXL)和胞外信号调节激酶(extracellular signal-regulated kinase,ERK)的活化[19, 20]。

2) *KRAS*

研究发现,至少 25% 的肺癌患者有 *KRAS* 基因突变,而不到 1% 的患者中会同时有 *EGFR* 和 *KRAS* 突变。*KRAS* 突变在不同人群中的分布似乎与 *EGFR* 相反,在非亚洲人群、吸烟者和黏液性腺癌中最常见。研究表明,*KRAS* 突变和 TKI 内源性耐药存在关联,因此,在选择 TKI 治疗时,应考虑患者 *KRAS* 测序的结果[25]。

3) *ALK*

ALK 基因重排是非小细胞肺癌的驱动因素之一,表现为 *ALK* 与各种伴侣基因融合,其中最常见的重排模式是与棘皮动物微管相关类蛋白 4 基因的融合(*EML4*),约占非小细胞肺癌患者的 4%~5%。对携带 *ALK* 融合基因的非小细胞肺癌患者,ALK 抑制剂可能是一种非常有效的治疗方法。ALK 抑制剂克唑替尼已经获得美国 FDA 的批准,用于 *ALK* 融合基因阳性的转移性非小细胞肺癌患者。在大多数情况下,*ALK* 基因重排和 *EGFR* 突变呈现相互排斥的关系。然而,*ALK* 融合基因阳性的非小细胞肺癌患者亚群,在年轻人群、女性和非吸烟者中最常见。

ALK 融合基因阳性相关的靶向治疗分为在一线化疗前和一线化疗中发现 *ALK* 重排,前者使用克唑替尼(1 类),后者则中断或完成计划的化疗后开始使用克唑替尼[4]。

4) 其他基因变异与患者靶向药物

对于携带 *BRAF V600* 突变的患者,可用靶向药物为威罗菲尼和达拉菲尼。克唑替尼是具有抗肺癌中 *MET* 扩增活性和抗 *ROS1* 重排活性的靶向药物。

通过对基因测序进行分析,可能发现在肺癌中少见但在其他肿瘤中常见的突变类型,为携带罕见突变类型的患者提供了其他治疗方案。例如,对于携带 *HER2* 突变的患者,可使用曲妥珠单抗(2B 类)和阿法替尼(2B 类),携带 *RET* 重排患者可使用卡博替尼(2B 类)[4]。

11.3.3　基于多组学数据的非小细胞肺癌研究

截至 2015 年 6 月,TCGA 收录肺腺癌(lung adenocarcinoma)和肺鳞状细胞癌(lung squamous cell carcinoma)的样本量分别达到 521 例和 504 例。目前来源于 TCGA 肺腺癌和肺鳞状细胞癌的数据主要用于 4 个方面:寻找新的肺腺癌和肺鳞状细胞癌诊断、预后标志物,新的治疗靶点以及开发新的研究技术。研究表明在肺鳞状细胞癌和肺腺癌之间,大部分标准的化疗是不同的[26,27]。例如,培美曲塞——一种抗叶酸制剂,通过破坏细胞内叶酸依赖性的正常代谢过程,抑制细胞复制,从而抑制肿瘤的生长,然而它并不适合肺鳞状细胞癌的患者,因为它会增加肺鳞状细胞癌患者出现致命性肺出血的风险[28,29]。除此之外,厄罗替尼和吉非替尼,作为小分子表皮生长因子受体酪氨酸激酶抑制剂,只作用于 *EGFR* 突变的肺癌,*EGFR* 突变的肺癌大部分都是肺腺癌[30]。因此,区分肺腺癌和肺鳞状细胞癌对于肺癌患者的治疗具有重要的意义。

1) 肺腺癌和肺鳞状细胞癌鉴别相关标志物

通过基因组学信息能够对患者进行分型是向个体化医疗目标迈出的最基本的一步。Chang 等总结了部分基于 TCGA 发现的与非小细胞肺癌相关的诊断标志物[31]。利用 TCGA 中肺腺癌和肺鳞状细胞癌的 RNA-Seq 数据,挖掘出了鉴别肺腺癌和肺鳞状细胞癌的标志物 CLCA2,并通过 235 例肺腺癌石蜡样本和 161 例肺鳞状细胞癌石蜡样本进行了验证,结果在免疫组织化学评分中肺鳞状细胞癌比肺腺癌高很多($P < 0.000\,1$),由此看来 CLCA2 在鉴别肺腺癌和肺鳞状细胞癌中有重要的价值[32]。这也凸显了 TCGA 在组学大数据信息提取过程中的重要作用。

2) 非小细胞肺癌预后研究

目前,在临床上评价肿瘤预后的标准仍然是肿瘤的分期,临床上肿瘤分期需同时考虑肿瘤大小、浸润程度、分化程度、血管淋巴管浸润及远处转移等。然而,在非小细胞肺癌仅靠肿瘤分期已经不能准确判断预后,同期组织学相似的非小细胞肺癌可能有不同的临床结果:有的肿瘤可能有潜在的浸润和转移能力,有的可能已经发生了微转移。近年来,随着肿瘤生物学和分子生物学的快速发展,许多与肺癌预后相关的因素被发现,如 *TP53* 抑癌基因、*Tp73* 基因、*RB1* 和 *NKX2-1*[26,32],这些生物学标志物将帮助人们对术后肺癌患者的预后形成新的认识并帮助指导临床肿瘤的综合治疗。同时,基因组、转录组、蛋白质组和表观遗传学分析已证实几乎所有癌症都存在基因突变,反映为RNA 和蛋白质异常表达,基因也可受表观基因异常调控而异常表达。这些组学相关的标志物同时也可以预测患者的预后。

  TCGA 数据库所提供的非小细胞肺癌组学信息以及患者详细的临床信息可帮助找到大量预后相关的标志物,表 11-3 总结了部分基于 TCGA 数据库研究非小细胞肺癌预后相关的标志物信息[31]。

表 11-3 基于 TCGA 数据库的预后相关标志物汇总

主题	模型系统	结　果
肺腺癌		
瘤内信号熵	TCGA（RNA-Seq,生存预后）数据	肺腺癌的患者如果在 I 期表现出高的信号熵则意味着预后极差,对于分布排在前 3 位的信号熵,肺腺癌患者的死亡风险率将倍增[33]
8 个 miRNA 预后信号	TCGA（miRNA 表达,生存预后）数据	由 miRNA 标记物（miR-31,miR-196b,miR-766,miR-519a-1,miR-187,miR-331,miR-101-1,miR-375）形成的线性加权预测模型,对不吸烟的患者或者说 15 年内没有吸烟的患者预后预测极为准确[34]
miR-31	肿瘤样本,TCGA（miRNA 表达量,生存预后）的数据,细胞系	肺腺癌有淋巴结转移患者的 miR-31 表达量是没有淋巴结转移患者的 2.5 倍;多因素 COX 回归风险比例模型表明 miR-31 对淋巴结的状态有独立的预测能力[35]
肺鳞状细胞癌		
胰岛素受体 A 和 B（IR-A and IR-B）	TCGA（RNA-Seq,生存预后）数据	胰岛素受体 B 表达量的增加导致胰岛素受体 A 和受体 B 的比率增加,而这种比率的增加和上皮间质转化基因标记的降低以及肺鳞状细胞癌患者的生存时间密切相关[36]
ARHGDIB 和 *HOXD3*	TCGA（RNA-Seq,DNA-Seq,miRNA-Seq,拷贝数变异,甲基化,生存预后）数据	*ARHGDIB* 基因的高表达是一个预后好的预测标志而 *HOXD3* 基因的高表达是一个预后差的预测标志[37]
提高模型预测能力的元件	TCGA（RNA-Seq,DNA-Seq,甲基化,miRNA 表达,拷贝数变异）	如果当增加基因组测量数据到基因表达和临床协变量时其预测能力没有提升,说明对于肺鳞状细胞癌来说在转录水平的测量比在 DNA 水平预测临床结果的能力更高[38]
活化 *STAT3* 表达蛋白抑制剂	肿瘤样本,TCGA（RNA-Seq,生存预后）数据,细胞系	拥有最高 *PIAS3* 表达水平的患者在任何组中都有最长的生存时间,拥有最低 *PIAS3* 表达水平的患者在任何组中都有最差的预后,*PIAS3* 的表达水平每增加一个单位,死亡风险将下降 0.43%[39]

（续表）

主题	模型系统	结 果
共同		
非小细胞肺癌融合基因	肿瘤样本的 RNA-Seq 数据，TCGA（RNA-Seq）数据	高频的融合基因是较差预后的一个独立预测因素[40]
BCAR1	肿瘤样本，TCGA（RNA-Seq，蛋白质表达，生存预后）数据	BCAR1 蛋白水平的增加与肺腺癌中淋巴结转移相关而与肺鳞状细胞癌无关。根据 TCGA 数据，当 *BCAR1* 表达加倍时，肺腺癌和肺鳞状细胞癌患者的死亡率将增加 56%～77%[41]

3) 新的治疗靶点以及开发新的研究技术

现在，肺癌的精准诊断基本上是基于肺癌临床特征、分子特征和组织学类型相结合的综合诊断。而目前肺癌精准治疗的方式主要包括分子靶向治疗、抗血管生成治疗、免疫治疗。其中以分子靶向治疗研究时间最长，成果也最为显著，在进行分子靶向治疗之前需要寻找肿瘤靶点，而这种靶点的寻找往往需要对大样本的组学大数据进行分析挖掘，TCGA 作为最为大型的一个组学大数据库在组学数据分析挖掘上起到了重要的作用。2012 年，TCGA 对 178 名肺鳞状细胞癌患者的癌症样本进行了基因组分析。研究发现，除了突变率高达 83% 的 *TP53* 基因外，还有其他 9 个高频突变基因：*CDCKN2A*（突变率为 15%）、*PTEN*（突变率为 8%）、*PIK3CA*（突变率为 16%）、*KEAP*（突变率为 12%）、*MLL2*（突变率为 20%）、*HLA*（突变率为 3%）、*NFE2L2*（突变率为 15%）、*NOTCH1*（突变率为 8%）和 *RB1*（突变率为 7%）[25]。2014 年，TCGA 对 230 名肺腺癌患者的癌症样本与相应正常肺组织进行基因图谱分析，发现多个癌基因突变频率和常见关键信号通路的变化。其中，*TP53* 的突变率达 46%，*KRAS* 为 33%，*EGFR* 为 14%，*BRAF* 为 10%，*MET* 为 7%，*RIT1* 为 2%，*STK11* 为 17%，*KEAP1* 为 7%，*NF1* 为 11%，*RB1* 为 4%，*CDKN2A* 为 4%；染色体修饰基因 *SETD2* 的突变率为 9%，*AR1D1A* 为 7%，*SMARCA4* 为 6%；RNA 剪切基因 *RBM10* 的突变率为 8%，*U2AFL* 为 3%。关键信号通路上的变化有 MAPK 激活（76%），PI3K/AKT/mTOR 通路激活（25%）[19]。Govindan 等于 2012 年通过对 178 例肺鳞状细胞癌患者的研究，在 70% 的患者中发现 *CDKN2A* 基因的突变，而肺鳞状细胞癌患者中很少发现 *ALK* 或 *EGFR* 基因的突变，*CDKN2A* 可能成为肺鳞状细胞癌治疗的一个潜在靶点。近来又有研究表明,肺癌的分子分类可以扩展至针对新型靶向疗法的多种假设的靶点,包括 *RET* 基因融合、*BRAF* 突变以及 *FGFR1* 扩增等。这些基因大数据为研究肺癌新的驱动基因和开发相应的靶向药物提供了重要信息[42]。

11.4 食管癌精准医学

11.4.1 概述

食管癌是较为常见的恶性肿瘤,全球每年约有 40 万人死于食管癌,发病率和病死率在发展中国家都要远高于发达国家[43]。我国食管癌的新增病例数和死亡人数均居世界首位,其中,新发病例约占全世界的一半。在中国,食管癌的发病率仅次于肺癌和胃癌居第 3 位,其病死率居恶性肿瘤的第 4 位,男性高于女性,农村高于城市[44]。食管癌的发生有明显的地区聚集性,中国、伊朗、哈萨克斯坦以及非洲部分区域都有比较高的发病率(>100/10 万)[45],而太行山区和东南沿海的潮汕地区是我国食管癌的高发区[46, 47]。

食管癌的病理分型包括食管鳞状细胞癌和食管腺癌。中国以食管鳞状细胞癌为主,主要和吸烟、饮酒和贫困等因素相关[48, 49];而西方国家主要以食管腺癌为主,食管反流[50]、巴雷特食管(Barrett esophagus)和肥胖是其主要风险因素[51]。在一些区域食管癌的发病有家族聚集性[52],这提示食管癌可能存在遗传风险。

11.4.2 基于个体基因组的食管癌诊断与治疗

食管癌的致死率较高,根据不同的研究 5 年生存期从 10%～50% 不等。在过去的几十年中,随着内镜等检测技术的引入以及手术和放化疗水平的不断提升,食管癌的诊断和治疗有了很大的改善[53]。然而,由于目前依然缺乏有效的早期诊断方法,患者的生存率没有显著提高[45, 54]。对食管癌分子机制的研究,有助于发现新的诊断手段和治疗方法,目前很多研究都致力于寻找食管癌早期诊断、预后和治疗疗效相关的生物标志物。但与乳腺癌和肺癌等被广泛研究的癌症相比,对食管癌分子机制的研究迄今为止仍然较为薄弱,发生和发展机制尚不明确,没有明确的分子分型,也没有明确的药物治疗靶标。因此,加强食管癌分子水平的研究,阐明其致病机制在当前尤为迫切。

在临床上,食管癌的治疗以手术和放化疗为主。目前,用于食管癌的靶向药物只有曲妥珠单抗(trastuzumab,Herceptin),该药在 2010 年被批准用于治疗 HER2 过表达转移的食管癌。另外,化疗药物结合帕妥珠单抗(pertuzumab)和曲妥珠单抗针对HER2 阳性食管癌治疗的临床试验(NCT02120911)正在开展。EGFR 单克隆抗体尼妥珠单抗(nimotuzumab)结合放疗治疗食管癌的临床试验也在开展。

11.4.3 基于个体基因组的食管癌研究进展

食管癌肿瘤基因组测序对食管癌的分子机制进行了深度的解析,这些研究提供了肿瘤相关基因和目前常用的肿瘤治疗靶点在食管癌中的突变情况,为食管癌的靶向治疗提供线索。为此,笔者对其他肿瘤治疗中常见的药物治疗靶点基因在食管癌肿瘤基因组研究中的突变频率进行了统计(见表 11-4)。*PIK3CA*、*EGFR* 和 *KRAS* 等基因在食管癌中均有较高的突变频率。

表 11-4 常见药物治疗靶点基因在食管癌中的突变频率

作者	肿瘤类型	PIK3CA	EGFR	HER2	MET	KRAS	FBXW7	BRCA1	BRCA2
Qimin Zhan	食管鳞状细胞癌	4.5%(M) 40.7%(C)	1.1%(M) 24.3%(C)	NA	NA	0%(M) 27.1%(C)	NA	NA	NA
Jie He	食管鳞状细胞癌	7.0%(M) 1.7%(C)	1.7%(M) 5.3%(C)	NA	NA	NA	NA	4.0%(M)	4.0%(M)
Ming-Rong Wang	食管鳞状细胞癌	7.0%(M) 10.0%(C)	11.0%(C)	3.0%(C)	1.0%(M) 1.0%(C)	5.0%(C)	5.0%(M)	NA	4.0%(M)
Yongping Cui	食管鳞状细胞癌	17.0%(B)	NA	NA	NA	4%(B)	8%(B)	NA	NA
Austin M. Dulak	食管腺癌	6.0%(M) 3.0%(C)	2.0%(M) 16.0%(C)	3.0%(M) 19.0%(C)	2.0%(M) 6.0%(C)	3.0%(M) 21.0%(C)	NA	NA	NA

注:M 指突变的频率,C 指拷贝数变异的频率,NA 表示文章中没有相关数据

2012 年,Agrawal 等人首次利用外显子测序技术研究了 12 个食管鳞状细胞癌病例和 11 个食管腺癌病例的体细胞突变,其中 1 例食管鳞状细胞癌病例来自中国,其余均来自美国。该研究发现,*NOTCH1* 基因在 21%的食管鳞状细胞癌患者中都有突变[55]。在随后的几年中,食管癌肿瘤基因组的研究取得了一定的进展。到目前为止,共有十多

个项目完成了累计上千例食管癌患者的肿瘤基因组/转录组的测序工作,这些病例既包括食管鳞状细胞癌,也包括食管腺癌(见表 11-5)。

表 11-5 食管癌基因组测序研究

作者	肿瘤类型	数据类型	患者数	是否有临床数据	年份
Agrawal 等[55]	食管腺癌/食管鳞状细胞癌	WES	23	NA	2012
Dulak 等[56]	食管腺癌	WGS/WES	149	NA	2013
Gao 等[57]	食管鳞状细胞癌	WGS/WES	113	有	2014
Song 等[58]	食管鳞状细胞癌	WGS/WES	88	有	2014
Lin 等[59]	食管鳞状细胞癌	WES	139	无	2014
Li 等[60]	食管鳞状细胞癌	RNA-Seq	70	无	2014
Stachler 等[61]	食管腺癌	WES	5	NA	2015
Ross-Innes 等[62]	食管腺癌	WGS	24	NA	2015
Zhang 等[63]	食管鳞状细胞癌	WGS/WES	104	有	2016
Qin 等[64]	食管鳞状细胞癌	WGS/WES	67	无	2016
Hu 等[65]	食管鳞状细胞癌	WGS	15	无	2016
TCGA	食管腺癌/食管鳞状细胞癌	WGS/WES, RNA-Seq	185	有	

注: WES 表示全外显子组测序,WGS 表示全基因组测序,RNA-Seq 表示 RNA 测序,NA 表示文章中没有相关数据

食管腺癌主要在西方发达国家高发,因此,对食管腺癌进行研究的几个大规模肿瘤基因组测序项目都是针对西方人群的。2013 年,Dulak 等完成了 149 例食管腺癌患者的癌组织和癌旁组织的测序,共发现 26 个显著突变基因,其中包括在之前的研究中已经发现的 5 个基因 TP53、CDKN2A、SMAD4、ARID1A 和 PIK3CA。此外,还发现了 SPG20、TLR4、ELMO1 和 DOCK2 等食管腺癌的驱动基因,并通过功能验证发现 ELMO1 基因可以促进肿瘤细胞的侵袭。该研究通过拷贝数变异分析发现 SMAD4、CDKN2A、SMAD2、TP53、KRAS、ERBB2、EGFR、CCND1、CDK6、MDM2、APC、MET、ARID1A 和 RB1 等基因有较高频率(>5%)的拷贝数扩增或缺失,特别是 CDKN2A 和 SMAD4 的缺失频率高达 32% 和 34%。研究表明,这些基因中很多在食管鳞状细胞癌中也存在拷贝数变异[56]。

食管腺癌在西方国家高发的原因和巴雷特食管的高发生率有关,巴雷特食管是发生食管腺癌的主要风险因素[57]。研究表明 5.6% 的美国人有巴雷特食管病变[58]。胃食

管反流是引起巴雷特食管的主要原因[59]。为了深入研究巴雷特食管和食管腺癌的关系，阐明两者分子水平的变化和发生机制，Stachler 等对 5 例食管腺癌患者分时段和组织部位采集的 25 对食管腺癌、巴雷特食管组织以及对应的癌旁组织进行了全外显子组测序（whole exome sequencing，WES）。结果发现巴雷特食管的形成早期和形成过程中就已经发生了 TP53 基因的突变[61]。另一项研究对 23 对巴雷特食管和食管腺癌组织进行了测序，并对其中的一例巴雷特食管患者连续跟踪 3 年，对其巴雷特食管组织、黏膜内腺癌组织、十二指肠组织以及食管正常组织进行了深度测序。结果发现，在巴雷特食管组织中就已经存在多种克隆和高度的突变；在肿瘤发生时，拷贝数变异事件会增加，并且保持细胞的异质性。此外，还发现在肿瘤形成过程中，巴雷特食管组织的突变图谱和食管腺癌突变图谱相似[62]。

近年来，我国对食管鳞状细胞癌的基因组进行了深入研究，目前已经完成了 511 例中国人群食管鳞状细胞癌基因组测序[64]和 303 例拷贝数变异分析[59]，从多组学角度绘制了食管鳞状细胞癌基因组突变图谱，系统解析了食管鳞状细胞癌基因组的变化，并发现了 TP53、NOTCH1、PIK3CA、RB1、ZNF750、CDKN2A、NEF2L2、FAT1、FAT2、ADAM29、FAM135B、EP300、PTEN、KMD6A、AJUBA 和 KMT2D 共 16 个食管鳞状细胞癌的显著性突变基因。其中，TP53、NOTCH1、RB1、NEF2L2 和 CDKN2A 为食管鳞状细胞癌驱动基因（见图 11-5）。

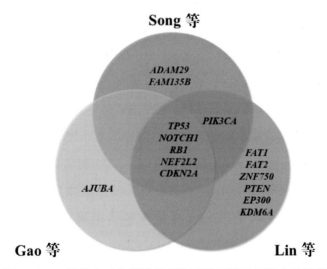

图 11-5　三篇论文对食管鳞状细胞癌肿瘤基因组研究的显著
　　　　性突变驱动基因

在食管鳞状细胞癌的驱动基因中,除 *TP53* 基因突变频率较高(60%~93%)之外,其他基因在患者中的突变频率都小于 20%。*TP53* 在食管鳞状细胞癌患者中拷贝数变化很少,仅在詹启敏项目组的研究中发现 1.4% 的患者携带 *TP53* 基因拷贝数缺失[58]。

此外,赫捷项目组的研究发现 *KMT2D* 和 *EP300* 基因在 19% 和 10% 的患者中发生了突变。*FAT1*、*FAT2*、*FAT3* 和 *FAT4* 等基因在 31% 的患者中存在突变。*CDKN2A* 和 *PIK3CA* 在食管鳞状细胞癌中主要发生基因拷贝数的异常,12%~44.3% 的患者会发生 *CDKN2A* 的缺失,10%~40.7% 的患者会发生 *PIK3CA* 的扩增,王明荣项目组的研究中还发现 *PIK3CA* 在 50% 的患者中呈现过表达[59]。研究还发现,*EP300* 和 *FAM135B* 突变与食管鳞状细胞癌患者的生存期显著相关,携带基因突变患者的生存期显著缩短。

有关食管鳞状细胞癌分子机制的研究表明,*FBXW7*、*PTCH1* 和 *BRCA2* 在大于 4% 的食管鳞状细胞癌患者中发生突变。*FBXW7* 是 *MYC* 基因的调控因子,其突变和多种类型的肿瘤相关[66],在 33% 的食管鳞状细胞癌中表达水平显著下调[59]。此外,多种组蛋白修饰基因在约一半的食管鳞状细胞癌患者中发生突变,包括 *EP300* 和 *KMT2D* 两个驱动基因以及 *KDM6A*、*MLL2/3*(*KMT2C*)和 *CREBBP* 等[57, 58]。其中,*CREBBP* 是 *EP300* 的同源基因,突变频率为 3%~6%[59]。

食管鳞状细胞癌基因拷贝数变异的常发位置包括 3q26[67]、9q21[68]、11q13.3[69] 和 8q24.3[70] 等。最近发现的拷贝数变异区域还包括 3q、5p、8q、12p、20p 和 20q 区域的大片段扩增,以及 3p、4q、9p、13q、18q、19p 和 21q 区域的缺失[58] 等。研究也发现食管鳞状细胞癌中,*CCND1*、*EGFR*、*SOX2*、*MDM2* 和 *MYC* 等基因存在拷贝数变异,其中,*CCND1* 的扩增出现频率较高(>33%)[59]。此外,研究还发现 miRNA 中 miR548K 的扩增和食管鳞状细胞癌的增殖和转移相关[58]。

2016 年又有多篇食管鳞状细胞癌基因组测序的文章发表。山西医科大学的一项研究完成了对太行山区食管鳞状细胞癌高发地区 104 例患者的肿瘤基因组测序,并且结合詹启敏团队发表的 88 例食管鳞状细胞癌基因组测序数据进行了联合分析。该研究发现,APOBEC 家族基因突变和食管鳞状细胞癌的突变特征相关,并且 *PIK3CA* 基因的热点突变[c. 1624G→A (p. Glu542Lys),c. 1633G→A (p. Glu545Lys)]都发生于 APOBEC 突变的样本。除了以往报道过的食管鳞状细胞癌相关基因,该研究还发现 *CBX4*、*CBX8* 基因和食管鳞状细胞癌相关[63]。该团队还利用这 192 例样本中的 31 例全基因组数据独立分析了食管鳞状细胞癌基因组的结构变异,研究发现断裂-融合-桥接(breakage-fusion-bridge,BFB)过程会导致 55% 的食管鳞状细胞癌基因组发生染色体局部区域的排列错误,*CCND1*、*EGFR*、*ERBB2*、*MMP* 和 *MYC* 基因拷贝数变异均受 BFB 的影响,其中 *CCND1* 基因在 30% 的样本中存在拷贝数扩增[71]。另外一项针对中国人群食管鳞状细胞癌的研究完成了对 10 例患者的全基因组测序和 57 例患者的全外显子组测序,同时还对 10 对样本的长非编码 RNA(lncRNA)基因芯片进行了分析。该研究通过分析体细胞突变发现 *VANGL1* 和食管鳞状细胞癌相关,并通过体外细胞实验发现其和肿瘤细胞的生长相关。该研究还发现 3 个编码基因 *SHANK2*、*MYBL2*、*FADD* 和两个非编码基因 miR-4707-5p、*PCAT1* 在食管鳞状细胞癌中发生拷贝数和基因结构变异,通过功能实验验证发现 miR-4707-5p 和 *MYBL2* 可以促进细胞的增殖和转移,同时通过生存分析发现 *MYBL2*、*SHANK2*、*FADD*、*PCAT1*、*ADARB1* 基因的表达和食管鳞状细胞癌的预后相关[64]。此外,Hu 等还通过全基因组测序比较了 15 对食管鳞状细胞癌患者和 7 对贲门癌患者的基因组差异[65]。

11.5　基于多组学数据的临床诊疗

近年来,大规模的高通量测序研究发现了许多新的癌症驱动基因,这些研究将有利于人们从基因组学的基础上认识癌症,同时也促进以多基因组学数据为基础的个体化癌症精准医学的发展[72, 73]。一些前瞻性的研究已经展示了临床上基于高通量测序技术的多组学数据在癌症精准诊疗方面的应用。例如,Roychowdhury 等对 4 个晚期癌症患者进行了低深度的全基因组测序(whole genome sequencing,WGS)、全外显子组测序和 RNA-Seq 分析,其中两个患者的测序数据被评估并最终形成了临床诊疗的意见报告[74]。

基于多组学数据对临床肿瘤患者的诊疗主要依赖于 4 个方面:肿瘤患者组织样本测序、测序数据分析、医学知识库系统和辅助临床的注释报告。整个诊疗流程如图 11-6 所示。这 4 个板块将为肿瘤患者提供更为精确、更为合适的治疗方案,同时也对患者精确诊断和精准预后有着显著的作用。

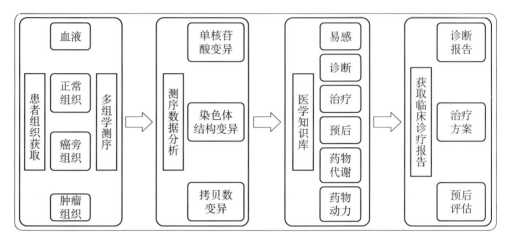

图 11-6　基于多组学的临床诊疗分析流程

11.5.1　癌症患者组织样本的测序

癌症患者的组织样本主要包括癌组织、癌旁组织、正常组织以及血液样本等。在临床应用中,应根据具体的情况实行不同的分析检测。例如,Uzilov 等基于个体癌症的基因组、转录组等多组学数据对患者的诊疗做出评估,他们提取每个组织样本的基因组 DNA(gDNA)进行定量测定,依据各个组织 gDNA 的量进行相应的基因组测序:提取的肿瘤或正常组织 gDNA<1.5 μg 时,只针对常见的突变位点进行高深度的测序;1.5 μg<gDNA<2.5 μg 时,用全外显子组测序并针对常见突变位点进行检测;肿瘤或正常组织 gDNA>2.5 μg 时,用全外显子组测序和 SNP 芯片分析。而新鲜冻存的组织(包括肿瘤组织和相应的正常组织),可以进行 RNA-Seq 分析[75],以获得比较全面的患者的基因组、转录组数据。

11.5.2　测序数据的分析

通过测序数据人们还可以获得基因组突变的信息,其中包括体细胞和生殖系(germline)突变,单核苷酸变异(SNV)、染色体结构变异(SV)、拷贝数变异(CNV)等,而这些变异也是和癌症息息相关的[76]。在分析每个患者基因组信息与癌症的相关性时,都需要有相应的依据。例如,在分析乳腺癌的生殖系突变数据时,Uzilov 等基于公共数据库,包括 VarDi[77]、HGMD[78] 和 the GWAS Catalog (http://www.ebi.ac.uk/

gwas），并通过文献进行手动核查列出了 167 个与乳腺癌有关联的基因[75]。

11.5.3 医学知识库系统

获得患者的测序分析数据后，如何让临床医生运用这样的数据改进临床诊疗，需要医学知识库系统的支持，将测序分析数据转化为临床上可以直接使用的诊疗预后信息。对于组学变异与临床表型、治疗效果、临床预后的关联关系需要通过大样本的群体研究来证实。因此，构建基于客观循证依据的组学变异、临床信息关联医学知识库是实现组学信息临床转化和精准医学的前提。

目前，医学知识库的数据来源可以分为 3 类：第 1 类是组学数据储存的数据库，包括 NCBI、GDC、OMIM、Ensembl 和 dbSNP 等；第 2 类是一些诊疗数据库，包括 FDA、NCCN 指南、Drugbank、ASCO 等；第 3 类是公共文献数据库，如 PubMed 等。将这些不同来源的数据进行整合分析，对组学变异信息进行临床信息关联注释，包括遗传易感性、诊断、治疗、预后和药物基因组学等。每一个注释要有翔实的循证文献证据。有了基于群体研究证据的精准医学知识库，才能有效利用个体基因组数据进行临床决策和精准医学诊疗。

目前，医学知识库系统的建设还处于不断完善的阶段，没有公认的标准可以参考。对于癌症精准医学知识库，一般应该包含以下几个方面的信息[75]。

1）体细胞突变

根据与癌症关联的紧密程度，基因的体细胞突变可以分成 5 个层次：第一，根据人工核查，基因的体细胞突变与患者的特定癌症类型相关；第二，基因的体细胞突变属于泛癌（pan-cancer）基因的范畴，且又不属于第一个层次；第三，依据人工核查，基因的体细胞突变与其他癌症相关，且又不属于第一、第二个层次；第四，基因的体细胞突变曾收录在 COSMIC 数据库中[79]，但是不确定与何种癌症相关；第五，其他的体细胞突变。

2）药物反应的预测

依据文献信息，生物标志物数据库、指南及专家意见，建立一个有关药物反应和基因突变之间相关性的知识库，这个知识库将包含基因突变与相关肿瘤对药物敏感性和耐药性之间的关系，可以指导肿瘤的临床用药。这里，可以将药物划分为两类：第一类包括所有批准的能够用于该类型肿瘤治疗的药物，第二类是所有其他的治疗药物，包括处于试验阶段的药物。将临床用药指导分为 4 个等级，即明确（definitive，FDA 批准）、强(strong,有《NCCN 指南》或者是有前瞻性的临床试验证实)、中等(moderate,有两个以上研究支持,且至少 1 个是临床研究)和弱(weak,临床研究很少或者是来自体外实验和有争议的结果)。依据这 4 个等级,对临床癌症患者提供最优的治疗方案。

3) 药物不良反应的预测

基因突变和药物不良反应之间同样有着密切的关系。因此,可以依据 FDA 的生物标记(http://www. fda. gov/Drugs/ScienceResearch/ResearchAreas/Pharmacogenetics/ucm083378. html)、文献信息和专家审核,建立药物基因组学数据库,将人类基因突变和药物不良反应相关联,用以指导临床对癌症患者的药物选择、剂量选择及用药周期选择等。对与基因突变相关的药物可以进行等级划分,包括"严重(severe)不良反应"、"高(elevated)不良反应"、"正常(normal)不良反应"和"低(less)不良反应"等[75]。

4) 预后

虽然 TNM 分期系统目前仍是癌症患者预后的最主要依据,但是随着精准医学的快速发展,各类型癌症的预后分子标志物不断被发现,可以依据文献信息和专家的审核,建立相应肿瘤预后生物标志物数据库。在临床上,可以依据癌症患者个体基因组信息,结合预后生物标志物和 TNM 分期,对患者的预后做出更准确的评估。

5) 临床试验

在临床试验中,基于具体基因组变异的肿瘤靶向治疗正在兴起。通过鉴别每个患者临床上可操作的基因组突变,并与正在进行临床试验的药物配对,从而增加额外的治疗选择补充临床上癌症患者的治疗标准,指导患者参与更加合适的临床试验。

11.5.4 辅助临床的注释报告

将肿瘤患者的个体基因组信息对应到医学知识库的遗传易感性、诊断、治疗、预后、药物基因组学等临床关联注释,从而将患者个体基因组方面的特异性转化为临床诊疗信息,形成辅助临床的注释报告,并与传统肿瘤诊疗信息结合,为临床医师的决策提供系统全面的证据支持。

具体来说,在遗传易感性方面,主要寻找患者有无易感基因,这也为一些肿瘤的早期预防提供依据;在诊断上,主要寻找敏感性和特异性的生物标志物,在肿瘤早期就能够准确地进行诊断,同时,也通过一些标志物精确地判断肿瘤亚型;在治疗上,依据患者基因组测序信息和医学数据库,为患者提供高效、敏感、低不良反应的靶向药物,这将使肿瘤的治疗更加个性化,并可以确定最合适的治疗方案;在预后注释方面,同样依据患者的基因组测序信息,评估患者预后生物标志物信息,对患者的预后进行精确评估。

有时,基因组信息并不能直接从医学知识库中映射出来,需要进一步深入研究。例如,一个低分化转移性肝细胞腺癌的患者,通过基因组测序并没有发现其基因组有任何体细胞突变能够用于靶向治疗,却发现该患者的 *EGFR* 上有一个体细胞突变位点(p. D587H,hg19 chr7:55233009G>C),但这个突变在任何一个公共癌症基因序列数据库都未收录。通常,EGFR 通过细胞外域Ⅰ和Ⅲ结合相应的配体被激活。而当细胞外域Ⅱ和Ⅳ非共价相互作用干扰细胞外域Ⅰ和Ⅲ结合相应的配体时,EGFR 的自动抑制机制将被激活。D587 位于细胞外域Ⅳ,可能对 EGFR 的自动抑制起着重要的作用。研究发现,D587 通过与 K609 形成一个稳定结合,再同低活性结构 EGF 的区域Ⅱ酪氨酸 270～275 结合,将其限制在低亲和度[72]。P596 和 G598 的热点区域位于环状结构,可以稳定 D587 和 K609 的相互作用,有助于维持这种低活性的状态。基于这些发现,研究者推测 p. D587H 可能会扰乱这种自动抑制的结构,促进配体的结合和通路的激活。进一步的实验也验证了 p. D587H 突变会引起 EGFR 自我磷酸化的扩增,从而证明 p. D587H 能够激活 EGFR。最终,研究者给出患者可获益于靶向抗 EGFR 治疗的建议。

参考文献

[1] Jemal A,Bray F,Center M M,et al. Global cancer statistics [J]. CA Cancer J Clin,2011,61(2):69-90.

[2] Lozano R,Mohsen N,Foreman K,et al. Global and regional mortality from 235 causes of death for 20 age groups in 1990 and 2010:a systematic analysis for the Global Burden of Disease Study 2010 [J]. Lancet,2012,380(9859):2095-2128.

[3] Chen W,Zheng R,Baade P D,et al. Cancer statistics in China,2015 [J]. CA Cancer J Clin,2016,66(2):115-132.

[4] National Comprehensive Cancer Network(NCCN) [EB/OL]. https://www.nccn.org.

[5] 邵志敏,沈镇宙,徐兵河. 乳腺肿瘤学[M]. 上海:复旦大学出版社,2013.

[6] Fan L,Strasser K,Li J J,et al. Breast cancer in China [J]. Lancet,2014,15(7):279 -289.

[7] 吴松. 精准医学导论[M]. 广州:中山大学出版社,2015.

[8] Wiechmann L,Sampson M,Stempel M,et al. Presenting features of breast cancer differ by molecular subtype [J]. Ann Surg Oncol,2009,16(10):2705-2710.

[9] Sorlie T,Tibshirani R,Parker J,et al. Repeated observation of breast tumor subtypes in independent gene expression datasets [J]. Proc Natl Acad Sci U S A,2003,100(14):8418-8423.

［10］廖宁. 基于分析分型的乳腺癌个体化新辅助治疗及多基因表达谱检测预测疗效的研究［D］. 广州：南方医科大学，2010.

［11］王新昭，左文述，刘琪，等. 2013 年 St Gallen 乳腺癌会议国际专家共识荟萃［J］. 中华肿瘤防治杂志，2013，20(23)：1859-1864.

［12］Dowsett M, Cuzick J, Wale C, et al. Prediction of risk of distant recurrence using the 21-gene recurrence score in node-negative and node-positive postmenopausal patients with breast cancer treated with anastrozole or tamoxifen：a TransATAC study ［J］. J Clin Oncol，2010，28(11)：1829-1834.

［13］Cardoso F, van't Veer L J, Bogaerts J, et al. 70-gene signature as an aid to treatment decisions in early-stage breast cancer ［J］. N Engl J Med，2016，375(8)：717-729.

［14］van Maaren M C, de Munck L, de Bock G H, et al. 10 year survival after breast-conserving surgery plus radiotherapy compared with mastectomy in early breast cancer in the Netherlands：a population-based study ［J］. Lancet Oncol，2016，17(8)：1158-1170.

［15］Meric-Bernstam F, Farhangfar C, Mendelsohn J, et al. Building a personalized medicine infrastructure at a major cancer center ［J］. J Clin Oncol，2013，31(15)：1849-1857.

［16］Siegel R, Ma J, Zou Z, et al. Cancer statistics, 2014 ［J］. CA Cancer J Clin，2014，(64)：9.

［17］Chen W Q, Zheng R S, Zeng H M, et al. Annual report on status of cancer in China ［J］. J Cancer Res，2015，27(1)：2-12.

［18］Katayama R, Lovly C M, Shaw A T. Therapeutic targeting of anaplastic lymphoma kinase in lung cancer：a paradigm for precision cancer medicine ［J］. Clin Cancer Res，2015，(21)：2227.

［19］Fang B, Mehran R, Heymach J V, et al. Predictive biomarkers in precision medicine and drug development against lung cancer ［J］. Chin J Cancer，2015，34(1)：1-15.

［20］Richer A L, Friel J M, Carson V M, et al. Genomic profiling toward precision medicine in non-small cell lung cancer：getting beyond EGFR ［J］. Pharmgenomics Pers Med，2015，8：63-79.

［21］Politi K, Herbs R S. Lung cancer in the era of precision medicine ［J］. Clin Cancer Res，2015，21(10)：2213.

［22］Popper H H, Ryska A, Timar J, et al. Molecular testing in lung cancer in the era of precision medicine ［J］. Transl Lung Cancer Res，2014，3(5)：291-300.

［23］Rosell R, Karachaliou N. Lung cancer in 2014：optimizing lung cancer treatment approaches ［J］. Nat Rev Clin Oncol，2015，12(2)：75-76.

［24］Carcereny E, Morán T, Capdevila L, et al. The epidermal growth factor receptor (EGFR) in lung cancer ［J］. Transl Respir Med，2015(3)：1.

［25］Tsao M S, Aviel-Ronen S, Ding K, et al. Prognostic and predictive importance of p53 and RAS for adjuvant chemotherapy in non-small-cell lung cancer ［J］. J Clin Oncol，2007，25(33)：5240-5247.

［26］Cancer Genome Atlas Research Network. Comprehensive genomic characterization of squamous cell lung cancers ［J］. Nature，2012，489(7417)：519-525.

［27］Pikor L A, Ramnarine V R, Lam S, et al. Genetic alterations defining NSCLC subtypes and their therapeutic implications ［J］. Lung cancer，2013，82(2)：179-189.

［28］Scagliotti G, Hanna N, Fossella F, et al. The differential efficacy of pemetrexed according to NSCLC histology：a review of two Phase III studies ［J］. Oncologist，2009，14(3)：253-263.

［29］Sandler A, Gray R, Perry M C, et al. Paclitaxel-carboplatin alone or with bevacizumab for non-small-cell lung cancer ［J］. N Engl J Med，2006，355(24)：2542-2550.

［30］ Pallis A G，Syrigos K N. Epidermal growth factor receptor tyrosine kinase inhibitors in the treatment of NSCLC［J］. Lung Cancer，2013，80(2)：120-130.

［31］ Chang T H，Lee Y M，Huang R S，et al. The impact of the Cancer Genome Atlas on lung cancer ［J］. Transl Res，2015，166(6)：568-585.

［32］ Shinmura K，Igarashi H，Kato H，et al. CLCA2 as a novel immunohistochemical marker for differential diagnosis of squamous cell carcinoma from adenocarcinoma of the lung［J］. Dis Markers，2014，2014:619273.

［33］ Banerji C R，Severini S，Caldas C，et al. Intra-tumour signalling entropy determines clinical outcome in breast and lung cancer［J］. PLoS Comput Biol，2015,11(3):e1004115.

［34］ Xuelian L，Yunrui S，Zhihua Y，et al. An eight-miRNA signature as a potential biomarker for predicting survival in lung adenocarcinoma［J］. J Transl Med，2014，12(1)：159.

［35］ Meng W，Ye Z，Cui R，et al. MicroRNA-31 predicts the presence of lymph node metastases and survival in patients with lung adenocarcinoma［J］. Clin Cancer Res，2013，19(19)：5423-5433.

［36］ Jiang L，Zhu W，Streicher K，et al. Increased IR-A/IR-B ratio in non-small cell lung cancers associates with lower epithelialmesenchymal transition signature and longer survival in squamous cell lung carcinoma［J］. BMC Cancer，2014，14(1)：131.

［37］ Huang T，Yang J，Cai Y D. Novel candidate key drivers in the integrative network of genes，microRNAs，methylations，and copy number variations in squamous cell lung carcinoma［J］. Biomed Res Int，2015,2015：358125.

［38］ Zhao Q，Shi X，Xie Y，et al. Combining multidimensional genomic measurements for predicting cancer prognosis：observations from TCGA［J］. Brief Bioinform，2015，16(2)：291-303.

［39］ Abbas R，McColl K S，Kresak A，et al. PIAS3 expression in squamous cell lung cancer is low and predicts overall survival［J］. Cancer Med，2015，4(3)：325-332.

［40］ Dhanasekaran S M，Balbin O A，Chen G，et al. Transcriptome meta analysis of lung cancer reveals recurrent aberrations in NRG1 and Hippo pathway genes［J］. Nat Commun，2014，5：5893.

［41］ Deng B，Sun Z，Jason W，et al. Increased BCAR1 predicts poor outcomes of non-small cell lung cancer in multiple-center patients［J］. Ann Surg Oncol，2013，20(3)：S701-S708.

［42］ Fallahi M，AmelioA L，Cleveland J L，et al. CREB targets define the gene expression signature of malignancies having reduced levels of the tumor suppressor tristetraprolin［J］. PLoS One，2014，9(12):e115517.

［43］ Torre L A，Bray F，Siegel R L，et al. Global cancer statistics，2012［J］. CA Cancer J Clin，2015，65(2)：87-108.

［44］ 张思维，张敏，李光琳，等. 2003—2007 年中国食管癌发病与死亡分析［J］. 中国肿瘤，2012，21(4)：241-247.

［45］ Pennathur A，Gibson M K，Jobe B A，et al. Oesophageal carcinoma［J］. Lancet，2013，381(9864)：400-412.

［46］ 王孟，郝长青，赵德利，等. 2005—2009 年中国食管癌高发区河南省林州市、山东省肥城市食管癌及其癌前病变人群分布研究［J］. 中华预防医学杂志，2015,49(8)：677-682.

［47］ 林璜，Au W W，欧利民. 食管癌流行现状及潮汕食管癌病因学研究［J］. 中国实用医药，2015，10(32)：277-279.

［48］ McManus D T，Olaru A，Meltzer S J. Biomarkers of esophageal adenocarcinoma and Barrett's esophagus［J］. Cancer Res，2004，64(5)：1561-1569.

［49］ Lin Y, Totsuka Y, He Y, et al. Epidemiology of esophageal cancer in Japan and China ［J］. J Epidemiol, 2013, 23(4)：233-242.

［50］ Lagergren J, Bergstrom R, Lindgren A. et al. Symptomatic gastroesophageal reflux as a risk factor for esophageal adenocarcinoma［J］. N Engl J Med, 1999, 340(11)：825-831.

［51］ Gerson L B, Shetler K, Triadafilopoulos G. Prevalence of Barrett's esophagus in asymptomatic individuals ［J］. Gastroenterology, 2002, 123(2)：461-467.

［52］ Verbeek R E, Spittuler L F, Peute A, et al. Familial clustering of Barrett's esophagus and esophageal adenocarcinoma in a European cohort ［J］. Clin Gastroenterol Hepatol, 2014, 12(10)：1656-1663.

［53］ 王文凭, 陈龙奇. 食管癌外科治疗的现状与展望［J］. 中国胸心血管外科临床杂志, 2011, 18(1)：58-65.

［54］ Zhang Y. Epidemiology of esophageal cancer ［J］. World J Gastroenterol, 2013, 19(34)：5598-5606.

［55］ Agrawal N, Jiao Y, Bettegowda C, et al. Comparative genomic analysis of esophageal adenocarcinoma and squamous cell carcinoma ［J］. Cancer Discov, 2012, 2(10)：899-905.

［56］ Dulak A M, Stojanov P, Peng S, et al. Exome and whole-genome sequencing of esophageal adenocarcinoma identifies recurrent driver events and mutational complexity ［J］. Nat Genet, 2013, 45(5)：478-486.

［57］ Gao Y B, Chen Z L, Li J G, et al. Genetic landscape of esophageal squamous cell carcinoma ［J］. Nat Genet, 2014, 46(10)：1097-1102.

［58］ Song Y, Li L, Ou Y, et al. Identification of genomic alterations in oesophageal squamous cell cancer ［J］. Nature, 2014, 509(7498)：91-95.

［59］ Lin D C, Hao J J, Nagata Y, et al. Genomic and molecular characterization of esophageal squamous cell carcinoma ［J］. Nat Genet, 2014, 46(5)：467-473

［60］ Li W Q, Hu N, Burton V H, et al. PLCE1 mRNA and protein expression and survival of patients with esophageal squamous cell carcinoma and gastric adenocarcinoma ［J］. Cancer Epidemiol Biomarkers Prev, 2014, 23(8)：1579-1588.

［61］ Stachler M D, Taylor-Weiner A, Peng S, et al. Paired exome analysis of Barrett's esophagus and adenocarcinoma ［J］. Nat Genet, 2015, 47(9)：1047-1055.

［62］ Ross-Innes C S, Becq J, Warren A, et al. Whole-genome sequencing provides new insights into the clonal architecture of Barrett's esophagus and esophageal adenocarcinoma ［J］. Nat Genet, 2015, 47(9)：1038-1046.

［63］ Zhang L, Zhou Y, Cheng C, et al. Genomic analyses reveal mutational signatures and frequently altered genes in esophageal squamous cell carcinoma ［J］. Am J Hum Genet, 2015, 96(4)：597-611.

［64］ Qin H D, Liao X Y, Chen Y B, et al. Genomic characterization of esophageal squamous cell carcinoma reveals critical genes underlying tumorigenesis and poor prognosis ［J］. Am J Hum Genet, 2016, 98(4)：709-727.

［65］ Hu N, Kadota M, Liu H, et al. Genomic landscape of somatic alterations in esophageal squamous cell carcinoma and gastric cancer ［J］. Cancer Res, 2016, 76(7)：1714-1723.

［66］ King B, Trimarchi T, Reavie L, et al. The ubiquitin ligase FBXW7 modulates leukemia-initiating cell activity by regulating MYC stability ［J］. Cell, 2013, 153(7)：1552-1566.

［67］ Yang Y L, Chu J Y, Luo M L, et al. Amplification of PRKCI, located in 3q26, is associated with lymph node metastasis in esophageal squamous cell carcinoma [J]. Gene Chromosome Canc, 2008, 47(2): 127-136.

[68] Bass A J, Watanabe H, Mermel C H, et al. SOX2 is an amplified lineage-survival oncogene in lung and esophageal squamous cell carcinomas [J]. Nat Genet, 2009, 41(11): 1238-1242.

[69] Luo M L, Shen X M, Zhang Y, et al. Amplification and overexpression of CTTN (EMS1) contribute to the metastasis of esophageal squamous cell carcinoma by promoting cell migration and anoikis resistance [J]. Cancer Res, 2006, 66(24): 11690-11699.

[70] Hu N, Wang C, Ng D, et al. Genomic characterization of esophageal squamous cell carcinoma from a high-risk population in China [J]. Cancer Res, 2009, 69(14): 5908-5917.

[71] Cheng C, Zhou Y, Li H, et al. Whole-genome sequencing reveals diverse models of structural variations in esophageal squamous cell carcinoma [J]. Am J Hum Genet, 2016, 98(2): 256-274.

[72] Ferguson K M, Berger M B, Mendrola J M, et al. EGF activates its receptor by removing interactions that autoinhibit ectodomain dimerization [J]. Mol Cell, 2003, 11(2): 507-517.

[73] Vogelstein B, Papadopoulos N, Velculescu V E, et al. Cancer genome landscapes [J]. Science, 2013, 339(6127): 1546-1558.

[74] Roychowdhury S, Iyer M K, Robinson D R, et al. Personalized oncology through integrative high-throughput sequencing: a pilot study [J]. Sci Transl Med, 2011, 3(111): 111-121.

[75] Uzilov A V, Ding W, Fink M Y, et al. Development and clinical application of an integrative genomic approach to personalized cancer therapy [J]. Genome Med, 2016, 8(1): 62.

[76] Liang L, Fang J Y, Xu J. Gastric cancer and gene copy number variation: emerging cancer drivers for targeted therapy [J]. Oncogene, 2016, 35(12): 1475-1482.

[77] Ma M, Ru Y, Chuang L S, et al. Disease-associated variants in different categories of disease located in distinct regulatory elements [J]. BMC Genomics, 2015, 16(Suppl 8): S3.

[78] Stenson P D, Mort M, Ball E V, et al. The Human Gene Mutation Database: building a comprehensive mutation repository for clinical and molecular genetics, diagnostic testing and personalized genomic medicine [J]. Hum Genet, 2014, 133(1): 1-9.

[79] Forbes S A, Beare D, Gunasekaran P, et al. COSMIC: exploring the world's knowledge of somatic mutations in human cancer [J]. Nucleic Acids Res, 2015, 43 (Database issue): D805-D811.

12 | HLA 基因多态性与 药物不良反应

作为精准医学的一部分,实现个体化用药或精准用药一直是研究人员努力的方向。然而人体是一个复杂的生物系统,有多种因素影响着药物在人体内的反应和作用。人类白细胞抗原(HLA)是广泛存在于体细胞表面的抗原蛋白家族,它与机体的抗原呈递、免疫应答息息相关,并在不同人群中存在着丰富的多样性。多种 HLA 的等位基因型与一些药物不良反应有着密切的联系。研究它们可以帮助预警和减少药物不良反应的发生率,从而推动精准用药和精准医学的发展。本章首先介绍 HLA 的背景知识以及它和药物不良反应的关联和机制,其次介绍收集现有 HLA 和药物不良反应关联的数据库,最后介绍研究人员对 HLA 以及其相关的多肽和药物结合的研究和预测方法,并对当前研究进程中的挑战进行小结并对未来研究方向进行展望。

12.1 概述

12.1.1 HLA 与免疫反应

人类白细胞抗原(human leukocyte antigen,HLA)是广泛存在于人体内各种细胞表面的抗原蛋白家族,与人体免疫系统的功能密切相关。在其他脊椎动物中,这类蛋白又被称为主要组织相容性复合体(major histocompatibility complex,MHC)。HLA 的编码基因家族位于人类基因组 6 号染色体的短臂上(见图 12-1),是目前所了解的多样性最高的基因。不同人群、不同个体携带的 HLA 基因序列都可能不同。每一种已知的 HLA 基因序列都被归为一种 HLA 等位基因(allele)。截至 2016 年 6 月,国际免疫遗传学/HLA 数据库(The International ImMunoGeneTics/HLA Database,IMGT/

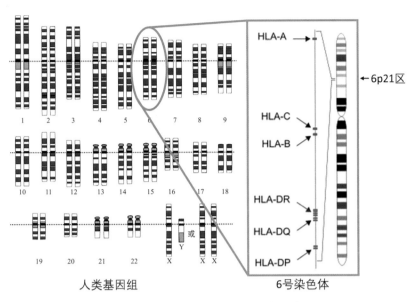

图 12-1　HLA 在人类基因组染色体上的位置

（图片修改自 http://en. wikipedia. org/wiki/Human _ genome 和 http://en. wikipedia. org/wiki/Human_leukocyte_antigen）

HLA,网址为 http://www. ebi. ac. uk/-ipd/imgt/hla/）收录的 HLA 等位基因的数量已经超过 14 000 种,并且这个数量还在逐年增长[1, 2]。

　　HLA 与人体免疫系统的功能密切相关,对于人体抵抗病原体入侵以及清除自身病变细胞有着重要作用,同时也参与骨髓和器官移植后的排异反应。HLA 根据其基因座位置（locus）可以分为 3 类。3 类 HLA 在细胞内共显性表达,并且有着不同的功能。第 1 类 HLA（HLA Class Ⅰ）包含 A、B、C、E、F 和 G 等基因座,表达在所有有核细胞的表面,主要功能是将细胞自身蛋白降解的多肽呈递到 CD8+ T 细胞（又称细胞毒性 T 细胞）的表面,引起细胞毒性免疫反应,如被病毒感染细胞的凋亡就是由第 1 类 HLA 引导的[3-5]。第 2 类 HLA（HLA Class Ⅱ）包含 DR、DQ、DB、DM 和 DO 等 D 基因座家族,主要表达在抗原提呈细胞（antigen presenting cell，APC）的表面,主要功能是捕捉外源性抗原（如细菌蛋白所降解的多肽）,并且将其呈递到 CD4+ T 细胞（又称辅助性 T 细胞）的表面,从而引起 B 细胞的激活和抗体合成等体液免疫反应[6-8]。第 3 类 HLA（HLA Class Ⅲ）是补体系统的一部分,主要功能是协助清除病原体[9, 10]。由于前两类 HLA 与药物不良反应和个体化用药关系密切,而且研究成果相对较为丰富,本章主要针对这两类 HLA 进行讨论。

1）HLA 免疫功能原理

第 1 类 HLA 主要呈递的是细胞溶质内蛋白质降解产生的多肽。细胞溶质内蛋白质（包括有缺陷的蛋白质以及细胞被病毒感染后表达的病毒蛋白等）在蛋白酶体（proteasome）内被降解为多肽后，被抗原加工相关转运体（transporter associated with antigen processing，TAP）转运到细胞膜上，并且与第 1 类 HLA 结合。结合了多肽的 HLA 到达高尔基体内进行糖基化修饰后，通过高尔基体生成的膜泡转移到细胞膜表面并与细胞膜融合，由此，HLA 和多肽复合体暴露于细胞表面。与 HLA 结合的多肽如果具有抗原性，会被 CD8$^+$ T 细胞识别，并引发细胞毒性免疫反应。当该反应发生时，T 细胞会诱发相应抗原提呈细胞发生凋亡，此过程可以直接杀死被病毒感染的细胞以及病变或癌变的细胞，从而阻止其复制，并释放出内部抗原，引发进一步的免疫反应和清理过程。

第 2 类 HLA 主要呈递的是外源性蛋白质（如来自细菌和病原体的蛋白质）降解的多肽。抗原提呈细胞通过内吞作用将外源性蛋白质吞入细胞之后形成内吞小泡（endocytic compartment），并且由蛋白酶降解为多肽。第 2 类 HLA 经内质网合成和高尔基体加工后，被转移到内吞小泡与这些多肽结合，而后再被转移到细胞膜上。这些多肽可以被 CD4$^+$ T 细胞识别并引发体液免疫反应，即激活 B 细胞合成抗体（免疫球蛋白）。B 细胞产生的抗体会结合到病原体上并令其失活和聚集，以便其他免疫细胞对其进一步清理[11, 12]。

图 12-2 是第 1 类和第 2 类 HLA 呈递抗原的示意图。最近的研究发现，这两类 HLA 的抗原呈递过程并非独立存在，可能存在抗原的交叉呈递，具体机制仍在研究中[13]。

2）HLA 结构

不同类别的 HLA 不仅功能不同，结构也存在一定的差异（见图 12-3）。第 1 类和第 2 类 HLA 的结构均类似"Y"字形，含有一个狭长的口袋，用于与多肽的结合和呈递。但这两类 HLA 组成结合口袋的链结构存在着差异。第 1 类 HLA 的多肽结合口袋仅由一条 α 链组成，结合的多肽主要由 9 个左右氨基酸残基组成。而第 2 类 HLA 的多肽结合口袋由 α 和 β 两条链对半拼合而成，并且两端开口，结合的多肽主要由 15 个左右的氨基酸残基组成[14-19]。虽然第 2 类 HLA 结合的多肽长度超过第 1 类 HLA，但多肽在其口袋内的部分仍然是 9 个左右的氨基酸残基，多出的氨基酸残基则漂在口袋外部[16]。

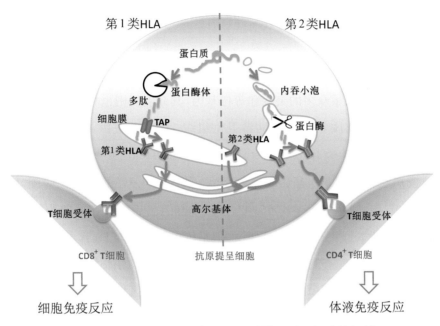

图 12-2　第 1 类和第 2 类 HLA 呈递抗原到 T 细胞的机制

(图片修改自参考文献[20])

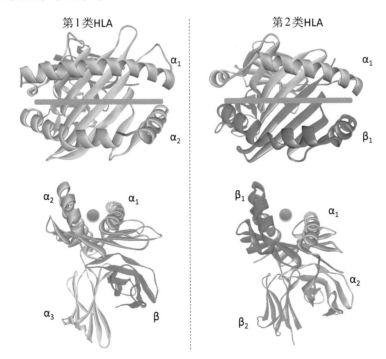

图 12-3　两类 HLA 的结构图对照

上面两图是 HLA 多肽结合口袋的俯视图,下面两图是 HLA 多肽结合口袋的侧视图。多肽结合的大致部位标记为橙色,α 和 β 链分别为青蓝色和紫色,链名已在图上标出。两类 HLA 均由 α 和 β 链组成,但第 1 类 HLA 的 β 链并不参与构成其结合口袋(图片修改自参考文献[14])

因此,在研究第 2 类 HLA 和多肽的结合时,有时候需要界定哪部分氨基酸残基结合在口袋的内部[20]。

3) HLA 命名

由于 HLA 存在数量众多的突变和等位基因,其命名规则也相对复杂。新 HLA 等位基因的命名、序列及质量控制由世界卫生组织 HLA 系统因子命名委员会(WHO Nomenclature Committee for Factors of the HLA System)负责。HLA 等位基因的命名一般按照类似"HLA-[基因]* [数字]:[数字]……"的格式(见图 12-4),如 HLA-A* 01:01:01:01 及 HLA-B* 15:02。HLA 基因名后的数字一般为每 2~3 个一组,由冒号分隔,其本身并不代表任何意义,但是可以用来查询 HLA 的基因和蛋白质序列。数字的组数越多,能查到的 HLA 信息越丰富。真核生物体内,HLA 的表达需要经由 DNA 转录为 RNA,RNA 经过剪接修饰后去掉非编码区域(如内含子),再翻译为蛋白质。因此,与蛋白质序列相比,DNA 序列包含更多信息,已知蛋白质序列并不能确定 DNA 序列,但反之则能确定。HLA 等位基因的名称中,如果给定前两组数字,可以查询到该 HLA 的蛋白质序列。如果给出 4 组数字,则能进一步查询到该 HLA 的 DNA 序列(含编码区和非编码区)。

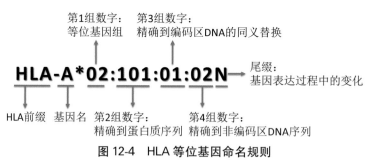

图 12-4　HLA 等位基因命名规则

(图片修改自 http://hla. alleles. org/nomenclature/index. html)

通常,HLA 命名的精确度是由实验过程中对 HLA 等位基因分型和测序的精度决定的。在对 HLA 进行基因分型时,部分实验采用抗体对 HLA 进行识别,所得到的是 HLA 血清型(serotype),如 HLA-A1 和 HLA-B5。由于抗体并不能完全区分 HLA 蛋白之间的细微差别,所以一种 HLA 血清型可能对应多种 HLA 等位基因,如 HLA-A1 血清型可能对应 HLA-A* 01:01、HLA-A* 01:02 和 HLA-A* 01:03 共 3 种蛋白质。

HLA 在体内是一类非常重要的蛋白质,也是免疫系统的重要组成部分。它能够结合多肽并且将其呈递到 T 细胞表面引起识别和免疫反应。HLA 丰富的多样性导致了其个体化差异，也给研究带来巨大的挑战。

12.1.2　HLA 基因多态性的检测方法

HLA 极具多样性，不同 HLA 等位基因间的差异可能非常小。例如，HLA-B* 57:01 和 HLA-B* 57:03 所对应的蛋白质之间在多肽结合区域仅仅相差两个氨基酸残基，但是这看似微小的差异却能造成患者对药物截然不同的反应[21]。因此，对 HLA 进行准确的基因分型（HLA genotyping）对临床应用和科学研究都非常重要。例如，由于 HLA 配型对器官和骨髓移植后的排异反应有着重要影响，一般需要检测患者的 HLA-A、HLA-B 以及 HLA-DRB1，并要求精确到 HLA 命名规则中的第一组数字，以便于配型。临床上，医生也往往根据患者的具体情况对 HLA 配型做更高要求的检测。精确检测 HLA 不仅对接受器官和骨髓移植的患者有重要影响，同时也能够为精准医学和个性化用药提供重要信息。

自从 HLA 被发现以来，已经开发了多种 HLA 基因分型方法，包括血清型检测法、PCR 相关检测法、基因芯片法以及基因组 DNA 测序法等[22]。

1）血清型检测法

血清型检测法是早期 HLA 研究中常用的方法，其原理是用特别制备的抗体对 HLA 进行特异性识别。在早期的淋巴细胞毒性实验中，研究者用含 HLA 特异性抗体的血清与细胞混合，并在显微镜下观察细胞是否死亡以确定 HLA 的类型[23, 24]。相比于基因组 DNA 测序法，血清型检测法精确度有限且成本更高，已被不少实验室弃用。由于 HLA 抗体的特异性有限，可以同时与多种不同的 HLA 蛋白发生反应，所以这种方法不能完全确定患者 HLA 蛋白的类型。例如，HLA-A1 血清型可以包含 HLA-A* 01:01、HLA-A* 01:02 和 HLA-A* 01:03 共 3 种蛋白质。血清型检测法的优势在于可以直接检测 HLA 表达的蛋白质，由于基因组 DNA 序列在少数情况下可能无法反映出实际表达的 HLA 蛋白[25]，因此，血清型检测法可以用来验证基因组 DNA 测序法[22]。

2）PCR 相关检测法

PCR 是一种对 DNA 进行复制和扩增的技术。PCR 相关检测方法主要通过 DNA 或 RNA 双链互补的特性，利用 DNA 复制扩增的过程对 HLA 进行检测。这类方法包含序列特异性引物(sequence-specific primer，SSP)检测法和序列特异性寡核苷酸探针(sequence-specific oligonucleotide probe，SSOP)检测法。

在 PCR 过程中，当寡核苷酸引物在 3′端与模板出现错配时，这个引物就无法引导 DNA 的复制。利用这一特性，研究人员根据已知 HLA 的单核苷酸多态性(single nucleotide polymorphism，SNP)信息，可以设计 HLA 特异性引物尝试对特定 HLA 基因的扩增，而出现错配的其他 HLA 基因则无法扩增。通过凝胶电泳检测 HLA 是否被成功扩增，可以达到检测 HLA 基因型的目的。这种方法被称为 SSP 检测法[26]。SSP 检测法在早期有较多应用，但其缺点包括假阳性问题，并且不太适用于高通量检测。

SSOP 检测法在一定程度上改良了 SSP 检测法的局限性。SSOP 检测法中，HLA 特异性突变不必设计在引物的 3′端，而是在引物内部。杂交过程中，模板和引物的匹配与温度相关，通过特别设计的引物探针以及控制杂交温度，可以达到检测 HLA 基因型的目的。鉴于 HLA 等位基因的知识和数量日益增加，SSOP 检测法比 SSP 检测法更有优势。一些商业公司(如 Luminex)已有成型的试剂盒可供 HLA 基因分型，它也是近年来主流的 HLA 检测工具[22]。然而，由于引物都是按照现有的 HLA 设计的，与其他 PCR 相关检测法一样，SSOP 不适合检测新型或者未知的 HLA。

3）基因芯片法

基因芯片法(microarray)是一种通过 DNA 或 RNA 双链互补原理进行高通量杂交检测的方法。虽然基因芯片被广泛应用于基因组的表达和多态性检测，但用于 HLA 分型的并不多。其中可能的原因是 HLA 极具多态性，不同基因座上的 HLA 以及不同类型的 HLA 等位基因序列很相似，容易混淆[27-29]。另外，基因芯片所检测的 SNP 数量有限，且受制于现有的知识库。而一种 HLA 等位基因往往需要由多个 SNP 共同确定，有些突变可能并未记录在现有的 SNP 知识库中，这些都限制了基因芯片在 HLA 基因分型中的应用。一些软件，如 SNP2HLA[30]，可以从基因芯片 SNP 检测的结果推断出 HLA 的基因型。但是该软件需要参考人群中 SNP 与 HLA 的关联信息建立联系，如果被检测对象来自另外一个人群，那么，推断结果的准确度会受到影响[31, 32]。

4）基因组 DNA 测序法

与用抗体或者 DNA 探针进行杂交相比，DNA 测序法可以直接对 HLA 基因进行测序，这包括第一代的 Sanger 测序法[33]以及第二代测序技术(即下一代测序技术)。早期的 Sanger 测序法采用双脱氧核糖核苷酸在 DNA 的扩增过程中进行链终止，然后将被终止于各个位置的样本混合物进行凝胶电泳,从而读取其原始序列。由于患者体内的 HLA 不是一个单一的蛋白质而是一套蛋白质体系,它存在于多个基因座上并且共同表达,加上每个 HLA 在表达过程中是由多个外显子拼接而成的,因此为了获取患者的 HLA 基因型,需要对多个位置进行测序。有时候为了给患者进行 HLA 测序,从获取血样到测出 HLA 类型的整个过程需要耗费 48 小时,并要进行高达 80 次测序。因此,这种测序法因为时间和成本的原因,应用范围也受到限制[22]。

与 Sanger 测序法相比,下一代测序技术支持高通量,如 Illumina HiSeq 平台采用合成测序法同步测序大量的 DNA 片段,通过与参考基因组序列比对获得完整的 HLA 原始序列。当然,由于 HLA 基因复杂、多态而且彼此之间相似度高,序列比对过程本身存在巨大的挑战。近年来出现的一些工具(如 HLAreporter[27])可以从下一代测序的结果推断出 HLA 类型,其精确度与测序深度有关。在 10 倍覆盖深度 100% 且 20 倍覆盖深度大于 90% 的情况下,对 HLA-A 和 HLA-B 基因预测到 HLA 命名法第 2 组数字的准确度约为 80%,而对 HLA-C 及 HLA-DRB1、HLA-DQB1 和 HLA-DQA1 的预测准确度接近 100%。

12.1.3　药物不良反应

药物不良反应(adverse drug reaction,ADR)是患者在正常用药后所引发的伤害性或负面药物反应,也是引发患者住院和死亡的一个重要原因[34,35]。在美国,由药物不良反应引起的疾病和死亡所造成的经济损失在 1995 年为 300 亿~1 370 亿美元,而在 2008 年这个数字增加到 3 300 亿~11 300 亿美元[36,37]。根据美国 FDA 不良反应报告系统(FDA Adverse Events Reporting System,FAERS)的统计,每年提交的不良反应报告逐年增加。在 2008 年,严重药物不良反应的报告约有 30 万份,而这个数字在 2014 年增加到 80 万份,几乎为前者的 3 倍。

药物不良反应的发生不仅为患者带来无法预料的意外痛苦,同时也给药厂带来经济损失。当发生药物不良反应时,监管部门可能根据其影响范围和严重程度等因素限制用药或者禁止药物的销售[38]。据估计,成功研发一个药物的成本在 2014 年约为 26 亿美元[39]。如果一个药物被禁用,不仅药厂会蒙受巨大损失,也会导致一部分原本可以受益于该药物且无不良反应发生的患者失去用药的机会。精确预测药物不良反应的发生,特别是根据患者个体预测和调整用药策略以避免药物不良反应发生,不仅可以保护患者的健康,同时也可以减少药厂和社会的经济损失,促进药物的研发和高效使用。

在药物上市之前,往往会经过动物试验和多期临床试验。参与临床试验的人数可能成百上千,审批部门会根据试验结果,包括药效以及不良反应的情况决定是否批准药物的上市。能够上市的药物必须具有一定的安全性。然而,当药物上市并被大范围使用时,会出现一些在临床试验中罕见或没有观察到的药物不良反应。这种特异性的药物不良反应可能与患者的基因有关,而 HLA 就是其中一类重要的相关基因[40]。研究表明,携带特定 HLA 等位基因的患者可能更容易出现特定的药物不良反应。例如,携带 HLA-B* 57:01 的患者服用抗 HIV 药物阿巴卡韦时更有可能出现超敏反应,服用抗生素氯氟西林时更可能出现肝损伤,而携带 HLA-B* 15:02 的患者服用镇静药物卡马西平时更容易出现史–约综合征(Stevens-Johnson syndrome)的严重多形性红斑[41-45]。这些特异的 HLA 在不同地域和人群中的分布也不尽相同。例如,HLA-B* 57:01 在高加索人群中的比率为 1.9%~4.5%,而在非裔美国人中的比率仅为 0.3%~1.2%[46]。类似地,HLA-B* 15:02 在中国人群中的分布比率为 1.9%~12.4%,而这一等位基因在高加索人群中的比率几乎为 0[47]。这在一定程度上解释了药物不良反应在不同人群中出现频率的差异,同时也给药物的安全评估和临床试验带来了新的挑战[40]。

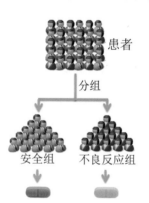

图 12-5 个体化用药的一种途径

在给患者服用药物 X 之前,首先根据患者基因背景等情况汇报进行分组,仅对安全组用药,而对可能发生药物不良反应的患者采取其他更安全的治疗方法

作为个体化用药的一种途径,研究人员希望在用药前,能够基于患者的基因等情况对其进行预测分组,仅对安全组的患者用药,而对于可能发生不良反应的患者采用其他的安全替代治疗手段(见图 12-5)。由于 HLA 等位基因型与药物不良反应之间有着重要的联系,可以作为分组过程的一个重要依据。美国 FDA 通过改变阿巴卡韦等药物说明书警告和建议医生在开药前对患者进行抽血检查,以确定其是否携带高危的 HLA 等位基因型,从而决定是否用药。对于 HLA 和药物不良反应的相关研究可以预测和减少药物不良反应的发生,保护患者的健康,促进个体化用药,同时减少药厂的损失。接下来,将从机制、现有知识和预测方法等几个方面对 HLA 与药物不良反应的关联展开详细介绍。

12.2　HLA 基因多态性与药物不良反应的关联

12.2.1　HLA 相关药物不良反应的机制

前面提到人体正常免疫反应的一个重要过程,即抗原提呈细胞表面的 HLA 呈递细胞内源或者外源的多肽到 T 细胞表面的 T 细胞受体(TCR)进行识别,引发细胞或体液免疫反应,以便机体清除和消灭感染的病毒、细菌和癌变的细胞。当患者服用药物的时候,药物可能会以不同的方式干扰 HLA-多肽-T 细胞受体作用系统,引发异常的识别反应,从而引发对药物的不良反应。HLA 导致药物不良反应的过程可能并不是由某个单一因素引起的,仅仅一个特定的突变也未必会 100% 导致药物不良反应[44]。因此,研究和了解 HLA 导致药物不良反应的机制可以帮助人们尽可能全面地寻找和理解导致药物不良反应的原因,并帮助人们建立更加完善的个体化用药的预测模型。

与 HLA 相关的药物不良反应可能存在多种不同的机制,相关假说包括危险信号假说(danger hypothesis)、半抗原模型(hapten concept)、超级抗原相互作用(superantigen interaction)模型、免疫受体药理相互作用模型以及改变程式(altered repertoire)模型等。其中,危险信号假说指的是药物产生的活性代谢物可能导致细胞受损,导致危险信号物质的释放,而这些危险信号会进一步引发免疫反应和相关的不良反应[48]。其他 4 种模型则是关于 HLA、药物、多肽和 T 细胞受体之间的相互作用和不同的结合机制(见图 12-6)。

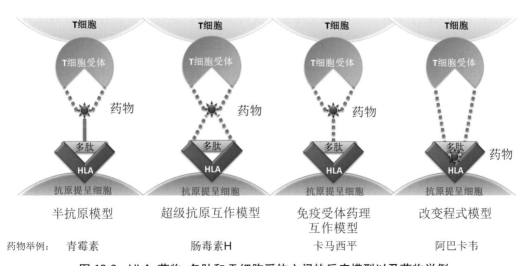

图 12-6　HLA、药物、多肽和 T 细胞受体之间的反应模型以及药物举例

半抗原模型是指药物与多肽之间形成共价键,HLA 将这个共价结合的复合体呈递到 T 细胞受体而引发不良反应。导致这类不良反应的药物包括一些抗生素,它们和体内一些蛋白质发生共价结合,蛋白质水解为多肽后被 HLA 呈递至 T 细胞受体引发异常反应。在超级抗原相互作用模型里,药物分子相对庞大,因此可以直接和 HLA 以及 T 细胞受体发生相互作用,引发不良反应[49, 50]。引发这类不良反应的往往是大分子,如生物毒素。在免疫受体药理相互作用模型中,药物分子和多肽以及 HLA 复合物形成一种不稳定的结合状态,这种结合可以通过洗脱去除,尽管这种结合不稳定,但仍能引发药物不良反应[51]。这一模型的典型药物就是引发携带 HLA-B* 15:02 患者发生史-约综合征的药物卡马西平。在改变程式模型中,药物插入到 HLA 的结合口袋里,并且改变 HLA 结合多肽的特异性和偏好,由此,HLA 可能会呈递一些不同于平常的多肽从而导致药物不良反应[49, 50]。研究发现,携带 HLA-B* 57:01 的患者服用抗 HIV 药物阿巴卡韦更可能发生超敏反应,HLA-B* 57:01 在阿巴卡韦存在时其结合多肽的偏好会改变,而且阿巴卡韦在与 HLA-B* 57:01 共结晶时能插入到 HLA 与多肽的间隙中,影响 HLA 与多肽的结合[49, 52]。

以上 4 种模型解释了 HLA、药物、多肽和 T 细胞受体之间可能的不同作用机制,从而为研究人员深入理解药物引发不良反应提供帮助。这些模型中存在一些共同的因素,包括 HLA、药物、多肽和 T 细胞受体。虽然看上去只有 4 个主要因素,但是每个因素在人群中都有极多的可能性。截至 2016 年 6 月,IMGT/HLA 数据库所记录的 HLA 等位基因的数量已经超过 14 000 种,而药物数据库 DrugBank 已经收录了 8 000 多条药物记录[53]。人群中多肽和 T 细胞受体也都极具多样性。这些因素综合起来,其组合的可能性是一个非常庞大的数字。因此,研究人员往往先从简单的问题入手,先研究两两之间的关联。例如,HLA 和多肽的结合是多种模型中的重要部分,了解 HLA 对多肽的结合模式和偏好是研究整个体系的重要一步。同时,研究 HLA 和药物的结合也可以帮助解释和改进相关的结合模型。

12.2.2 关联数据库 HLADR 的建立

为了系统地预测 HLA 相关的药物不良反应,研究人员系统地搜集、整理和分析了药物不良反应有关的文献知识和研究报道,并建立了对外免费开放的 HLADR 数据库(http://pgx.fudan.edu.cn/hladr)[40]。

建立方法为在 PubMed、EBSCO、MEDLINE 以及 Web of Science 等文献检索平台上搜索"HLA"、"药物不良反应"(adverse drug reactions)、"异质性药物反应"(idiosyncratic drug reactions)、"药物基因组学"(pharmacogenomics)、"超敏反应"(hypersensitivity)以及"关联"(association)等关键词,并搜集了自 1966 年到 2015 年 1 月之间关于药物不良反应的文献报道,整理出一个不良反应和对应的 2×2 列联表,如表 12-1 所示。

表 12-1　用于统计分析某特定药物不良反应(ADR)及某特定 HLA 之间关联的列联表

	ADR＋	ADR－	行总和
HLA＋	a	b	$a+b$
HLA－	c	d	$c+d$
列总和	$a+c$	$b+d$	$a+b+c+d$

列联表内的 4 个数字给出了所有服用某种特定药物的患者中:①携带某特定 HLA 并发生了特定药物不良反应的人数 a;②携带此 HLA 但是没有发生药物不良反应的人数 b;③不携带此 HLA 却发生了药物不良反应的人数 c;④没有携带此 HLA 也没有发生药物不良反应的人数 d。通过这 4 个值,计算出一系列统计值并进行相应的假设检验。例如,用费希尔精确检验(two-sided Fisher's exact test)测试该 HLA 与该药物不良反应之间是否存在统计显著性关联。同时,计算出 Haldane 修改版的比值比[54]、灵敏度、特异性、阳性预测值(positive predictive value,PPV)、阴性预测值(negative predictive value,NPV)以及相对风险等统计值:

$$费希尔精确检验 P 值 = \begin{pmatrix} a+b \\ a \end{pmatrix} \begin{pmatrix} c+d \\ c \end{pmatrix} \Big/ \begin{pmatrix} a+b+c+d \\ a+c \end{pmatrix}$$

$$比值比(Haldane 修改版) = \left(\frac{a+0.5}{b+0.5} \right) \Big/ \left(\frac{c+0.5}{d+0.5} \right)$$

$$灵敏度 = a/(a+c)$$

$$特异性 = d/(b+d)$$

$$阳性预测值(PPV) = a/(a+b)$$

$$阴性预测值(NPV) = d/(c+d)$$

$$相对风险 = \left(\frac{a}{a+b} \right) \Big/ \left(\frac{c}{c+d} \right)$$

一般来说,当费希尔精确检验的 P 值＜0.05 时,认为相应 HLA 和药物不良反应之间的关联在统计学上有显著意义,如果是多个位点的同时检测,需要进行多重检验显著性校正。同时,如果比值比>1,那么相应关联是正关联,即该 HLA 对该药物不良反应的产生可能有促进作用。反之,如果比值比<1,则该 HLA 对于该药物不良反应可能存在某种保护效应,即减少该药物不良反应的发生率。一般情况下,如果某种 HLA 的确能导致某药物不良反应,并且文献报道样本的数量足够,那么很可能得到较小的 P 值(接近于 0)和较大的比值比(成百上千)。其他的统计值也能反映出类似的关联情况,这里不过多介绍。

笔者从 DrugBank、PubChem 和 PharmGKB 数据库中搜集了药物的结构信息,并从 IMGT/HLA、IEDB、PharmGKB、RCSB PDB 以及 Allele Frequencies Net 等数据库中搜集了 HLA 的结构和分布等信息,将所有信息整合并录入 MySQL 数据库。同时开发了 PHP 网页前端来显示数据库的内容并提供相应的搜索功能。

当用户登录 HLADR 数据库,并点击浏览(Browse)链接时,便能看到图 12-7 中所示的数据浏览页面。在这个页面中,上端显示的是统计信息,包括总数据量以及按数据量排前 5 名的药物、HLA 及 ADR 的列表;中部是一个搜索框;下端显示的则是一条条

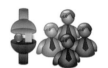

图 12-7　HLADR 数据库浏览页面

(图片修改自 http://pgx. fudan. edu. cn/hladr/)

搜集整理的 HLA 与药物不良反应的关联信息以及部分统计数据。

点击进入任意数据条目后即可看到图 12-8 所示的关联信息页面。该页面包括 3 个主要部分。上端显示基本的药物、不良反应以及 HLA 的信息。药物信息包括药物的名称、结构、DrugBank 编号以及指向 PubChem 等数据库的链接。HLA 的基本信息包括等位基因型、在人群中的分布情况以及指向 PDB 和 IMGT/HLA 等多个数据库的链接。基本信息中还收录了不良反应是否导致 FDA 修改药物说明书。页面中部是列联表。

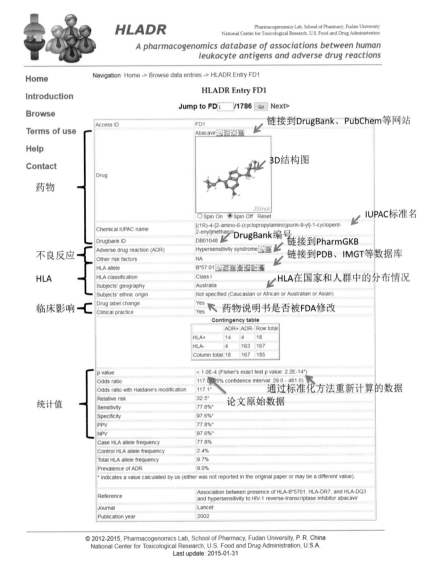

图 12-8　HLADR 数据库中浏览 HLA 和药物不良反应关联信息的页面

（图片修改自 http://pgx.fudan.edu.cn/hladr/）

页面下部展示统计值、HLA 等位基因在列联表中的分布情况以及原始文献的信息和链接。因原始文献所含有的统计值可能不全或者采用的统计方法各不相同,研究人员根据列联表重新计算了费希尔精确检验的 P 值、Haldane 修改版的比值比以及其他统计值,并将其用星号(∗)标示,放在原始文献数据后供用户参考。

HLADR 数据库是当前信息收集较为全面的 HLA 与药物不良反应的关联数据库,它可以帮助研究人员查询、汇总、研究和评估现有文献中所报道的风险 HLA 等位基因以及相关的药物不良反应,是学习、预测和预防药物不良反应的重要参考资料。分析该数据库中的信息可以帮助人们进一步理解 HLA 相关药物不良反应的原理和特性,为进一步实现精准医学做准备。下面将简要分析 HLADR 数据库信息,并探讨其在精准医学中的应用。

12.2.3 对现有数据的分析和讨论

截至 2015 年 1 月,HLADR 数据库搜集了 1 700 多条数据。笔者对此进行了不同层面的分析。首先,对 HLA 与药物不良反应之间关联报道的文献数量进行了分析。从图 12-9 可以看出,随着时间的推移,HLA 与药物不良反应之间关联的报道逐渐增多,这个与 FAERS 不良反应报告系统中逐年增加的药物不良反应报告趋势相吻合。

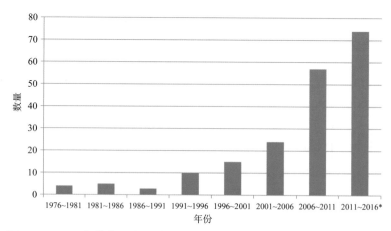

图 12-9　HLA 与药物不良反应之间关联报道的文献数量和年份间的关系

∗ 2011—2016 为不完全统计

其次,统计了药物和不良反应在 HLADR 数据库中数据条目的数量,如图 12-10 所示。尽管 HLA 和药物类型种类繁多,现有报道中记录 HLA 相关不良反应的药物的种类还非常有限,前 7 种药物几乎占了 75% 的条目。同时,报道的药物不良反应中,皮肤类(cutaneous)药物不良反应占了 50% 以上。此外,HLADR 数据库记录了 200 多种第 1 类 HLA 以及 100 多种第 2 类 HLA,这与 IMGT/HLA 数据库中记录的上万种 HLA 相比只是非常小的一部分。那些没有被收录到数据库的药物和 HLA 等位基因的组合并不一定安全,很多情况下只是相应的风险没有被发现或者报告而已。随着不良反应报告的增多,将发现和搜集更多的 HLA 和药物不良反应之间的关联,并增加人们对现有知识的理解。

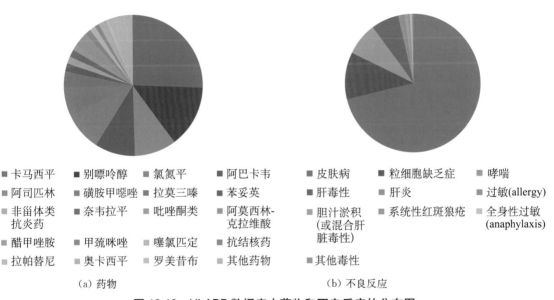

图 12-10　HLADR 数据库中药物和不良反应的分布图

（a）药物

（b）不良反应

HLADR 数据库的建立对精准医学的发展有着重要意义。它是目前世界上较为全面的 HLA 和药物不良反应之间关联的数据库,研究人员可以参考数据记录的内容,了解药物在特定人群中引起不良反应的风险,并且研究和理解导致药物不良反应的原因和机制,进而为精准医学的实现做准备。

尽管 HLADR 数据库系统地收集了现有的 HLA 和药物不良反应之间的关联,其中还包括一些强关联,但即便是这些强关联也不能完全决定药物不良反应是否发生。例如,即便服用阿巴卡韦会导致携带 HLA-B* 57:01 的患者有较大可能发生超敏反应,并且美国 FDA 还修改了阿巴卡韦的药物说明书以警示携带 HLA-B* 57:01 的人群谨慎用药,但仍有 52% 携带 HLA-B* 57:01 的患者在服用阿巴卡韦后并不发生超敏反应[44]。一方面,对于服用某种特定药物的患者来讲,高风险的 HLA 未必会 100％导致不良反应的发生;另一方面,即便患者不携带该高风险 HLA,也不保证服药后 100％安全。例如,携带 HLA-B* 57:01 的患者在服用抗生素氟氯西林后患肝损伤的可能性较大,但是,12％服用氟氯西林后患肝损伤的患者并不携带 HLA-B* 57:01[42]。由此可见,特定 HLA 等位基因和药物不良反应之间往往并不是 100％关联,特定 HLA 对于药物不良反应可能既不是充分条件,也不是必要条件。通过对现有机制研究的学习,研究人员推断仅通过 HLA 和药物预测不良反应是不够的,还需要考虑反应体系中的多肽和 T 细胞受体的多样性。然而,直接研究和预测整个系统极具挑战性,主要因为 HLA、药物、多肽以及 T 细胞受体的每一个因素多样性都很大,因此,目前的研究主要还是从简单的双因素关联开始,如研究 HLA 与多肽的相互作用,或者研究 HLA 与药物的相互作用。当双因素研究取得一定进展时,再加入第三个因素,这样可以逐步了解整个系统。随着人类对自身机体的进一步了解和计算机技术的进步,相信在未来可以模拟和预测整个复杂系统的运作。

12.3 预测 HLA 与多肽的结合

12.3.1 HLA 与多肽结合的研究意义

HLA 与多肽的结合在免疫反应和识别中有着重要的作用,这一过程不仅对于清除体内的病毒、细菌以及癌变的细胞有重要意义,还可能是导致药物不良反应的重要步骤。研究 HLA 与多肽的结合不仅可以帮助开发疫苗和新疗法,还可以帮助理解、研究和预测自身免疫病以及药物不良反应等[1]。

研究 HLA 与多肽结合的第 1 个用途是疫苗开发。接种疫苗可以让人体产生免疫反应和记忆,产生抗体并抵御真实病原体的入侵,甚至可以用来防治癌症和过敏[55, 56]。多肽已经作为一种疫苗用于预防病原体和癌症[57, 58],它具有容易生产、无病原体污染、化学性质稳定等特点[59]。由于多肽必须与 HLA 结合才能被 T 细胞受体识别引发免疫反应和记忆,因此研究 HLA 与多肽的结合是理解免疫反应的重要一步,它可以用来协助新型疫苗的开发[60-62]。

研究 HLA 与多肽结合的第 2 个用途是蛋白质疗法。蛋白质疗法是指将蛋白质作为药物治病疾病,如治疗糖尿病的胰岛素以及用于免疫疗法的单克隆抗体等[63, 64]。然而,当反复注射治疗性蛋白质时,人体免疫系统可能会将其当作异源性物质进行攻击,因此有必要减弱其免疫原性以保证其药效。而减弱其免疫原性的一个办法,就是在蛋白质中寻找与 HLA 结合力较强的多肽片段,修改它们以降低其与 HLA 的结合从而弱化免疫排异反应[65]。

研究 HLA 与多肽结合的第 3 个用途是了解自身免疫病。自身免疫病是指免疫系统对机体自身抗原产生的免疫性反应,它的发生往往导致自身组织的损害[66, 67]。一些与机体自身抗原相似的病原体抗原,由于存在分子结构上的模仿性,是引发自身免疫性疾病的一个主要原因[68]。而一些特异性的 HLA 等位基因型与自身免疫病的发生有关联[67],说明 HLA 在这个过程中可能起到重要作用。研究 HLA 和多肽的结合有助于发现导致自身免疫病的原因,并且开发防治自身免疫病的疗法[69]。

研究 HLA 与多肽结合的第 4 个用途是研究和预防药物不良反应。前面提到,药物可能通过干扰和影响 HLA、多肽和 T 细胞受体的结合从而导致药物不良反应[49-51, 70],而研究这个复杂体系的重要一步就是研究 HLA 和多肽的结合。

由于 HLA 在人群中具有多样性,同一条多肽与不同的 HLA 结合的效果不尽相同,从而导致不同人群对疫苗和蛋白质疗法的反应以及对自身免疫病和药物不良反应的易感性有差异。因此,研究 HLA 与多肽的结合不仅能促进以上领域的研究,更对精准医学、精准用药的实现有重要意义。

12.3.2 HLA 与多肽结合的测量和数据库

测量 HLA 与多肽是否结合以及结合强度的方法包括在体外进行的 HLA 结合实验(HLA binding assay)、多肽洗脱实验(peptide elution assay)以及 T 细胞实验(T-cell assay)等[71, 72]。

HLA 结合实验是定性测量 HLA 和多肽结合强度的主要方法。在 HLA 结合实验里,为了测定某一特定多肽 X 与特定 HLA 的结合强度,实验者首先在溶液中加入一定量的用放射性元素标记的参考多肽 R 结合该 HLA,同时逐渐增加多肽 X 的浓度,使其与多肽 R 一起竞争性结合该 HLA。当有一半的多肽 R 被 X 替换下来时,此时 X 的浓度被称为半抑制浓度(half maximal inhibitory concentration,IC50)[73-75]。这个 IC50 就是测量该特定多肽 X 与该 HLA 结合强度的指标。较小的 IC50 表示只需要较低浓度的多肽 X 即可竞争掉半数的参考多肽 R，即意味着多肽 X 与该 HLA 有着较大的结合强度。通过一些公式和计算，IC50 可以被转换为半最大效应浓度（half maximal effective concentration，EC50）以及抑制常数（inhibition constant，K_i）。

多肽洗脱实验是将已经结合了多肽的 HLA 通过免疫共沉淀等方法提取出来，并且通过溶液洗脱掉结合在 HLA 上面的多肽，通过质谱仪测量出被洗脱下来的多肽序列，从而发现和鉴定能够和特定 HLA 结合的多肽库[76]。当实验者需要探索某一特定 HLA 在体内结合了哪些多肽时，多肽洗脱实验是非常有用的。

T 细胞实验主要测量被 HLA 结合的多肽是否能够引发 T 细胞的反应，如 T 细胞增殖和产生细胞因子。这个实验不仅要求 HLA 和多肽的结合，更关键的是结合 HLA 的多肽要能够引起 T 细胞受体的识别，引发 T 细胞发生免疫反应[77]。该方法主要用于测试抗原是否能够引起特定的 T 细胞发生免疫反应，而不是研究 HLA 与多肽结合的特异性。

迄今为止，已有大量 HLA 与多肽结合的实验数据。一些数据库，如 AntiJen[78]、IEDB[79]、MHCBN[80] 以及 SYFPEITHI[81] 等也收录了大量 HLA 与多肽结合的数据。很多早期开发的数据库现在已经停止更新，数据收录较为全面而且目前仍保持更新的数据库是 IEDB。截至 2016 年 6 月，IEDB 已经收集了 23 万条多肽和 700 多个 MHC 的结合数据。不过相比于所有可能的九肽数（20^9，相当于 5 000 亿）和已知的 HLA 等位基因型的数量（IMGT/HLA 数据库已收录 14 000 多种），23 万条多肽和 700 个 MHC 只是非常小的数字。因此，为了弥补现有数据的不足，大量未知的 HLA 和多肽结合还需要通过计算机进行预测。

12.3.3 基于计算方法预测 HLA 和多肽的结合

基于计算机预测未知 HLA 与多肽的结合是弥补实验数据不足的有效方法。目前，研究人员已经开发了多种预测方法，包括位置特异性评分矩阵（position specific scoring matrix，PSSM）法、结构预测法、机器学习（machine learning）法以及网络预测法[1, 14, 82, 83]。

1）PSSM 法

PSSM 法是早期开发的方法之一。对于特定的 HLA 和特定长度的多肽，PSSM 根据已知的该 HLA 与多肽的结合情况，给多肽中每个位置上的每种具体氨基酸打分，从而可得到一个分值矩阵。以九肽为例,PSSM 法会得到一个 20×9 的矩阵,每一行是一种氨基酸,每一列分别对应九肽中的 9 个位置,矩阵的内容则是计算得到的分值。当预测一个新的九肽和该特定 HLA 的结合时,通过查寻分值矩阵可以得到 9 个数字,通过给定公式即可计算出预测值。现在,PSSM 仍被一些网站用来预测 HLA 和多肽的结合[84,85],不过随着 HLA 和多肽数据的增加,这种方法渐渐被更精确的机器学习法取代[86,87]。

2) 结构预测法

结构预测法是基于 HLA 和多肽的结构预测其结合的方法。与其他方法相比,结构预测法不仅能预测结合强度,还能够提供直观的结构构象和相关的解释。然而,由于目前已知的 HLA 晶体结构非常有限,加上计算时间和精确度方面的挑战,结构预测法还没有被研究人员广泛采用[75,82,88]。相信随着被解析的 HLA 晶体结构的增多和预测算法的不断改进,结构预测法可以作为其他方法的一种很好的补充,应用也会越来越多[89-91]。

3) 机器学习法

机器学习法是指利用计算机自动学习和分析数据,从中找出规律并用来预测未知数据的一种方法。基于机器学习法预测 HLA 与多肽结合的流程如图 12-11 所示。首先,需要收集已知的 HLA 与多肽结合强度的信息。其次,这些多肽的序列会被转换为数字描述符(descriptor)以便机器学习算法能够用于计算。描述符主要有稀疏编码

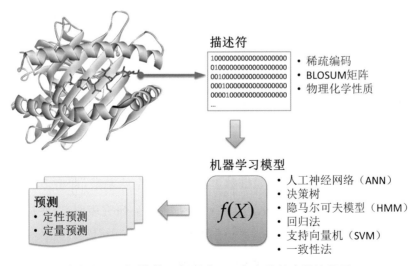

图 12-11 机器学习法预测 HLA 和多肽结合的流程图

（sparse encoding）、BLOSUM 矩阵（blocks substitution matrix）以及物理化学性质 3 种。再次，转换完成后，用机器学习算法通过学习将描述符和结合强度关联起来，建立预测模型。常用的机器学习算法包括人工神经网络（artificial neural network，ANN）、决策树（decision tree）、隐马尔可夫模型（hidden Markov model，HMM）、回归法（regression）、支持向量机（support vector machine，SVM）以及一致性法（consensus method）等[14]。最后，再用机器学习建立的模型对 HLA 和多肽的结合进行定性或者定量预测。

除了隐马尔可夫模型等方法[92, 93]之外，一般的机器学习法都需要先将多肽序列转换为描述符。在多数情况下需要为每个 HLA 分别建立预测模型，所以，描述符也仅限于多肽。但也有部分方法，如 NetMHCpan[94, 95]，将 HLA 的序列也纳入描述符中，从而建立单一的大一统模型，为所有的 HLA 作预测。鉴于多肽的序列长度不固定，所转换的描述符的长度也会不一样，多出来或者缺少的信息会给机器模型的计算带来困难。在早期的时候，研究人员不得不针对不同长度的多肽分别建模。后来开发的部分方法如多示例学习（multiple instance learning，MIL）[96, 97]和核函数（kernel function）[98]可以自然处理不同长度的描述符。对于要求固定长度描述符的模型，可以先通过矩阵优化技术（matrix optimization technique）或者 NN-Align 等方法[99-101]将描述符转为一致的长度，再进行计算和预测。

将多肽序列转换为描述符，可以采用不同的方法。常用的方法有稀疏编码、BLOSUM 矩阵以及物理化学性质法等。其中，稀疏编码相对简单，应用也最为广泛。采用稀疏编码时，20 种氨基酸可以被依次转换为 20 个由 0 和 1 组成的数字，每种氨基酸对应的数字串包含 19 个"0"和 1 个"1"，而且排列各不相同（见图 12-11）。由此，一个九肽会被转为 180 个由 0 和 1 组成的数字，即描述符。这 180 个数字将作为机器学习模型的输入变量。BLOSUM 矩阵包含 20 种氨基酸之间的进化关系，可以视作一个 20×20 的表格。如此一来，每个氨基酸包含与它自己和剩下 19 个氨基酸之间的进化关系数值，即可以被 20 个数字代表，也就是 BLOSUM 矩阵描述符。物理化学性质法是采用氨基酸的物理化学性质（如疏水性和氢键数量等）代表每个氨基酸，即将多肽的每个氨基酸残基依次转换为其物理化学性质的数字，作为描述符。研究表明，这些描述符之间并不存在明显的优劣[94, 95, 102, 103]。

可用于 HLA 和多肽结合预测的机器学习算法很多，这里着重介绍人工神经网络、隐马尔可夫模型、支持向量机、回归法以及一致性法。

人工神经网络在描述符和最终的结合强度值之间建立一个由人工神经元构筑成的分层网络。每个神经元由前面层级的神经元读取输入信息,并且通过一系列参数和公式计算出新的值传输给下一级神经元。在模型训练过程中,通过反向传播(back propagation)等方法调整每个神经元参数,从而建立起多肽的描述符和相应结合强度之间的紧密数学联系,达到预测的目的。人工神经网络被广泛用于预测 HLA 和多肽的结合。一些在线预测平台,包括 IEDB[79]、NetMHC/NetMHCII[100, 104]以及 NetMHCpan/NetMHCIIpan[94, 95]等均采用这种模型。

隐马尔可夫模型可以直接使用原始氨基酸残基,不需要将多肽序列转换为描述符。多肽序列的每个氨基酸残基位都被视作一种状态,而每种状态的概率可以从训练数据中计算得出。在预测时,只需要根据多肽的序列所对应的状态综合计算出最终结合的概率即可[105, 106]。隐马尔可夫模型可以灵活地处理不同长度的多肽,但对给定的 HLA,必须对结合该 HLA 的多肽和不结合该 HLA 的多肽分别建立模型,从而限制了其适用范围。

支持向量机的原理是将训练数据投射到高维空间。举个例子,如果一个多肽被 180 个描述符表征,那么这个多肽就对应这个 180 维空间上的一个点。在定性预测中,支持向量机通过寻找一个超平面将结合该 HLA 的多肽与不结合该 HLA 的多肽作最大区分。当支持向量机模型给一个新的多肽作预测时,根据其在高维空间所对应的点相对于超平面的位置即可预测该多肽是否结合该 HLA。支持向量机可以获得较高的预测精度,也被一些预测平台所采用,如 SVMHC[102, 103]、POPI[107]和 KISS[92]等。

回归法是一类定量预测的方法。定性和定量方法的区别在于,定性预测方法可以预测某多肽是否与特定 HLA 结合,而定量预测可以进一步预测结合的强度。很多定性预测的模型可以与回归法结合起来产生定量预测的衍生版本,如支持向量机所对应的支持向量回归(support vector regression,SVR)[108],以及多示例学习对应的多示例回归(multiple instance regression,MIR)[96, 97]等。此外,还有通过定量构效关系(quantitative structure activity relationship,QSAR)所建立的回归预测模型[109]。

一致性法是将多种模型结合起来进行综合预测的方法。当多个模型分别进行预测获得结果后,可以采用投票法、平均值、中位数等规则从这些结果中计算出最终的预测值。这种综合多个模型的办法可以有效提高最终的预测准确度,并且避免由单一模型预测时可能发生的失误。这类方法也被用在一些在线预测平台中,如 IEDB 预测与第 2 类 HLA 结合的多肽时采用了综合 QSAR 回归、SVM、SVR 以及 PSSM 法的一致性模型[110],而 NetMHCcons 则综合了 NetMHC、NetMHCpan 和 PickPocket 三种方法[85]。

以上介绍的机器学习算法各有利弊。隐马尔可夫模型可以自然地支持不同长度的多肽,回归法可以进行定量预测,人工神经网络、支持向量机以及一致性法都有不错的精确度。在所有模型中,基于人工神经网络和一致性法的模型在 IEDB 和 NetHMC 系列服务器上都有主要应用。

接受者操作特征曲线下面积(area under the receiver operating characteristic curve,AUC)是评估一个模型综合预测效果的一个参数。这个数字越接近于 1,表示模型综合效果越好,而接近于 0.5 则表明模型的预测结果比较随机。一般来说,近期预测第 1 类 HLA 和多肽结合模型的 AUC 可以达到 0.85~0.95,而预测第 2 类 HLA 和多肽结合模型的 AUC 则为 0.75~0.85[111]。可见机器学习方法预测 HLA 与多肽的结合具有比较高的总体准确度。由于训练数据中部分比较常见的 HLA 可能占据较大的比重,所训练出的模型可能也对这些数据充足的 HLA 预测效果较好,而对其他数据较少的 HLA 预测效果则未必很好。这个问题是由于数据本身分布不均导致的,而不一定是方法的问题。

当然,机器学习方法也有局限性。例如,多数机器学习方法只能接受特定长度的描述符,也就是说多肽的长度需要确定。为了支持不同长度的多肽,一种解决方法是为不同长度的多肽分别建立模型;另一种方法是引入额外的方法从不同长度的多肽中产生固定长度的描述符。此外,多数机器学习方法为每个 HLA 分别建立一个模型,这样对于那些已知数据较少的 HLA 建立可靠的模型可能会有困难。当然这个是数据本身的问题,并非方法的问题。相比之下,NetMHCpan 系列方法将 HLA 的序列也考虑到模型的输入数据中,可以为已知数据中很少甚至没有已知数据的 HLA 作预测[94]。当然,这样做是否能保证它们的预测准确度还值得商榷。

总之,机器学习方法是目前比较主流的预测 HLA 与多肽结合的方法,在部分 HLA 等位基因上取得了不错的多肽预测准确度。当然,受现有数据以及方法自身一些不足的限制,机器学习方法也遇到了一些挑战。

4) 网络法

生物体内存在大量的网络,如调控网络和相互作用网络等。网络图中不仅包含一些元素或节点(node),同时也包含它们之间的关系,在网络中用边(edge)来表示。网络法可以用来分析和预测消费者对商品的喜好以及药物和蛋白质的相互作用[112-114]等,也可以用来预测 HLA 和多肽的结合[83]。

　　HLA 与多肽的结合数据可以视为矩阵(见图 12-12),矩阵的每一行是一种 HLA 等位基因型,每一列是一条多肽,矩阵的元素是结合或者不结合(定性数据),或者结合强度(定量数据),同时充斥着大量的未知数据。这个矩阵具有维度大、分布不均而且较为稀疏的特点,比较适合采用网络法进行分析和预测。HLA 与多肽结合矩阵可以转换为一个二分无向网络(bipartite undirected network),意即网络包含两种类型的节点,而且连接节点的边没有方向性。这个网络的两种节点是 HLA 和多肽,而连接它们的边是结合数据。当需要预测某个未知的结合数据时,就是要预测该网络中一对 HLA 和多肽之间一条未知边所对应的值(如图 12-12 中问号标注的未知数据)。

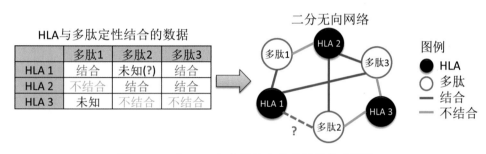

图 12-12　将 HLA 与多肽结合的数据转换为网络

　　为了利用网络预测 HLA 和多肽的结合,在预测消费者对商品评分的协同过滤(collabrative filtering)法和用于预测药物和蛋白质相互作用的网络推理法(network-based inference,NBI)[112-114]的基础上,开发了邻边无偏杠杆算法(neighbor-edges based and unbiased leverage algorithm,Nebula)[83, 115]和相似邻边无偏杠杆算法(similar neighbor-edges based and unbiased leverage algorithm,sNebula)[1, 116]。这些方法的理念都很相似而且也很简单。在此举个例子予以说明,为了预测某人甲是否喜欢吃冰淇淋,可以寻找与甲饮食偏好相似的人。如果发现甲和另一个人乙都喜欢吃汉堡、薯条以及比萨,他们之间的饮食偏好相似度非常高,而且乙还非常喜欢吃冰淇淋,那么可以推断甲也有可能喜欢吃冰淇淋。在这个例子里,如果把人换成 HLA,把食物换成多肽,就不难理解这些算法是如何预测 HLA 与多肽的结合了。为了预测某个 HLA(x)与某个多肽(y)之间是否结合,可以在网络图中寻找与该 HLA(x)相似的其他 HLA,看看它们与该多肽(y)的结合情况,从而推断出 HLA(x)与多肽(y)是否结合。同理,还可以寻找与多肽(y)相似的其他多肽,看看它们与该 HLA(x)的结合情况,从而从另一个角度来推断 HLA(x)与多肽(y)是否结合。Nebula 和 sNebula 法都被称为"无偏杠杆法",意即它们会从上述的两个角度同时进行推断,并且将它们的值取平均(无偏见),从而获得最终预测值。为了评估 HLA 之间、多肽之间的相似度,可以用其序列的相似度,或者网络中邻边的相似度。上述冰淇淋例子中的所谓饮食偏好相似度就是基于邻边计算相似度的一个简化版本。而 Nebula 和 sNebula 之间的主要区别在于计算节点相似度的方法以及对处理相似节点取舍的差异。这里仅简要介绍这类方法,不对细节进行展开,有兴趣的读者可以参阅文献[83,115,116]。

在对第 1 类 HLA 与多肽的定性结合数据的留一法交叉验证(leave-one-out cross-validation)中,发现 Nebula 和 sNebula 可以分别获得 0.816 和 0.841 的 AUC,以及 0.795 和 0.841 的准确度(accuracy)。这和机器学习法的效果具有可比性。同时,与机器学习法相比,网络法更适合处理不断增长的大数据。当有新的 HLA 与多肽结合数据产生时,机器学习法需要将它们添加进训练集并且重新花时间训练模型,以增加和拓展自己的预测能力。相比之下,网络法只需要将它们加入网络中,简单增加一些节点和边,即可用来作预测。此外,网络法还有直观和可视化的特点,相比于机器学习法中复杂的描述符和数学关系,网络法所依赖的是节点、边和相似度,相对容易观察和理解。利用网络,还可以进行一些其他研究,如通过模块分析(module analysis)寻找一些高密度连接的模块(module),从而聚类出一些有特别结合模式的 HLA 和多肽[83]。相信作为现有机器学习方法的辅助和补充,网络法能够有效预测 HLA 和多肽的结合,并且拥有一些现有方法所不具有的新特性,将帮助人们预测和丰富 HLA 和多肽结合的知识[14]。

研究和预测 HLA 与多肽的结合对于精准医学和用药有着重要意义。首先,HLA 与多肽的结合对于免疫反应、蛋白质疗法和药物不良反应具有重要的研究价值,了解和预测它们的结合可以帮助人们进一步了解免疫系统的机制,预测和防止不良反应的发生。其次,HLA 和多肽在人群中具有极大的多样性,每个个体的 HLA 以及体内蛋白质和多肽的序列都不尽相同,研究和预测不同 HLA 与多肽的结合可以帮助人们预测个体体内 HLA 与多肽结合的情况,从而为个体化医疗和用药提供重要知识,降低自身免疫病、排异反应以及药物不良反应在具体个体身上发生的可能性。尽管现有的 HLA、多肽以及蛋白质组学知识与大规模临床和个体化医疗的实际应用尚有一定距离,但是这些研究将促进精准医学的实现,并为大规模临床应用提供必要的知识。除了多肽之外,药物分子也能结合到 HLA,从而引发免疫反应。

12.4　预测 HLA 基因多态性与药物不良反应的关联

预测 HLA 基因多态性与药物不良反应的关联是预防药物不良反应和实现精准用药的有效方法。在计算生物学领域,常用分子模拟(molecular simulation)的方法预测 HLA 和药物的结合情况,从而寻找 HLA 与药物之间潜在的危险关系。分子模拟是指利用计算机模拟分子的结构与行为,从而研究其物理和化学性质。常用的分子模拟方法包括分子对接(molecular docking)和分子动力学模拟(molecular dynamics simulation)等。

12.4.1　用分子对接方法预测 HLA 与药物的结合

分子对接是模拟分子之间的识别和结合过程,并且计算出结合的空间构象以及能量变化,常用于药物的高通量筛选。为了快速和高通量进行分子对接,一般将蛋白质结构视作刚性结构,而将药物小分子的结构当作是自由变化的。进行分子对接时,首先需要寻找和划定蛋白质的结合口袋,一旦结合口袋确定后,通过分析口袋构象和力场,在这一限定的范围内搜寻小分子的最优结合构象,并且根据打分公式计算出能量变化和对接分值(docking score),从而评估其结合强度。

常用的预测小分子(配体)和蛋白质靶点之间结合的免费软件包括 DOCK[117]、AutoDock[118]以及 AutoDock Vina[119]等。通过这些对接软件,可以模拟 HLA 与药物的结合,预测其可能的结合构象并对其结合强度进行打分。例如,用 AutoDock 可以考虑溶剂的分散排斥(dispersion-repulsion)、去溶剂化(desolvation)、氢键和静电 4 个力场等作用来寻找药物分子结合的最佳构象并评估对接的分值[118]。

由于 HLA 和药物结合存在多种可能性,通常采用化合物-蛋白质相互作用组(chemical-protein interactome,CPI)分析和预测 HLA 与药物的结合[15, 120-123]。为了构建 CPI,需要收集一些可能导致不良反应的药物以及 HLA,通过对接程序模拟出其最佳结合构象以及结合分值(见图 12-13)。这里利用 HLADR 数据库,以第 1 类 HLA 为例测试 CPI 能否预测 HLA 与药物之间的关联。搜集到 17 个药物分子和 74 个第 1 类 HLA 蛋白质。在这 74 个 HLA 里，仅有 18 个 HLA 在 RSCB PDB 数据库中存在晶体结构，而另外 56 个 HLA 不存在晶体结构。因此，通过同源建模（homology modeling）的办法从与其序列最相似的 HLA 中建模出其结构，并且采用 PROCHECK[124] 检查了建模结构的可靠性。对这 74 个 HLA 进行叠加后，指定统一的 36 Å×34 Å×36 Å 结合区域，覆盖其整个结合口袋，并通过 AutoDock Vina 程序计算出这 74 个 HLA 和 17 个药物之间的结合分值。通过对整个 CPI 的统计分析发现，有不良反应倾向的 HLA 和无不良反应倾向的 HLA 相比，与药物结合分值整体上显著偏低（$P<0.05$）。但这个结果并没有太大的实用价值，原因是两个组之间仍存在较大的分值重叠，并不能用一个值很好地区分两个组[15]。

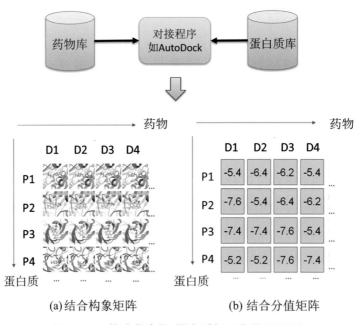

(a) 结合构象矩阵　　　　　　　(b) 结合分值矩阵

图 12-13　构建化合物-蛋白质相互作用组（CPI）

基于 CPI 的二维分值矩阵，采用两个方向 Z 值转化（2-directional Z-transformation，2DIZ）等数值处理方法提高其整体预测准确度，并将其用于预测严重药物不良反应。2DIZ 是指对 CPI 二维分值矩阵在药物方向上计算 Z 值，并基于这些值在蛋白质方向上再计算一步 Z 值，从而获得最终的 Z' 值。经过 2DIZ 转化后，通过最终的 Z' 值可以更准确地预测药物的潜在脱靶结合蛋白，通过分析该药物与蛋白质结合口袋附近的与不良反应有关的突变,可以推断该药物可能引发的不良反应,并根据突变在不同人群中的分布情况推断易感人群[120]。

采用分子对接和 CPI 的办法,可以预测 HLA 和药物的结合,从而推断其与药物不良反应的潜在关联。然而,当仅仅考虑 HLA 和药物两个元素并采用一种单一的结合模式时,这个预测模型的准确度并不高。根据 HLA 相关药物不良反应的机制,药物不良反应的发生需要 HLA、药物、多肽和 T 细胞受体等多因素共同作用,仅仅考虑其中两个因素难免出现预测不准确的情况。在前面的例子中,如果把多肽加入 HLA 和药物结合的体系中时,预测的效果会更好。如图 12-14 所示,当不考虑 HLA 所结合的多肽时,被预测的阿巴卡韦与原始晶体中存在的阿巴卡韦有较大的均方根误差(root-mean-square error,RMSE),而且头尾颠倒。而当把多肽放入蛋白质口袋中再模拟对接阿巴卡韦时,得到的模拟结果不仅阿巴卡韦朝向正确,而且 RMSE 也从 7 Å 降低到1 Å。这说明研究 HLA 与多肽结合对于精确预测 HLA 与药物相互作用有重要的作用[15]。

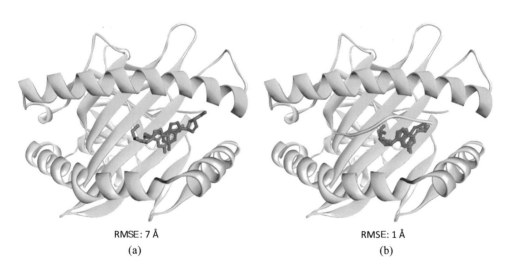

RMSE: 7 Å
(a)

RMSE: 1 Å
(b)

图 12-14　HLA-B* 57:01(PDB：3VRI)与药物阿巴卡韦在存在与不存在多肽情况下结合的对比

图中绿色部分是 HLA,红色是原始晶体结构中的阿巴卡韦,紫色是被预测的阿巴卡韦的位置,黄色是多肽。(a)图没有考虑多肽,(b)图考虑了多肽,相比原始阿巴卡韦,被预测阿巴卡韦的 RMSE 从 7 Å 降低到 1 Å (图片修改自参考文献[15])

12.4.2　用分子动力学模拟方法预测 HLA 与药物的结合

分子动力学模拟是指依靠计算机模拟分子中的原子以及分子与分子之间在一定时

间内的运动。由于模拟计算过程复杂,计算量也非常大,往往需要模拟计算软件系统的支持,常用的分子动力学模拟软件有 Amber[125] 和 GROMACS[126] 等。

分子动力学模拟一般用于某个体系的精细化研究。例如,用分子对接初筛了药物和蛋白质相互作用之后,有时候研究人员会用分子动力学模拟深入研究一个或几个特定的药物蛋白质相互作用的动态和细节。在分子动力学模拟时,不仅要考虑药物小分子的活性,而且要考虑其他所有原子的活性,因此,运算所花费的时间往往远超过分子对接。以 2016 年一台典型的个人计算机为例,使用 AutoDock Vina 对接一个药物和蛋白质可能只需要 1 分钟,然而使用 Amber 即便采用最新的 GPU 运算 1 天可能也只能产生几微秒的分子动力学模拟结果。

受计算速度的限制,分子动力学模拟一般不适用于高通量筛选,因此,在预测 HLA 与药物结合的应用中将会受到限制。然而,分子动力学模拟具有其独特的优势,可以用来精细地模拟和观察一个复杂的 HLA、药物、多肽和 T 细胞受体的结合体系的变化情况。相比之下,分子对接对于这种复杂体系的模拟则缺乏优势。尽管目前已经有了多个配体同时对接的技术[127],但要同时考虑多蛋白质和多配体,对于分子对接来说仍然很困难。此外,由于多肽是一种可旋转键很多的配体,即使采用分子对接的方法,其计算速度也会被极大地拖慢。

在模拟 HLA、药物、多肽和 T 细胞受体中两个或多个元素相互作用的体系时,一般采用以下几个步骤:

第 1 步是确定初始结构,这包括通过晶体结构或者同源建模的方法确定 HLA 和 T 细胞受体分子的结构。如果不知道相对起始位置,还需要通过分子对接的方法计算出大致的起始位置(如药物和多肽结合在 HLA 中的位置)。对于水溶液中的动力学模拟,还需要在体系周围加入一定数量的溶剂分子和离子将其包围起来。当相对初始位置确定后,可以采用能量优化的办法降低和优化体系的初始能量,避免局部原子位置冲突等情况。

第 2 步是升温,体系中的原子会被赋予符合玻尔兹曼分布的随机初始速度,这使其具有初始内能,再将体系的温度由绝对零度升到常温。

第 3 步是平衡,也就是分子动力学模拟的主要过程,在这个过程中体系中的原子会按照给定的力场和初始速度进行运动,并且其运动轨迹会被记录下来。在这个过程中可以观察和预测分子内和分子间的相互作用,计算它们之间的亲和力,从而分析和预测体系中哪些基团对于相互作用起着关键性作用。

近年来,随着计算机技术的发展,研究人员采用分子动力学模拟研究了 HLA 和多肽双元素相互作用[128],HLA、多肽和 T 细胞受体的三元素相互作用[129],以及 HLA、药物、多肽和 T 细胞受体整个体系的相互作用[130]。在前 2 个例子中,研究人员用分子动力学模拟预测不同多肽与体系的结合,并通过实验数据加以验证。而第 3 个例子考察了 HLA-DRB10、15 肽、抗生素磺胺甲噁唑(SMX)以及含 Vβ20-1 的 T 细胞受体的全体系相互作用,发现 T 细胞受体的特定区域对该药物分子存在强亲和力。笔者所在实验室也曾用分子动力学模拟研究 HLA-B* 15:02、多肽、卡马西平和 T 细胞受体等体系之间的相互作用,探索和寻找其分子层面的动力学机制。此外,分子动力学模拟还能够通过分析相互作用的动力学过程,发现哪些氨基酸残基对整个体系的稳定有关键性作用,从而推断出关键位点的突变对于体系结合甚至药物反应的影响。

在上述例子中,有的研究甚至采用了高通量的分子动力学模拟,筛选了多达上百个相互作用系统。尽管这个通量还无法与分子对接相比,但是随着计算机技术和云计算的发展,在不久的将来可能会出现更多高通量分子动力学模拟的研究,帮助人们更有效地研究 HLA、药物、多肽和 T 细胞受体的整个相互作用系统,促进对药物不良反应的研究和预测。

12.4.3　挑战和展望

目前,与 HLA 等位基因和药物的数量相比,HLA 相关药物不良反应的研究数量仍然有限。一方面,由于上市的药物已经通过临床安全评估,很多药物不良反应需要等到投放市场后才能被发现,而收集和汇集这些分布在全球各地的不同患者样本本身就很困难。尽管 FDA 已经有 FAERS 不良反应报告系统,但是该系统仅仅记录一些基本的信息,并不包含患者基因组的信息,难以用于深入分析药物不良反应的原因。另一方面,从药物不良反应的报告到寻找到原因也存在困难,因为药物不良反应是由多个因素共同决定的,而且不同的 HLA 可能导致同样的药物不良反应,加上人群中 HLA 分布具有极大的多态性,导致精确发现 HLA 和药物之间的关联并不容易。

作为一个相对全面的信息源,HLADR 数据库至今也只收集到 1 000 多条药物与 HLA 的关联报告。要基于这些涉及因素繁多而且数量有限的数据建立精确的预测模型,仍然很困难。美国 FDA 目前也仅是改写了包括阿巴卡韦在内的几个药物说明书,以提示特异 HLA 相关的药物不良反应。临床上尚未大规模利用 HLA 的信息规避药物不良反应或者优化药效，一方面是由于发现的 HLA 与药物之间强关联的报道有限，另一方面是因为该领域的研究和预测在很大程度上还停留在理论研究阶段。

除本章介绍的分子对接和动力学模拟的方法之外，还可以应用诸多预测药物-靶点结合的方法，如网络方法[114]等来研究药物和 HLA 的结合。然而，大规模的预测和验证仍然困难，一方面是因为基于药物不良反应患者所进行的 HLA 相关研究的样本数量非常有限，很难通过大量样本发现和检验规律；另一方面是由于预测和模拟的结果多数只能在体外细胞或者动物模型中进行实验验证，而这些模型未必能够完全反映出人体内的复杂情况。因此，为了促进精准用药和精准医学的发展，研究人员仍需要通力合作来努力解决这一难题。

随着测序价格的进一步降低，将会有越来越多的患者接受测序，而患者基因组中包含的 HLA 信息将大大提升人类对 HLA 基因多态性及其与免疫类疾病和药物不良反应关系的认识与了解。同时，随着计算机和信息技术的不断发展，将有可能开发出更加复杂和精确的机器学习模型（如深度学习）以帮助研究药物、HLA、多肽和 T 细胞受体之间的相互作用机制，从基因组和转录组的信息中挖掘和提取有用的信息，完善药物不良反应的建模和预测，最终实现精准医学和精准用药的大规模临床应用。

参考文献

[1] Luo H. Construction of class I HLA-binding peptidome [D]. Arkansas：University of Arkansas at Little Rock，2015.

[2] Robinson J，Halliwell J A，Mcwilliam H，et al. The IMGT/HLA database [J]. Nucleic Acids Res，2013，41(Database issue)：D1222-D1227.

[3] The MHC Sequencing Consortium. Complete sequence and gene map of a human major histocompatibility complex [J]. Nature，1999，401(6756)：921-923.

[4] Bushkin Y，Demaria S，Le J M，et al. Physical association between the CD8 and HLA class I molecules on the surface of activated human T lymphocytes [J]. Proc Natl Acad Sci U S A，1988，85(11)：3985-3989.

[5] Spaggiari G M，Contini P，Carosio R，et al. Soluble HLA class I molecules induce natural killer cell apoptosis through the engagement of CD8：evidence for a negative regulation exerted by members of the inhibitory receptor superfamily [J]. Blood，2002，99(5)：1706-1714.

[6] Mangalam A，Rodriguez M，David C. Role of MHC class II expressing CD4＋ T cells in proteolipid protein(91-110)-induced EAE in HLA-DR3 transgenic mice [J]. Eur J Immunol，2006，36(12)：3356-3370.

[7] Poncet P，Arock M，David B. MHC class II-dependent activation of CD4＋ T cell hybridomas by

human mast cells through superantigen presentation [J]. J Leukoc Biol, 1999, 66(1): 105-112.

[8] Lang P, Stolpa J C, Freiberg B A, et al. TCR-induced transmembrane signaling by peptide/MHC class II via associated Ig-alpha/beta dimers [J]. Science, 2001, 291(5508): 1537-1540.

[9] Sim E, Cross S J. Phenotyping of human complement component C4, a class-III HLA antigen [J]. Biochem J, 1986, 239(3): 763-767.

[10] Holland M C, Lambris J D. The complement system in teleosts [J]. Fish Shellfish Immunol, 2002, 12(5): 399-420.

[11] Villadangos J A, Schnorrer P. Intrinsic and cooperative antigen-presenting functions of dendritic-cell subsets in vivo [J]. Nat Rev Immunol, 2007, 7(7): 543-555.

[12] Felix N J, Allen P M. Specificity of T-cell alloreactivity [J]. Nat Rev Immunol, 2007, 7(12): 942-953.

[13] Platzer B, Stout M, Fiebiger E. Antigen cross-presentation of immune complexes [J]. Front Immunol, 2014, 5: 140.

[14] Luo H, Du T, Zhou P, et al. Molecular docking to identify associations between drugs and class I human leukocyte antigens for predicting idiosyncratic drug reactions [J]. Comb Chem High Throughput Screen, 2015, 18(3): 296-304.

[15] Saper M A, Bjorkman P J, Wiley D C. Refined structure of the human histocompatibility antigen HLA-A2 at 2.6 Å resolution [J]. J Mol Biol, 1991, 219(2): 277-319.

[16] Stern L J, Brown J H, Jardetzky T S, et al. Crystal structure of the human class II MHC protein HLA-DR1 complexed with an influenza virus peptide [J]. Nature, 1994, 368(6468): 215-221.

[17] Rudensky A, Janeway C A Jr. Studies on naturally processed peptides associated with MHC class II molecules [J]. Chem Immunol, 1993, 57: 134-151.

[18] Yewdell J W, Bennink J R. Immunodominance in major histocompatibility complex class I-restricted T lymphocyte responses [J]. Annu Rev Immunol, 1999, 17: 51-88.

[19] Lafuente E M, Reche P A. Prediction of MHC-peptide binding: a systematic and comprehensive overview [J]. Curr Pharm Des, 2009, 15(28): 3209-3220.

[20] Luo H, Ye H, Ng H W, et al. Machine learning methods for predicting HLA-peptide binding activity [J]. Bioinform Biol Insights, 2015, 9(S3): 21-29

[21] Chessman D, Kostenko L, Lethborg T, et al. Human leukocyte antigen class I-restricted activation of CD8+ T cells provides the immunogenetic basis of a systemic drug hypersensitivity [J]. Immunity, 2008, 28(6): 822-832.

[22] Dunn P P. Human leucocyte antigen typing: techniques and technology, a critical appraisal [J]. Int J Immunogenet, 2011, 38(6): 463-473.

[23] Sheldon S, Poulton K. HLA typing and its influence on organ transplantation [J]. Methods Mol Biol, 2006, 333: 157-174.

[24] Terasaki P I, Mcclelland J D. Microdroplet assay of human serum cytotoxins [J]. Nature, 1964, 204: 998-1000.

[25] Elsner H A, Blasczyk R. Immunogenetics of HLA null alleles: implications for blood stem cell transplantation [J]. Tissue Antigens, 2004, 64(6): 687-695.

[26] Bunce M, O'Neill C M, Barnardo M C, et al. Phototyping: comprehensive DNA typing for HLA-A, B, C, DRB1, DRB3, DRB4, DRB5 & DQB1 by PCR with 144 primer mixes utilizing sequence-specific primers (PCR-SSP) [J]. Tissue Antigens, 1995, 46(5): 355-367.

[27] Huang Y, Yang J, Ying D, et al. HLAreporter: a tool for HLA typing from next generation

sequencing data [J]. Genome Med, 2015, 7(1): 25.

[28] Robinson J, Halliwell J A, Marsh S G. IMGT/HLA and the Immuno Polymorphism Database [J]. Methods Mol Biol, 2014, 1184: 109-121.

[29] Bentley G, Higuchi R, Hoglund B, et al. High-resolution, high-throughput HLA genotyping by next-generation sequencing [J]. Tissue Antigens, 2009, 74(5): 393-403.

[30] Jia X, Han B, Onengut-Gumuscu S, et al. Imputing amino acid polymorphisms in human leukocyte antigens [J]. PLoS One, 2013, 8(6): e64683.

[31] Pillai N E, Okada Y, Saw W Y, et al. Predicting HLA alleles from high-resolution SNP data in three Southeast Asian populations [J]. Hum Mol Genet, 2014, 23(16): 4443-4451.

[32] Dilthey A, Leslie S, Moutsianas L, et al. Multi-population classical HLA type imputation [J]. PLoS Comput Biol, 2013, 9(2): e1002877.

[33] Sanger F, Nicklen S, Coulson A R. DNA sequencing with chain-terminating inhibitors [J]. Proc Natl Acad Sci U S A, 1977, 74(12): 5463-5467.

[34] Pirmohamed M, James S, Meakin S, et al. Adverse drug reactions as cause of admission to hospital: prospective analysis of 18 820 patients [J]. BMJ, 2004, 329(7456): 15-19.

[35] Lazarou J, Pomeranz B H, Corey P N. Incidence of adverse drug reactions in hospitalized patients: a meta-analysis of prospective studies [J]. JAMA, 1998, 279(15): 1200-1205.

[36] Johnson J A, Bootman J L. Drug-related morbidity and mortality. A cost-of-illness model [J]. Arch Intern Med, 1995, 155(18): 1949-1956.

[37] Chan A L, Lee H Y, Ho C H, et al. Cost evaluation of adverse drug reactions in hospitalized patients in Taiwan: A prospective, descriptive, observational study [J]. Curr Ther Res Clin Exp, 2008, 69(2): 118-129.

[38] Onakpoya I J, Heneghan C J, Aronson J K. Post-marketing withdrawal of 462 medicinal products because of adverse drug reactions: a systematic review of the world literature [J]. BMC Med, 2016, 14: 10.

[39] Avorn J. The $2.6 billion pill—methodologic and policy considerations [J]. N Engl J Med, 2015, 372(20): 1877-1879.

[40] Du T, Yang L, Luo H, et al. HLADR: a database system for enhancing the discovery of biomarkers for predicting human leukocyte antigen-mediated idiosyncratic adverse drug reactions [J]. Biomark Med, 2015, 9(11): 1079-1093.

[41] Chung W H, Hung S I, Hong H S, et al. Medical genetics: a marker for Stevens-Johnson syndrome [J]. Nature, 2004, 428(6982): 486.

[42] Daly A K, Donaldson P T, Bhatnagar P, et al. HLA-B * 5701 genotype is a major determinant of drug-induced liver injury due to flucloxacillin [J]. Nat Genet, 2009, 41(7): 816-819.

[43] Mallal S, Nolan D, Witt C, et al. Association between presence of HLA-B * 5701, HLA-DR7, and HLA-DQ3 and hypersensitivity to HIV-1 reverse-transcriptase inhibitor abacavir [J]. Lancet, 2002, 359(9308): 727-732.

[44] Mallal S, Phillips E, Carosi G, et al. HLA-B * 5701 screening for hypersensitivity to abacavir [J]. N Engl J Med, 2008, 358(6): 568-579.

[45] Martin A M, Nolan D, Gaudieri S, et al. Predisposition to abacavir hypersensitivity conferred by HLA-B * 5701 and a haplotypic Hsp70-Hom variant [J]. Proc Natl Acad Sci U S A, 2004, 101 (12): 4180-4185.

[46] Hughes A R, Mosteller M, Bansal A T, et al. Association of genetic variations in HLA-B region

with hypersensitivity to abacavir in some, but not all, populations [J]. Pharmacogenomics, 2004, 5(2): 203-211.

[47] Lonjou C, Thomas L, Borot N, et al. A marker for Stevens-Johnson syndrome ...: ethnicity matters [J]. Pharmacogenomics J, 2006, 6(4): 265-268.

[48] Li J, Uetrecht J P. The danger hypothesis applied to idiosyncratic drug reactions [J]. Handb Exp Pharmacol, 2010(196): 493-509.

[49] Illing P T, Vivian J P, Dudek N L, et al. Immune self-reactivity triggered by drug-modified HLA-peptide repertoire [J]. Nature, 2012, 486(7404): 554-558.

[50] Bharadwaj M, Illing P, Theodossis A, et al. Drug hypersensitivity and human leukocyte antigens of the major histocompatibility complex [J]. Annu Rev Pharmacol Toxicol, 2012, 52: 401-431.

[51] Wei C Y, Chung W H, Huang H W, et al. Direct interaction between HLA-B and carbamazepine activates T cells in patients with Stevens-Johnson syndrome [J]. J Allergy Clin Immunol, 2012, 129(6): 1562-1569. e1565.

[52] Ostrov D A, Grant B J, Pompeu Y A, et al. Drug hypersensitivity caused by alteration of the MHC-presented self-peptide repertoire [J]. Proc Natl Acad Sci U S A, 2012, 109(25): 9959-9964.

[53] Law V, Knox C, Djoumbou Y, et al. DrugBank 4.0: shedding new light on drug metabolism [J]. Nucleic Acids Res, 2014, 42(Database issue): D1091-D1097.

[54] Haldane J B. The estimation and significance of the logarithm of a ratio of frequencies [J]. Ann Hum Genet, 1956, 20(4): 309-311.

[55] Brusic V, August J T, Petrovsky N. Information technologies for vaccine research [J]. Expert Rev Vaccines, 2005, 4(3): 407-417.

[56] Lin H H, Ray S, Tongchusak S, et al. Evaluation of MHC class I peptide binding prediction servers: applications for vaccine research [J]. BMC Immunol, 2008, 9: 8.

[57] Purcell A W, Mccluskey J, Rossjohn J. More than one reason to rethink the use of peptides in vaccine design [J]. Nat Rev Drug Discov, 2007, 6(5): 404-414.

[58] Schlom J. Therapeutic cancer vaccines: current status and moving forward [J]. J Natl Cancer Inst, 2012, 104(8): 599-613.

[59] van der Burg S H, Bijker M S, Welters M J, et al. Improved peptide vaccine strategies, creating synthetic artificial infections to maximize immune efficacy [J]. Adv Drug Deliv Rev, 2006, 58 (8): 916-930.

[60] Shahsavandi S, Ebrahimi M M, Sadeghi K, et al. Design of a heterosubtypic epitope-based peptide vaccine fused with hemokinin-1 against influenza viruses [J]. Virol Sin, 2015, 30(3): 200-207.

[61] Hoppes R, Oostvogels R, Luimstra J J, et al. Altered peptide ligands revisited: vaccine design through chemically modified HLA-A2-restricted T cell epitopes [J]. J Immunol, 2014, 193(10): 4803-4813.

[62] Ichihashi T, Yoshida R, Sugimoto C, et al. Cross-protective peptide vaccine against influenza A viruses developed in HLA-A * 2402 human immunity model [J]. PLoS One, 2011, 6 (9): e24626.

[63] Leader B, Baca Q J, Golan D E. Protein therapeutics: a summary and pharmacological classification [J]. Nat Rev Drug Discov, 2008, 7(1): 21-39.

[64] Dimitrov D S. Therapeutic proteins [J]. Methods Mol Biol, 2012, 899: 1-26.

[65] King C, Garza E N, Mazor R, et al. Removing T-cell epitopes with computational protein design [J]. Proc Natl Acad Sci U S A, 2014, 111(23): 8577-8582.

[66] Di Sabatino A, Lenti M V, Giuffrida P, et al. New insights into immune mechanisms underlying autoimmune diseases of the gastrointestinal tract [J]. Autoimmun Rev, 2015, 14 (12): 1161-1169.

[67] Gebe J A, Swanson E, Kwok W W. HLA class II peptide-binding and autoimmunity [J]. Tissue Antigens, 2002, 59(2): 78-87.

[68] Fujinami R S, Von Herrath M G, Christen U, et al. Molecular mimicry, bystander activation, or viral persistence: infections and autoimmune disease [J]. Clin Microbiol Rev, 2006, 19(1): 80-94.

[69] Harrison L C. Vaccination against self to prevent autoimmune disease: the type 1 diabetes model [J]. Immunol Cell Biol, 2008, 86(2): 139-145.

[70] Norcross M A, Luo S, Lu L, et al. Abacavir induces loading of novel self-peptides into HLA-B *57: 01: an autoimmune model for HLA-associated drug hypersensitivity [J]. AIDS, 2012, 26 (11): F21-F29.

[71] Stern L J, Calvo-Calle J M. HLA-DR: molecular insights and vaccine design [J]. Curr Pharm Des, 2009, 15(28): 3249-3261.

[72] Vita R, Overton J A, Greenbaum J A, et al. The immune epitope database (IEDB) 3. 0 [J]. Nucleic Acids Res, 2015, 43: D405-D412.

[73] Sette A, Sidney J, Del Guercio M F, et al. Peptide binding to the most frequent HLA-A class I alleles measured by quantitative molecular binding assays [J]. Mol Immunol, 1994, 31(11): 813-822.

[74] Doytchinova I A, Walshe V A, Jones N A, et al. Coupling in silico and in vitro analysis of peptide-MHC binding: a bioinformatic approach enabling prediction of superbinding peptides and anchorless epitopes [J]. J Immunol, 2004, 172(12): 7495-7502.

[75] Jojic N, Reyes-Gomez M, Heckerman D, et al. Learning MHC I—peptide binding [J]. Bioinformatics, 2006, 22(14): e227-e235.

[76] Fissolo N, Haag S, de Graaf K L, et al. Naturally presented peptides on major histocompatibility complex I and II molecules eluted from central nervous system of multiple sclerosis patients [J]. Mol Cell Proteomics, 2009, 8(9): 2090-2101.

[77] Anthony D D, Milkovich K A, Zhang W, et al. Dissecting the T cell response: proliferation assays vs. cytokine signatures by ELISPOT [J]. Cells, 2012, 1(2): 127-140.

[78] Toseland C P, Clayton D J, Mcsparron H, et al. AntiJen: a quantitative immunology database integrating functional, thermodynamic, kinetic, biophysical, and cellular data [J]. Immunome Res, 2005, 1(1): 4.

[79] Vita R, Zarebski L, Greenbaum J A, et al. The immune epitope database 2. 0 [J]. Nucleic Acids Res, 2010, 38: D854-D862.

[80] Lata S, Bhasin M, Raghava G P. MHCBN 4. 0: A database of MHC/TAP binding peptides and T-cell epitopes [J]. BMC Res Notes, 2009, 2: 61.

[81] Rammensee H, Bachmann J, Emmerich N P, et al. SYFPEITHI: database for MHC ligands and peptide motifs [J]. Immunogenetics, 1999, 50(3-4): 213-219.

[82] Liao W W, Arthur J W. Predicting peptide binding to Major Histocompatibility Complex molecules [J]. Autoimmun Rev, 2011, 10(8): 469-473.

［83］ Luo H，Ye H，Ng H，et al. Understanding and predicting binding between human leukocyte antigens (HLAs) and peptides by network analysis ［J］. BMC Bioinformatics，2015，16(Suppl 13)：S9.

［84］ Zhang H，Lund O，Nielsen M. The PickPocket method for predicting binding specificities for receptors based on receptor pocket similarities：application to MHC-peptide binding ［J］. Bioinformatics，2009，25(10)：1293-1299.

［85］ Karosiene E，Lundegaard C，Lund O，et al. NetMHCcons：a consensus method for the major histocompatibility complex class I predictions ［J］. Immunogenetics，2012，64(3)：177-186.

［86］ Paul S，Kolla R V，Sidney J，et al. Evaluating the immunogenicity of protein drugs by applying in vitro MHC binding data and the immune epitope database and analysis resource ［J］. Clin Dev Immunol，2013，2013：467852.

［87］ Nielsen M，Lundegaard C，Worning P，et al. Reliable prediction of T-cell epitopes using neural networks with novel sequence representations ［J］. Protein Sci，2003，12(5)：1007-1017.

［88］ Zhang H，Wang P，Papangelopoulos N，et al. Limitations of Ab initio predictions of peptide binding to MHC class II molecules ［J］. PLoS One，2010，5(2)：e9272.

［89］ Kumar N，Mohanty D. MODPROPEP：a program for knowledge-based modeling of protein-peptide complexes ［J］. Nucleic Acids Res，2007，35(Web Server issue)：W549-W555.

［90］ Hattotuwagama C K，Doytchinova I A，Flower D R. Toward the prediction of class I and II mouse major histocompatibility complex-peptide-binding affinity：in silico bioinformatic step-by-step guide using quantitative structure-activity relationships ［J］. Methods Mol Biol，2007，409：227-245.

［91］ Li Z，Wu S，Chen Z，et al. Structural parameterization and functional prediction of antigenic polypeptome sequences with biological activity through quantitative sequence-activity models (QSAM) by molecular electronegativity edge-distance vector (VMED) ［J］. Sci China C Life Sci，2007，50(5)：706-716.

［92］ Jacob L，Vert J P. Efficient peptide-MHC-I binding prediction for alleles with few known binders ［J］. Bioinformatics，2008，24(3)：358-366.

［93］ Noguchi H，Kato R，Hanai T，et al. Hidden Markov model-based prediction of antigenic peptides that interact with MHC class II molecules ［J］. J Biosci Bioeng，2002，94(3)：264-270.

［94］ Hoof I，Peters B，Sidney J，et al. NetMHCpan，a method for MHC class I binding prediction beyond humans ［J］. Immunogenetics，2009，61(1)：1-13.

［95］ Karosiene E，Rasmussen M，Blicher T，et al. NetMHCIIpan-3.0，a common pan-specific MHC class II prediction method including all three human MHC class II isotypes，HLA-DR，HLA-DP and HLA-DQ ［J］. Immunogenetics，2013，65(10)：711-724.

［96］ EL-Manzalawy，Dobbs D，Honavar V. Predicting MHC-II binding affinity using multiple instance regression ［J］. IEEE/ACM Trans Comput Biol Bioinform，2011，8(4)：1067-1079.

［97］ Xu Y，Luo C，Qian M，et al. MHC2MIL：a novel multiple instance learning based method for MHC-II peptide binding prediction by considering peptide flanking region and residue positions ［J］. BMC Genomics，2014，15(Suppl 9)：S9.

［98］ Salomon J，Flower D R. Predicting Class II MHC-Peptide binding：a kernel based approach using similarity scores ［J］. BMC Bioinformatics，2006，7：501.

［99］ Bhasin M，Raghava G P. SVM based method for predicting HLA-DRB1 * 0401 binding peptides in an antigen sequence ［J］. Bioinformatics，2004，20(3)：421-423.

[100] Andreatta M, Schafer-Nielsen C, Lund O, et al. NNAlign: a web-based prediction method allowing non-expert end-user discovery of sequence motifs in quantitative peptide data [J]. PLoS One, 2011, 6(11): e26781.

[101] Nielsen M, Lund O. NN-align. An artificial neural network-based alignment algorithm for MHC class II peptide binding prediction [J]. BMC Bioinformatics, 2009, 10: 296.

[102] Donnes P, Elofsson A. Prediction of MHC class I binding peptides, using SVMHC [J]. BMC Bioinformatics, 2002, 3: 25.

[103] Donnes P, Kohlbacher O. SVMHC: a server for prediction of MHC-binding peptides [J]. Nucleic Acids Res, 2006, 34(Web Server issue): W194-W197.

[104] Lundegaard C, Lund O, Nielsen M. Accurate approximation method for prediction of class I MHC affinities for peptides of length 8, 10 and 11 using prediction tools trained on 9mers [J]. Bioinformatics, 2008, 24(11): 1397-1398.

[105] Mamitsuka H. Predicting peptides that bind to MHC molecules using supervised learning of hidden Markov models [J]. Proteins, 1998, 33(4): 460-474.

[106] Zhang C, Bickis M G, Wu F X, et al. Optimally-connected hidden markov models for predicting MHC-binding peptides [J]. J Bioinform Comput Biol, 2006, 4(5): 959-980.

[107] Tung C W, Ho S Y. POPI: predicting immunogenicity of MHC class I binding peptides by mining informative physicochemical properties [J]. Bioinformatics, 2007, 23(8): 942-949.

[108] Wan J, Liu W, Xu Q, et al. SVRMHC prediction server for MHC-binding peptides [J]. BMC Bioinformatics, 2006, 7: 463.

[109] Guan P, Doytchinova I A, Zygouri C, et al. MHCPred: A server for quantitative prediction of peptide-MHC binding [J]. Nucleic Acids Res, 2003, 31(13): 3621-3624.

[110] Wang P, Sidney J, Dow C, et al. A systematic assessment of MHC class II peptide binding predictions and evaluation of a consensus approach [J]. PLoS Comput Biol, 2008, 4(4): e1000048.

[111] Nielsen M, Lund O, Buus S, et al. MHC class II epitope predictive algorithms [J]. Immunology, 2010, 130(3): 319-328.

[112] Sarwar B, Karypis G, Konstan J, et al. Item-based collaborative filtering recommendation algorithms[C]//ACM. Proceedings of the 10th international conference on World Wide Web, Hongkong, May 01-05. New York: ACM, 2001.

[113] Cheng F, Zhou Y, Li W, et al. Prediction of chemical-protein interactions network with weighted network-based inference method [J]. PLoS One, 2012, 7(7): e41064.

[114] Cheng F, Liu C, Jiang J, et al. Prediction of drug-target interactions and drug repositioning via network-based inference [J]. PLoS Comput Biol, 2012, 8(5): e1002503.

[115] Ye H, Luo H, Ng H W, et al. Applying network analysis and Nebula (neighbor-edges based and unbiased leverage algorithm) to ToxCast data [J]. Environ Int, 2016, 89-90: 81-92.

[116] Luo H, Ye H, Ng H W, et al. sNebula, a network-based algorithm to predict binding between human leukocyte antigens and peptides [J]. Sci Rep, 2016, 6: 32115.

[117] Lang P T, Brozell S R, Mukherjee S, et al. DOCK 6: combining techniques to model RNA-small molecule complexes [J]. RNA, 2009, 15(6): 1219-1230.

[118] Morris G M, Huey R, Lindstrom W, et al. AutoDock4 and AutoDockTools4: Automated docking with selective receptor flexibility [J]. J Comput Chem, 2009, 30(16): 2785-2791.

[119] Trott O, Olson A J. AutoDock Vina: improving the speed and accuracy of docking with a new

scoring function, efficient optimization, and multithreading [J]. J Comput Chem, 2010, 31(2): 455-461.

[120] Yang L, Luo H, Chen J, et al. SePreSA: a server for the prediction of populations susceptible to serious adverse drug reactions implementing the methodology of a chemical-protein interactome [J]. Nucleic Acids Res, 2009, 37(Web Server issue): W406-W412.

[121] Luo H, Chen J, Shi L, et al. DRAR-CPI: a server for identifying drug repositioning potential and adverse drug reactions via the chemical-protein interactome [J]. Nucleic Acids Res, 2011, 39(Web Server issue): W492-W498.

[122] Luo H, Zhang P, Huang H, et al. DDI-CPI, a server that predicts drug-drug interactions through implementing the chemical-protein interactome [J]. Nucleic Acids Res, 2014, 42(Web Server issue): W46-W52.

[123] Yang L, Wang K, Chen J, et al. Exploring off-targets and off-systems for adverse drug reactions via chemical-protein interactome—clozapine-induced agranulocytosis as a case study [J]. PLoS Comput Biol, 2011, 7(3): e1002016.

[124] Laskowski R A, Macarthur M W, Moss D S, et al. PROCHECK: a program to check the stereochemical quality of protein structures [J]. J Appl Crystallogr, 1993, 26(2): 283-291.

[125] Case D A, Cheatham T E, 3rd, Darden T, et al. The Amber biomolecular simulation programs [J]. J Comput Chem, 2005, 26(16): 1668-1688.

[126] Pronk S, Pall S, Schulz R, et al. GROMACS 4.5: a high-throughput and highly parallel open source molecular simulation toolkit [J]. Bioinformatics, 2013, 29(7): 845-854.

[127] Voight B F, Scott L J, Steinthorsdottir V, et al. Twelve type 2 diabetes susceptibility loci identified through large-scale association analysis [J]. Nat Genet, 2010, 42(7): 579-589.

[128] Doytchinova I, Petkov P, Dimitrov I, et al. HLA-DP2 binding prediction by molecular dynamics simulations [J]. Protein Sci, 2011, 20(11): 1918-1928.

[129] Knapp B, Dunbar J, Deane C M. Large scale characterization of the LC13 TCR and HLA-B8 structural landscape in reaction to 172 altered peptide ligands: a molecular dynamics simulation study [J]. PLoS Comput Biol, 2014, 10(8): e1003748.

[130] Watkins S, Pichler W J. Sulfamethoxazole induces a switch mechanism in T cell receptors containing TCRVbeta20-1, altering pHLA recognition [J]. PLoS One, 2013, 8(10): e76211.

13 基于大数据的新药研发

如何将大数据嵌入创新药物研发的流程,提高新药研发的成功率、拓展个性化药物研发,是精准医学时代药物研发工作者新的历史使命。本章将主要从如何利用生物大数据挖掘疾病的药物治疗靶点,以及如何利用临床试验队列进行组学研究挖掘个性化用药标志物出发,重点介绍国际上正在进行的大型研究,为从事新药研发的读者提供借鉴和参考。

13.1 概述

13.1.1 药物研发流程的局限与瓶颈

众所周知,创新药物研发是一个长周期、高风险的产业。按现阶段的研发成本和时间周期计算,一个新药从候选化合物筛选开始到审批上市,需要 12～15 年的时间。整个研发流程包括临床前靶点验证、毒理、药效、药物代谢动力学研究,以及Ⅰ～Ⅲ期的临床试验研究。Ⅰ期临床试验主要是人体的耐受性试验和药物代谢动力学研究;Ⅱ期临床试验主要是初步的药效学研究;Ⅲ期临床试验是扩大样本量的药效学确证性研究。经过Ⅲ期临床研究的药物会被批准上市。Ⅳ期临床试验即药物的上市监测,考察药物在真实世界人群中长期使用的安全性。如图 13-1 所示,从候选化合物筛选、临床前毒理药效学评价以及Ⅰ、Ⅱ、Ⅲ期临床试验的每一步,药物都面临被淘汰的风险。据统计,从候选化合物筛选到最后的新药上市,成功率仅为 1/10 000。即使药物通过Ⅲ期临床研究而成功上市,当其在真实世界的人群中大范围应用时,还可能发现药物对某些特殊人群(疾病病理状态、伴随疾病、遗传背景等)产生严重的药物不良反应,进而导致药物被撤市或者在药品说明书中增加警示信息等。

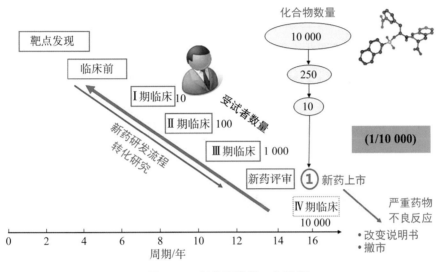

图 13-1　新药研发的一般流程

　　导致化合物在研发过程中被淘汰的原因很多。首先,药效学研究中的体外-体内不一致时有发生。激酶水平活性很好的化合物在细胞水平并不一定有效;细胞水平有效的化合物在整体动物水平又不一定有效,还可能存在严重的不良反应。此外,药物代谢动力学局限也是导致研发失败的重要原因,因为体内的靶点部分可能根本无法达到有效的药物浓度水平。虽然工业界也在使用 *in silico* 模型预测药物的吸收、分配、代谢、排泄和毒性(ADMET:absorption,disposition,metabolism,excretion,toxicity)性质,但是并不能完全解决这种预测的不一致性。其次,临床前细胞及动物模型很难准确模拟人体疾病的病理生理学特征,或者说人们对疾病分子机制的认识水平还很有限。比如,现有抗肿瘤药物体内药效学评价模型无法体现肿瘤的异质性以及肿瘤微环境的影响。美国国家癌症研究所(NCI)率先发现了肿瘤细胞筛选模型的局限,于 2016 年 2 月宣布停止将 NCI-60 细胞用于抗肿瘤药物筛选,以人源肿瘤异种移植模型 PDX(patient derived xenograft)及其来源的细胞系取而代之,该模型来源于肿瘤患者,能模拟肿瘤的异质性和微环境,同时还包括肿瘤基因突变和表达谱信息、临床数据和治疗史。再次,由于种属差异使得临床前动物模型的结果难以在人体试验研究中重现,导致首次临床试验(first-in-human clinical trials)的成功率很低。同样的药物在不同遗传背景或者疾病特征人群中的反应也可能完全不同,导致传统的临床试验设计方法很可能由于入组人群选择不适宜而造成临床试验的失败。小分子 EGFR-TKI 药物易瑞沙的临床试验研究充分体现了药物反应的个体差异。在一项易瑞沙和安慰剂头对头比较的临床研究(ISEL 研究)中,共入组 28 个国家 210 个研究中心的 1 692 例患者,总体药效评价结果表明易瑞沙虽然改善了晚期非小细胞肺癌患者的生存期,但未达到统计学显著性,而之后的亚组分析结果显示易瑞沙显著改变了亚洲患者的生存期[1]。随后的 IPASS 试验证实易瑞沙的受益人群为亚洲、女性、不吸烟的肺腺癌患者,并且 *EGFR* 敏感型突变患者疗效显著高于野生型患者,由此开启了小分子靶向药物研发的热潮[2]。

但是,并不是所有的药物研发过程都像易瑞沙一样幸运。有统计表明,药物从 I 期临床试验到最后上市的总体成功率只有 11%,其中抗肿瘤药物的成功率仅为 5%[3]。即使是临床上广泛使用的药物,对患者也不是百分之百有效,总体有效率约为 50%。其中,有效率最高的为镇痛药,约 80%;而最低的为抗肿瘤药物,约 23%[4]。由此可见,对于从事新药研发的科学家而言,如何提高新药研发的成功率,如何提高患者对药物的反应率,是亟待解决的瓶颈问题。

13.1.2　生物大数据在药物研发中的潜在应用

大规模人类基因测序计划,如 HapMap 计划、千人基因组计划、ENCODE 计划、癌症基因组图谱(TCGA)计划、国际癌症基因组联盟(ICGC)计划等累积了大量组学数据,如何充分利用这些多组学数据挖掘出新的知识,从而增加人们对疾病的深度认知,以及如何充分利用生命科学迅猛发展所产生的数据与技术指导新药研发,是精准医学时代为药物研发人员提出的新的科学命题。基因测序、数据标准化、大数据处理、统计分析等应充分应用于新药的研发,以降低研发成本,缩短研发时间,提高新药研发的成功率。同时,通过对大量基因组数据的解读,也促进了人们对疾病发病机制的异质性以及个体对药物反应异质性的理解。因此,生物大数据在新药研发中具有重要的应用前景。

随着基因组学、转录组学、蛋白质组学、代谢组学等多组学高通量技术的发展,从全基因组水平挖掘药物对细胞调控网络的影响已成为可能。在新药研发的早期引入高通量组学研究平台,对于全面理解药物的作用机制和潜在的安全性问题非常重要。为了系统地发现疾病、基因表达、药物作用之间的相互联系,2006 年博德研究所(Broad Institute)建立了关联图谱数据库 CMAP,整合了 164 个小分子药物处理 4 株肿瘤细胞系(MCF7、PC3、HL60 和 SKMEL5)前后细胞基因表达谱的变化,利用该数据库可以从全基因组水平发现药物对肿瘤细胞的调控机制,可以用于未知化合物的机制研究[5]。深圳微芯生物科技有限公司早在 2001 年就建立了创新药物化学基因组学筛选平台,这成为其核心竞争力之一。2014 年底成功上市的 1.1 类抗肿瘤药物西达本胺(商品名为爱谱沙)就是基于该化学基因组学平台筛选出的药物,也是全球首个口服亚型选择性组蛋白去乙酰化酶抑制剂(histone deacetylase inhibitor,HDACI)。

随着靶向药物研发的兴起,肿瘤驱动基因突变与药效学作用之间的相互关系越来越受关注。为了发现与药效和耐药性相关的肿瘤突变标志物,2012 年美国博德研究所和英国桑格研究院(Sanger Institute)分别建立了基于上千种细胞系和大量化合物的"肿瘤体外药敏筛选基因组学平台",即肿瘤细胞系百科全书(Cancer Cell Line Encyclopedia,CCLE)和肿瘤基因组计划(Cancer Genome Project,CGP)[6, 7],通过对大量药物在细胞水平上的药敏结果与肿瘤细胞系的基因表达和突变谱进行挖掘分析,从而发现与药效相关的组学标志物,为药物开发,特别是临床试验中特征患者的筛选提供依据。

面对国际上原创新药研发投入逐年增高且失败风险逐年增大的趋势,充分利用大规模组学和临床大数据资源挖掘已有药物新的适应证(即药物重新定位或老药新用),能够在一定程度上有效规避研发风险、降低研发成本、加快药物上市的步伐,从而迅速满足临床用药需求,因而成为众多国际制药企业重视和采用的一种战略。目前,基于基因表达谱联系图如 CMAP、全基因组关联分析、化合物-蛋白质相互作用组、药物不良反应等数据挖掘技术的药物重定位研究备受关注。与传统的药物研发过程相比,对于被重定位的药物已经累积了大量的研发数据和临床用药经验,因此,大大降低了由药物安全性导致的失败风险。此外,利用重定位策略可以节省很多前期研发投入,缩短将药物推向市场所需的时间。但是,知识产权的保护也是一个值得考虑的问题。

精准医学研究最终需要通过规范化的临床试验证实才能转化成临床实践,同时,充分利用目前正在进行的创新药物临床试验的队列资源,产生全基因组、转录组、蛋白质组、代谢物组等多组学数据,开展伴随新药临床试验的药物基因组学研究,也是精准医学研究的重要组成部分。开展伴随新药临床试验的药物基因组学研究,可挖掘药物疗效或安全性相关的生物标志物,促进药物的个性化应用。同时,通过同一受试者服药前后多组学数据的分析挖掘,也可以更全面地了解药物对人体的作用和相关分子机制。

13.2 生物大数据在药物靶点发现中的应用

13.2.1 概述

随着人类基因组计划的完成，人类进入"后基因组"时代，人类基因组学数据呈现爆炸式增长。人类基因组数据也对药物的发现产生了巨大的影响。目前，所有上市药物的作用靶点只有 500 个左右。其中，45％为细胞膜受体，28％是酶类，其余包括激素、离子通道、核受体和 DNA，分别占 11％、5％、2％和 2％。但是，仍有约 7％的药物靶点生物效应不明确。因此，识别新的药物靶点仍然是药物发现过程中的重要瓶颈问题。在人类基因组计划揭示的 30 000 个基因中，部分可以作为潜在的药物作用靶点。据估计，有望使药物的作用靶点扩展到 3 000～10 000 个[8]。因此，药物靶点的发现是药物发现过程的关键环节，但潜力巨大。

药物靶点发现的首要策略是基于基因型-表型的相关性。在"后基因组"时代，药物靶点发现的基本流程为（见图 13-2）：①利用基因组学、转录组学、蛋白质组学等各种组学数据获取与疾病相关的生物信息，并进行整合分析以发现疾病相关的生物大分子（靶点）；②对发现的生物大分子进行生物功能性研究，以确定候选药物靶点；③设计探针分子（化合物或抗体分子），在分子、细胞和模式动物水平上对候选药物靶点进行药理学评价；④验证靶标的有效性[9]。在这些流程中，通过生物数据的整合分析，发现疾病相关的生物大分子成为重中之重。这里主要介绍基于化学基因组学、基因表达谱和生物网络推理的药物靶点发现方法。

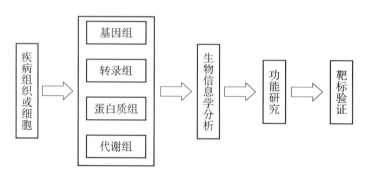

图 13-2　药物靶点发现的基本流程

13.2.2 化学基因组学与药物靶点发现

化学基因组学(chemogenomics)是伴随基因组学研究诞生的新兴研究领域,它整合基因组学、蛋白质组学、分子生物学、遗传学、药学等领域的相关技术,采用具有生物活性的小分子配体如候选药物作为探针,研究与人类疾病密切相关的基因、蛋白质的生物功能,同时发现和确认新的药物作用靶点及先导化合物[10]。化学基因组学作为后基因组时代的新技术,是联系基因组和新药研究的桥梁和纽带。化学基因组学因其可控制性、可检测性和可定量性而具有以全新的方式大规模、快速寻找、发现新基因和功能蛋白质并研究其功能和调控网络的优势。因此,化学基因组学不仅是研究功能基因组的一条捷径,而且也是药物靶点发现的有效手段。

化学基因组学以活性化合物作为探针表征整个蛋白质组的功能,其目的是发现新的药物及其靶点。化学基因组学研究常用的技术有质谱技术、核磁共振技术、基因表达谱技术、毛细管电泳技术、原子力显微镜技术、差式扫描量热技术等。在化学基因组研究中,通过小分子化合物和蛋白质的相互作用诱导出现的表型特征,使得人们能够将其与某个蛋白质联系起来。同时,化学基因组学的技术还能够修饰蛋白质的功能、小分子与蛋白质的实时相互作用及可逆性。例如,表型特征的出现可以通过添加特定的化合物观察到,并可以通过从培养基撤出后中断。化学基因组学分为正向化学基因组学和反向化学基因组学(见图 13-3)。正向化学基因组学通过搜索给定小分子化合物对细胞或动物的某种表型,确定药物的靶标;而反向化学基因组学是通过搜索与给定的蛋白质

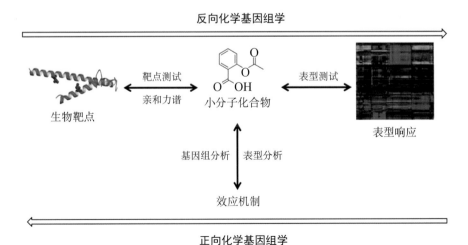

图 13-3 化学基因组学中靶点发现的基本流程

相互作用的小分子化合物来验证表型[11]。因此,化学基因组学可用于确定药物的作用机制和药物靶点。例如,Bhattacharjee 等利用肽聚糖合成途径中 murD 连接酶已有的小分子配体库,依托化学基因组学原理,绘制了小分子对 murD 同家族酶(murC、murE、murF、murA 和 murG)的响应图谱,以确定已知配体的新靶标。最后,通过结构分析和分子对接研究确定了 murC 和 murE 作为候选配体的新靶点[12]。

化学基因组学产生了大量的数据,而对这些数据的分析催生了计算化学基因组学方法。计算化学基因组学方法用于药物靶点的发现,是通过同时计算小分子和靶点蛋白的描述符,再通过组合描述符描述化合物-蛋白质复合物,然后利用组合描述符构建计算模型用于全新配体-蛋白质相互作用预测[13-16]。与传统方法相比,计算化学基因组学方法同时考虑了小分子配体和靶点蛋白信息。但是,计算化学基因组学方法也存在一定的缺点,即在构建分类模型时,负样本往往难以获取,只能通过随机构造的策略进行构建,造成构建模型的误差和不确定性。Yabuuchi 等采用机器学习方法构建化学基因组学模型用于 G 蛋白偶联受体(G-protein coupled receptor,GPCR)和激酶靶点新配体的发现,获得了较高的预测准确度,并且利用生物实验证实了多个新的活性配体[17]。中国科学院上海药物研究所新药设计与发现中心的王菲博士等采用小分子物理化学描述符和靶点蛋白一级序列描述符,利用支持向量机方法构建了化学基因组学计算模型用于化合物-靶点的预测,发现了作用于 GPR40、SIRT1、p38 和 GSK-3β 的几个新化学骨架的配体,并通过了实验的验证[18]。

13.2.3 基因表达谱与药物靶点发现

基因表达谱(gene expression profile)是指处于某一特定状态下的细胞或组织中所有转录本信息的总和,利用基因表达谱芯片或 RNA 测序方法,可以描绘特定细胞或组织在特定状态下的基因表达种类和丰度信息。基因表达谱方法在生物学研究和药物发现上具有重大的应用价值。药物处理后的基因表达谱数据可以用于构建疾病、遗传变异和药物作用之间的关系[19]。美国国立卫生研究院(NIH)资助建立的网络集成式细胞内特征的公共数据项目(Literacy Information and Communication System,LINCS),旨在开发细胞水平上药物作用的组学特征谱,通过监视细胞内表型的动态变化研究药物作用机制。LINCS 项目开发的 CMap 数据库,收集了使用小分子化合物处理人肿瘤细胞系的基因表达数据,并挖掘出药物特异性的基因表达变化特征。通过不同策略搜索

CMap 数据库中的基因、疾病、药物之间的关系,可以发现药物新的作用机制或者药物重定位。通过将未知化合物的基因表达谱与 CMap 数据库进行比对,可以快速发现未知化合物的作用机制,辅助新药开发[5, 20]。Iorio 等利用 CMap 数据库中的数据开发了计算方法 MANTRA (http://mantra.tigem.it),用于药物的靶标预测和药物重定位研究。该方法主要利用药物诱导的基因表达谱数据,计算了药物-药物相似性。然后,利用计算得到的药物-药物相似性结果构建药物-药物网络,并利用图论算法确定药物-药物网络中的群落(community),最后预测药物的新靶点。研究通过计算预测和实验验证发现了老药法舒地尔(fasudil)能增强细胞吞噬作用,具有潜在的治疗神经退行性疾病的新用途[21]。文志宁等利用基因表达谱芯片和 CMap 数据库研究了传统中药复方四物汤的作用机制[22]。

13.2.4 基于生物网络推理方法的药物靶点发现

生物网络推理方法是指利用高维实验数据和计算方法推断药物-靶标网络的拓扑和因果关系,预测或确证疾病的蛋白质或基因网络,发现药物新靶点或预测新的药物-靶点相互关系。生物网络分为静态网络和动态网络两种。与静态网络不同,动态网络结构随着一些因素的变化而变化,如时间点等。由于实验条件和计算方法的不足,目前药物-靶点网络多集中于静态网络研究[23]。

生物网络推理方法主要分为两大类:一类是基于网络拓扑结构描述符的分类器算法;另一类是基于图论的网络扩散或概率传播算法[24, 25]。Yamanishi 等整合药物-靶点相互作用的化学和基因空间的邻接矩阵信息预测新的药物-靶点相互作用。他们通过整合多种数据库,收集了酶、GPCR、离子通道、核受体的药物-靶点相互作用网络数据进行预测,并经过了 10 倍交叉验证。采用二部网络学习算法对酶、GPCR、离子通道和核受体药物-靶标相互作用预测的 AUC 值分别为 0.904、0.899、0.851 和 0.843。结果表明二部网络学习算法对药物-靶点相互作用的预测具有很高的准确度[26]。Hansen 与其合作者发展了基于网络拓扑特征和分类模型方法的药物-基因相互作用网络预测。他们首先从 PharmGKB 和 DrugBank 数据库中收集了 1 139 个药物分子与 1 546 个基因相互作用的数据,从 InWeb Interactome 数据库中收集了 12 460 个基因编码的 313 524 个蛋白质-蛋白质相互作用数据。然后构建药物-基因网络和基因-基因相互作用网络,并计算 4 种相似性矩阵用于描述药物-基因相互作用对,最后使用逻辑回归分类算法构建分类模型用于新的药物-基因相互作用预测。该方法对外部确证集的 AUC 值达到

0.82,其中几个老药的预测新靶点被文献报道结果确证[27]。

13.2.5 肿瘤体外药敏筛选基因组学平台及其在药效标志物研究中的应用

随着生命科学的进步和人类基因组学的发展,人们对疾病的认识有了新的视角。比如同一组织部位的肿瘤不再被认为是单一的疾病,如乳腺癌被认为是基于基因变异和表达的若干亚型的疾病,其中每个疾病亚型可能对药物治疗产生完全不同的反应。在同一个肿瘤内部,也同样存在大量异质性的肿瘤细胞(即亚克隆),这也是导致肿瘤化疗耐药的重要原因之一。因此,需要通过对肿瘤基因组数据的解读提高对肿瘤生物学的认识,并据此改进肿瘤的药物治疗方案。因此,博德研究所在2012年推出了肿瘤细胞系百科全书(Cancer Cell Line Encyclopedia,CCLE)项目,建立整合肿瘤细胞系全基因组信息和药效学表型的数据库系统,该系统整合了947种肿瘤细胞系(涵盖了36种肿瘤)的基因表达、拷贝数变异以及基因突变信息。这些数据来自几种基因测序技术平台,包括利用靶向测序测定了1 600种基因的突变情况,利用高密度单核苷酸多态性分析芯片测量了DNA拷贝数,利用Affymetrix公司的HG U133 plus 2芯片进行了mRNA的表达定量[6]。

研究首先鉴定了肿瘤细胞系与原发肿瘤在基因组上的相似性。通过CCLE数据集和Tumorscape、expO、MILE、COSMIC原发性癌症数据集的相似性比较,发现多数细胞系在染色体拷贝数和基因表达模式上都有很强的正相关性,在点突变层面上也有一定程度的正相关性,说明CCLE项目所选择的大多数肿瘤细胞系可以代表原发肿瘤的基因组学特征。同时该项目还产生了24种抗肿瘤药物处理479种细胞系的药效数据,包括8个浓度点的量效曲线及相关参数。研究表明,对于具有广谱作用机制的药物,如组蛋白去乙酰化酶抑制剂LBH589(帕比司他),其最大药效水平(Amax)和半最大效应浓度(EC50)在不同细胞中呈均匀分布。相反,如RAF抑制剂PLX4720则呈现出药理活性选择性,大多数细胞被明显地划分为"敏感"或者"不敏感"两类,其中敏感的细胞株全部为存在 *BRAF V600E* 突变的细胞株。

通过药效学数据与基因突变、基因表达数据的融合挖掘,采用机器学习的方法建立预测模型,从而找出药物敏感性和基因组之间的相关性,可以发现预测药物抗肿瘤药效的生物标志物。将所有CCLE组学数据合并成一个数据矩阵,并计算每个特征变量基因表达水平或突变在所有细胞系上的 Z 值。然后采用基于简单贝叶斯模型建模,模型的预测能采用10倍交叉验证策略,并且只保留在迭代过程中持续不变的弹性网络特征变量。总共超过 50 000 个变量作为模型输入,回归分析发现多个已知的特征变量在交叉验证中都有比较好的预测性能,这些特征变量可以用于预测多个化合物的敏感性。比如,*BRAF* 基因和 *NRAS* 基因的突变在预测 MEK 抑制剂 PD-0325901 敏感性中排在前 4 位;其他可以用于预测 MEK 抑制效果的基因还包括 *PTEN*、*PTPN5* 和 *SPRY2*(编码调控 *MAPK* 的表达调节剂)。排在前几位的其他预测因子包括 *EGFR* 突变与厄罗替尼相关;*ERBB2* 扩增/过表达与拉帕替尼相关;*BRAF V600E* 和 RAF 抑制剂相关;*HGF* 表达、*MET* 扩增与 *MET*/*ALK* 抑制剂 PF2341066 相关;*MDM2* 过表达与 nutlin-3 敏感性有关。上述结果均证实了该预测模型的有效性。此外,研究还发现,对于某些化合物,细胞系的类型是药效的主要预测因素。例如,血液细胞系可以用于组蛋白去乙酰化酶抑制剂帕比司他的敏感性预测,而在血液肿瘤中确实观察到许多帕比司他及其类似物的临床疗效。研究也试图寻找传统化疗药物的药效标志物,结果发现 *SLFN11* 的表达和拓扑异构酶I(TOP1)抑制剂喜树碱类化合物伊立替康的敏感性有强关联,*SLFN11* 的表达在预测拓扑替康(TOP1 抑制剂)敏感性方面关联最强。

CCLE 平台所产生的大量肿瘤细胞系的多组学数据、药效学表型数据以及在此基础上建立的药物反应标志物的预测方法,验证了已知的预测靶向药物疗效的生物标志物,同时也发现了一些新的生物标志物。综合利用该数据平台,有助于在临床前对抗肿瘤药物进行药效的预测和生物标志物的开发,推动肿瘤生物学和药物研发方法学的进展,未来若能和临床试验相结合,将有助于推动和实现个性化治疗方案的实施。

桑格研究所同期进行了一个类似的研究[7],对数百个不同的癌症细胞系的各种遗传变异(包括点突变、基因扩增、基因缺失、微卫星的不稳定性、频繁出现的 DNA 重组)和基因表达的变化进行了测定。然后,他们检测了这些细胞系对 130 种不同的抗癌药物的药效表型,并使用弹性网络回归算法从分子特征层面预测了药物的敏感性。他们的分析确认了一些基因变异与药物敏感性之间的关系,并提出了新的关联性,包括携带 *EWS-FLI1* 基因易位的尤因肉瘤细胞对多聚 ADP 核糖聚合酶(poly ADP-ribose polymerase, PARP)抑制剂敏感。

这两项研究为学术界和制药工业界提供了两个公共数据集,用于提出或验证特定基因、蛋白质、通路、细胞谱系或者药物之间关联的假设。当然,基于细胞的药理学模型无法避免其固有的局限性,无法模拟肿瘤细胞与其他类型细胞的相互作用,脱离了初始的组织结构,失去了细胞因子和其他细胞信号分子的影响,也失去了药物在人体的分布和代谢的影响。因此,细胞系中出现的敏感性和抵抗性并不能完全反映出人体影响药物反应的全部因素。即使考虑到这些问题，大型肿瘤细胞系分子图谱和药效表型数据库也为提出和验证与肿瘤个性化治疗相关的假设提供了有效的资源。正如统计学家George Box 所说，"模型皆有误，或尤建奇功"[28]。

13.3 生物大数据在药物重定位中的应用

13.3.1 药物重定位概述

药物重定位，又称老药新用、药物重利用，是指发现某些老药或活性化合物新的治疗用途或新适应证。药物重定位的基础是药物通常会作用于多个靶点，具有一定的杂泛性的特征，即药物的多向药理学(polypharmacology)特征。这一特征同时也是药物产生不良反应的主要原因[29, 30]。

基于药物重定位思维进行新药的开发，有许多成功的案例。其中最著名的两个例子是沙利度胺和西地那非的开发。沙利度胺最初批准用于治疗孕妇妊娠期呕吐，后来因为造成著名的海豹畸形新生儿事件于 1961 年退出市场。后来，科学家研究发现，沙利度胺具有抗血管生成和免疫抑制作用。在 1998 年，FDA 批准 Celgene 公司进一步开发的沙利度胺用于麻风病的治疗，并于 2006 年批准用于多发性骨髓瘤的治疗[31]。枸橼酸西地那非是一种 5-磷酸二酯酶(PDE-5)抑制剂，最初是作为肺动脉高压药物进行开发的。1998 年，FDA 批准上市的西地那非却用于男性勃起功能障碍的治疗，辉瑞公司因此获得巨额利润[32]。

除了对老药进行重定位研究外，对很多活性化合物，特别是临床失败的药物候选物进行重定位引起了许多制药公司和研究者的关注。近 30 年来，各大制药公司在Ⅲ期临床失败的药物候选物数量高达 3 万余种，而这些失败药物多数在临床阶段都表现出很好的安全性和良好的药代动力学性质。因此，药物重定位可以大大缩短研发时间和降低研发成本(约为 40%)。由于药物重定位的研发成本低，而且风险小，很多制药公司和研究机构都花费很多精力用于药物重定位研究。例如，美国 NIH 的下属单位国家推进转化科学中心(National Center for Advancing Tanslational Sciences，NCATS)专门投资 2 000 万美元成立了一个新的项目"发现现有分子的新治疗用途(Discovering New Therapeutic Uses for Existing Molecules)"，他们从 8 家制药公司手中接收了 58 个临床失败的药物分子用于药物的重定位研究[33]。2011 年初，NIH 的化学基因组学中心

（NCATS Chemical Genomics Center，NCGC）向公众开放了其药物收集数据库，该数据库里包含近 2.7 万个药物活性成分，其中包括 1 750 个获得批准的小分子药物及处于Ⅱ期临床试验的所有药物。NIH 邀请了来自制造业、学术界以及政府的代表一起讨论老药新用更实际、更简便的方法。同时，NIH 希望制药公司能向外界提供公司的小分子药物数据，以便更多的机构参与合作性开发[34]。

13.3.2　基于生物医学大数据的药物重定位研究

由于药物重定位可以大大缩短研发时间和降低研发成本，因此，很多制药公司和研究机构都致力于开发药物重定位的方法。目前，制药公司对药物重定位主要基于以下策略：①基于知识（knowledge-based）的药物重定位。基于知识的药物重定位是利用医药工业和学术界累积的药学、基因组学、生物化学和化学知识对药物进行重定位的策略。应用这些整合的信息和基于新算法的数据挖掘方法，应用虚拟筛选发现药物、靶标和疾病间未被认可或未被发现的联系，能够有效降低药物研发的风险。基于知识的药物重定位也建立在对药物和靶标的深入了解基础上。可以从两个方面对药物进行重定位：一方面是化合物对于新靶点的定位；另一方面是对已知靶点进行新适应证的定位。②针对新靶点的二次筛选。这种策略是建立在最近快速发展的虚拟筛选技术之上，应用半盲的方法对群集靶点进行重定位，以发现其新的疗效和对治疗有益的副作用。另外，如果发现一种新的药物靶标，那么其蛋白质结构也可作为药物重定位的靶标，可以从已有的化合物库中寻找能够与其发生有效作用的新化学实体或可进一步开发的先导物。③生物终点筛选。这种策略是从药物治疗的表型作用（如副作用）方面寻找药物靶标作用或"脱靶"作用的化合物，进而对化合物进行重定位。其他方法如知识的整合和数据挖掘、网络药理学、靶标和"非靶"作用的相互关系等同样可用于对药物进行重定位[35, 36]。

在药物重定位研究中，关键是确定药物-靶点的相互作用，并发现新的药物-靶点相互作用。大体上可以分为三大类：基于配体的方法、基于受体的方法和基于药物信息的方法。

基于配体的方法的基础是药物分子之间的相似性。如 Yera 等系统地发展和评价了配体二维（2D）相似性、三维（3D）相似性以及它们的组合方法用于药物靶点（on-target）和脱靶蛋白（off-targets）的预测。通过对 358 个药物的系统评价，发现三维相似性方法在预测药物经典靶点时比二维相似性方法要稍好。另外，对于全新骨架分子，三维相似性比二维相似性方法更能反映药物的结构-多项药理活性关系[37]。Keiser 等收集了 3 665 个 FDA 批准或正在临床试验的药物分子信息,使用前期发展的相似性集成方法(similarity ensemble approach,SEA),预测了文献数据库中未报道的 184 个全新药物-靶点信息,他们选择其中的 30 个进行了生物测试验证,发现了 23 个新的药物-靶标相互作用,其中 5 个药物-靶标之间的结合亲和力小于 100 nmol/L[38]。

基于受体的方法主要是指基于靶点三维结构的方法。基于靶点三维结构的方法近些年来得到了较大的发展并已有一些成功的案例。例如,华东理工大学李洪林教授等早年发展了基于方向对接技术的网站服务 TarFisDock(http://www.dddc.ac.cn/tarfisdock/),用于药物靶点发现,并成功发现多个药物新靶点,特别是一些天然产物的新靶点[39]。通过靶标蛋白受体药效团匹配方法,中国科学院上海药物研究所药物发现与设计中心的刘晓峰博士发展了以活性小分子为探针,搜寻潜在药物靶标,进而预测化合物生物活性的"反向药效团匹配方法",并建立了相应的公共网络服务器 PharmMapper(http://59.78.96.61/pharmmapper/)[40]。上海交通大学 Bio-X 研究院杨仑博士等人采用 DOCK 分子对接程序,发展了基于反向分子对接的网站服务 DRAR-CPI(http://cpi.bio-x.cn/drar/),用于化合物-蛋白质相互作用网络预测,并成功发现多个与药物副作用密切相关的脱靶蛋白。

基于药物信息学的方法本质上是基于药物相关知识集成的方法,如基于药物知识的整合和数据挖掘、网络药理学方法、药物临床副作用等。这里主要介绍基于药物副作用的药物重定位方法。药物分子具有多向药理学特征,药物作用靶点的杂泛性是其产生药物副作用的原因。药物的临床副作用是药物作用于人体的表型体现,也是药物的一种重要的信息资源。药物的副作用信息除了用于药物安全性的监管之外,还可以用于药物的研发,特别是药物重定位研究。杨仑博士等人基于药物的临床副作用信息,开发了朴素贝叶斯模型预测药物-疾病的关联性,并获得了较高的预测准确性[41]。Campillos 和其合作者从药物副作用相似性出发进行药物的重定位研究,发现了新的药物-靶标相互作用。他们从 746 个上市的药物出发构建了 1 018 个与副作用相关的药物-靶标数据。通过相似性搜索,选择其中的 20 个预测的药物-靶标进行验证,发现 13 个全新的药物-靶标相互作用,其中有 11 个药物-靶标相互作用的生物活性小于 10 μmol/L[42]。

13.3.3 药物重定位研究实例

药物重定位成为药物开发的热点领域,也有许多成功的案例。华东理工大学唐赟教授课题组系统地发展了几种新的计算方法,包括基于药物相似性推理(DBSI)、基于靶标相似性推理(TBSI)、基于网络推理(NBI)和基于加权网络推理的方法,用于药物-靶标相互作用预测和药物重定位研究(见图13-4)[43-45]。这里主要介绍基于网络推理的药物重定位研究。

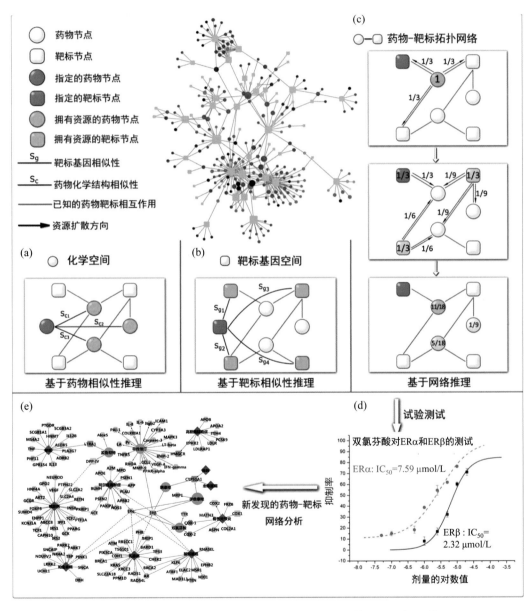

图13-4 基于药物相似性推理、基于靶点相似性推理和基于网络推理的原理图

该方法大体上分为5个步骤:收集药物-靶标相互作用数据并构建药物-靶标二部网络图;计算药物-药物二维结构相似性(Sc)、靶标蛋白-蛋白序列相似性(Sg)和药物-靶标拓扑网络相似性;利用开发的方法预测指定靶标(粉红色正方形)的新配体或指定药物(粉红色圆形)的新靶标;实验验证预测结果;药物-靶标-疾病网络可视化分析药物-靶标相互作用数据的收集。首先从 KEGG BRITE、BRENDA、SuperTarget 和 DrugBank 数据库中收集得到 4 个基准数据集：GPCR、酶、离子通道和核受体[46-49]。其中，酶、离子通道、GPCR 和核受体 4 个数据集的药物数目分别为 445、210、223 和 54，靶标的数目分别为 664、204、95 和 26，相应的 DTI 对数目为 2 926、1 476、635 和 90。此外，还从 DrugBank 数据库收录了 6 796 个药物信息用于进一步的预测研究，包括 1 437 个 FDA 批准上市的药物信息和 5 174 个处于临床阶段的药物信息。无机物、混合物、金属络合物、生物大分子药物等都被剔除。DrugBank 已上市药物的药物-靶标相互作用对为 2 988 个，全局数据的药物-靶标相互作用对为 12 483 个。

药物-靶标二部网络的构建。在药物-靶标相互作用集中，药物分子集合表示为 $D = \{d_1, d_2, \cdots, d_n\}$，靶标蛋白集合表示为 $T = \{t_1, t_2, \cdots, t_m\}$，根据二部网络原理，药物-靶标相互作用可以表示为二部药物-靶标网络图 $G(D, T, E)$，其中 $E = \{e_{ij} : d_i \in D, t_j \in T\}$ 如果 d_i 和 t_j 之间存在试验确定的相互作用，它们之间用实线（边）连接。根据数学表达式，药物-靶标二部网络可以表达成 $n \times m$ 的相邻矩阵 $\{a_{ij}\}$，如果矩阵中 $a_{ij} = 1$，表示 d_i 和 t_j 之间存在试验确定的相互作用，否则 $a_{ij} = 0$。

基于网络推理的预测算法。这里，$f_0(o) = a_{oj}, o \in \{1, 2, 3, \cdots, n\}$ 表示药物 d_o 的初始资源，对于一个给定的基因 g_j，$f(i)$ 作为药物 d_i 的最终资源。对于药物-基因二部网络，进行两步的传播后终止资源（得分）$f(i)$ 为

$$f(i) = \sum_{l=1}^{m} \frac{a_{il}}{k(g_l)} \sum_{o=1}^{n} \frac{a_{ol} f_0(o)}{k(d_o)} \tag{13-1}$$

式中，$k(d_o) = \sum_{s=1}^{m} a_{os}$ 代表与药物 d_o 相互作用的基因数，$k(g_l) = \sum_{s=1}^{n} a_{sl}$ 作为与基因 g_j 相关的药物数。资源或得分计算的过程可以被表示为矩阵形式 $\boldsymbol{f}_j = \boldsymbol{W} \boldsymbol{f}_{0j}$，这里，$\boldsymbol{f}_j$ 是药物的最后配置资源，而 $\boldsymbol{f}_{0j}$ 是 f_0 的列向量。W 被认为是转换矩阵且能用以下方程计算得到：

$$\boldsymbol{W} = \{w_{pq}\}_{n \times n} = \left\{ \frac{1}{k(dq)} \sum_{l=1}^{m} \frac{a_{pl} a_{ql}}{k(g_l)} \right\}_{n \times n} \tag{13-2}$$

在本研究中，扩散步数设置为 2。在药物-基因相互作用网络中，对于每个药物列出前 10 个新预测的基因。10 倍的交叉验证方法被应用于为每个药物推荐新的基因。用了三个重要的度量，即 AUC、回收率（recall）和回收富集率（recall enrichment）评价预测的效能[50]。

预测新的药物靶标相互作用。利用网络推理(NBI)方法基于 FDA 批准上市的药物-靶标相互作用预测新的药物-靶标相互作用。选择两个靶标测试系统 DPP-Ⅳ 和 ER,进行试验评价验证工作。利用 NBI 方法预测了靶标 DPP-Ⅳ、ERα 和 ERβ 新的潜在靶标。从DDP-Ⅳ受体排名前 50 个的药物中购买了 9 个药物分子进行 DPP-Ⅳ 活性测试。从 ER 受体的前 80 个药物中购买了 31 个药物分子用于生物测试评价。

实验验证结果。对购买的 40 个药物分子进行体外评价,结果显示 9 个预测的老药中,一个老药孟鲁司特被试验确证可以作用于 DPP-Ⅳ 受体,其半抑制浓度 IC50 值达到 9.79 μmol/L。对于 ER,4 个老药双氯芬酸、辛伐他汀、酮康唑和伊曲康唑首次报道可以作用于 ERα 或 ERβ,其半最大效应浓度 EC50 或半抑制浓度 IC50 值低于 10 μmol/L。

药物-靶标相互作用网络分析。药物-靶标和基因-疾病网络可视化分析可以为药物重定位和药物副作用预测提供一些有用的信息(见图 13-5)。这里,疾病相关的基因

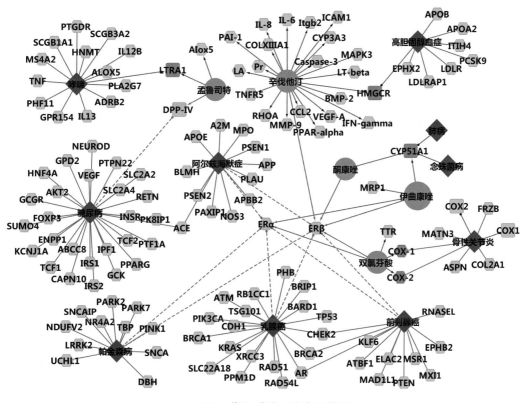

图 13-5　药物-靶标-疾病网络图

灰色箭头表示文献已报道的药物-靶标相互作用,红色箭头表示新预测的药物-靶标相互作用;灰色的线表示靶标-疾病的相互作用,红色的点线表示预测的靶标-疾病的相互作用;蓝色的线表示文献中已报道的疾病-基因相互作用,所有疾病-基因数据都是从 DrugBank、人类孟德尔遗传数据库(OMIM)和部分文献中获取的

和疾病-基因关联数据从人类孟德尔遗传数据库(Online Mendelian Inheritance in Man,OMIM)中提取。例如,辛伐他汀(simvastatin)主要作用于 HMG-CoA 还原酶(红色的正方形,on-target),并且辛伐他汀同时也作用于 20 多个脱靶靶标(灰色的方形)。辛伐他汀被预测并被确证作用于 ERβ 的 IC50 值为 3.12 μmol/L,并且对人体 MDA-MB-231 乳腺癌细胞表现出较好的抗增殖活性,其 IC50 值达到 1.49 μmol/L。酮康唑被发现选择性地作用于 ERβ,其 IC50 值达到 0.79 μmol/L,并对人体 MDA-MB-231 乳腺癌细胞的 IC50 值达到 8.95 μmol/L,结果显示酮康唑可能具备更广的治疗谱,如具有治疗乳腺癌的潜能。

13.4　伴随新药临床试验的药物基因组学研究

13.4.1　大数据时代的新药临床试验

第 10 章已经介绍了药物基因组学在个性化用药中的应用。药物基因组学研究正是精准医学可以快速实现临床转化、解决临床需求的现实出口。如何充分利用新药临床试验的队列,通过基因组学、转录组学、蛋白质组学、代谢物组学等多组学数据挖掘,一方面深入研究药物对人体的作用机制与调控网络,另一方面发现与药物疗效、不良反应相关的生物标志物,对实现个性化用药十分关键。个性化治疗最早的成功案例之一就是治疗乳腺癌的单克隆抗体药物(曲妥珠单抗,赫赛汀),基因泰克公司较早确定了曲妥珠单抗的药物靶标 *HER2* 作为其生物标志物,临床试验有针对性地选择 *HER2* 过表达的乳腺癌患者,Ⅲ期临床试验只对 200 多例患者就证明了曲妥珠单抗的疗效,随即获得 FDA 的加速审批并获准上市。曲妥珠单抗临床试验的成功表明,基于生物标志物的临床试验有可能可以入组更少的受试者,取得更好的临床试验结果。基于个体生物标志物的新药研发开启了药物研发和新药临床试验的新模式。

2014 年,美国癌症研究协会(American Association for Cancer Research,AACR)提出了两种针对肿瘤精准医学的创新临床试验方法,即篮子试验(basket trial)和雨伞试验(umbrella trial)。篮子试验是对带有相同驱动基因的肿瘤患者采用同一药物进行治疗的研究,可能涉及不同组织部位的肿瘤患者。雨伞试验是把具有不同驱动基因(如 *KRAS*、*EGFR*、*ALK*)的同一肿瘤(如肺癌),根据不同的靶点采用不同的药物进行治疗，这一方法利于少见疾病的临床试验研究。雨伞试验和篮子试验是精准医学理念两种重要的临床实践途径。随着对肿瘤分子表型以及疾病易感基因变异研究的深入，根据基因变异的特点对个体的发病风险进行分层，根据疾病亚型进行精准的药物治疗将逐渐成为现实[51]。

国际上，各国都在加强药物相关的精准医学研究。精准医学计划分配给美国国家癌症研究所（NCI）7 000 万美元经费（约占总经费的 33％），用于开展肿瘤领域的精准医学研究。措施包括扩大基因检测为基础的癌症临床试验，加强癌症生物学的基础研究，以及建立国家"癌症知识网络"，形成新知识并进行共享，加速个性化癌症治疗方法的设计和验证。美国 FDA 也出台了《药物基因组学研究指南》以及生物标志物认证项目等计划，以促进基因组数据及生物标志物在新药临床试验中的应用（详见第 14 章）。2014年 3 月，欧盟发布创新药物 2 期计划战略研究议程（IMI2），其主题是在正确的时机向正确的患者提供正确的预防治疗措施。IMI2 将带来新的工具、方法及预防和治疗方案，其中特别关注生物标志物指导下的临床试验研究。2012 年，英国宣布对患有癌症及罕见疾病的 10 万英国人进行全基因组测序，旨在根据基因组学和临床数据为患者制订个性化疗法。

精准医学与大数据时代，给新药研发带来诸多新知识与新契机，各国都在抢占精准医学给生物医药产业带来的历史机遇。同时也急需创新的临床试验方法加速个性化用药的临床实践，使精准医学的研究成果实现临床与产业的转化。

13.4.2　NIH 启动的创新临床试验方法

作为一种科学的试验方法，新药临床试验在精准医学的实施以及个性化治疗的临床应用方面具有不可替代的重要作用。但是，由于监管、伦理、法律、支付等方面的诸多原因，复杂的临床试验往往很难执行。作为美国精准医学计划的重要组成部分，NCI 启动了"国家临床试验网络（National Clinical Trials Network，NCTN）"，充分利用临床试验产生的患者队列，进行创新临床试验的方法学研究。研究将要利用下一代测序方法研究肿瘤 DNA 的变化，或者应用其他高通量测序方法研究肿瘤 RNA、甲基化或其他组学信息。研究计划包括特殊反应者研究计划、NCI-MATCH 试验、ALCHEMIST 试验和 Master Protocol 试验。通过大规模研究，促进对疾病亚型和精准用药的理解，开启精准用药临床试验的新纪元[52]。

1）特殊反应者研究计划

特殊反应者研究计划（Exceptional Responders Initiative）选择在新药 II 期临床试验或已上市药物在临床使用过程中的特殊反应患者进行深入的多组学研究。所谓特殊反应患者是指某些患者对某种药物反应特别敏感，而大多数患同样肿瘤的患者对药物没反应。对这部分患者人群进行全外显子组测序，如果组织足够的话还会做 RNA-Seq 和全基因组测序。研究的总体目标是通过对特殊反应患者进行测序及多组学分析找到异常药效表型的分子解释。这种从表型到基因型的方法有可能会揭示靶向治疗药物对小部分人群有效的分子基础。

2）NCI-MATCH 计划

NCI-MATCH（Molecular Analysis for Therapy Choice，治疗方案选择的分子标志物分析）计划是 ECOG-ACRIN 癌症研究小组和 NCI 共同发起的精准医学临床试验。其目的是为了探索如果对具有特定基因突变的肿瘤患者使用特定药物，而不考虑患者肿瘤的组织部位和病理分型，最终能否得到有效的治疗。该临床试验选择晚期转移的恶性肿瘤患者，取转移灶活检的样本进行 200 个基因的靶向测序，对检出的突变位点再用免疫组化或原位杂交等方法在 CLIA 临床实验室进行验证。该研究将重点评价 FDA 批准药物在非适应证人群中的效果。比如，如果黑色素瘤的肿瘤患者有 HER2 基因的扩增，即可以使用 HER2 的靶向药物进行治疗。试验初期的计划是从 3 000 名患者中筛选出 1 000 人入组，根据肿瘤患者特性的基因突变进行相应的靶向药物或药物组合的治疗。

2015 年底，NCI-MATCH 进行了临床试验的中期分析，主要结果包括：①研究人员原计划每个月入组 50 名肿瘤患者进行基因测序，但参与试验的患者人数远超预期，前 3 个月就入组了 795 人，对最终符合标准的 645 个样本进行了基因检测研究，样本合格率达到 80% 以上；②在完成基因检测患者约 9% 的样本中发现了可用药物进行治疗的突变位点 aMOI（actionable mutation of interest）；③最终只有 2.5% 的患者符合相应治疗药物的入组条件，接受了相应的治疗（其排除标准包括在基因检测分析过程中使用了其他治疗药物，患者病情恶化无法满足药物临床试验的入组条件等）。NCI-MATCH 试验的中期分析结果表明，大多数的突变发生率比癌症基因组图谱 TCGA 和其他来源的预计值要低得多，因此后续研究将筛查规模由 3 000 例增加到 5 000 例，而后续的药物治疗试验组由 10 个增加到 24 个（预期 aMOI 的发现率增加到 23%）。同时，要加快数据分析和报告的时间,从而让更多的检测出 aMOI 的患者能够进入后续的药物治疗。

3）ALCHEMIST 试验

ALCHEMIST（Adjuvant Lung Cancer Enrichment Marker Identification and Sequencing Trials,辅助性肺癌富集标志物鉴定和测序试验）是为了研究手术切除的早期肺腺癌患者（1B～3A 期）如果具有 *EGFR* 突变或 *ALK* 融合,在现有辅助治疗方案中加入相应的靶向药物是否能促进患者的总生存。所有参与临床试验的患者都要填写一份流行病学调查问卷,对患者的肿瘤样本将进行全外显子组测序或其他组学分析,研究将进行长时间的跟踪随访工作,并尽力获得治疗复发后的肿瘤样本,以得到复发后样本的基因组信息,用于研究耐药后基因组的变化。

4）NCI Master Protocol

研究是二线治疗肺鳞状细胞癌的试验,主要针对一线治疗失败的肺鳞状细胞癌患者,对 250 个基因进行靶向测序研究。如果患者存在 PI3K、FGFR、EGFR 或 Ras 通路异常将会被随机分配到相应的靶向治疗组或者标准二线化疗组（多西他赛和吉西他滨）进行治疗。如果患者的肿瘤没有出现上述任何一个异常通路,则被随机分配到使用 PD-1 免疫治疗或标准二线化疗治疗组。对于具有罕见基因突变的肿瘤,这是一种有效的针对晚期肿瘤患者进行药物研发的方法。而对于患者而言,NCI 的 NCTN 可为他们提供更好的辅助治疗。

NIH 启动的创新临床试验研究方法,展现了 NCTN 如何开展大规模分子异常患者的临床研究,NCTN 将会登记每一条基因通路信息,对数据进行统一管理,最终确立各类癌症亚型的治疗方法。

参考文献

［1］ Chang A, Parikh P, Thongprasert S, et al. Gefitinib (IRESSA) in patients of Asian origin with refractory advanced non-small cell lung cancer: subset analysis from the ISEL study ［J］. Thorac Oncol, 2006, 1(8): 847-855.

［2］ Fukuoka M, Wu Y L, Thongprasert S, et al. Biomarker analyses and final overall survival results from a phase III, randomized, open-label, first-line study of gefitinib versus carboplatin/paclitaxel in clinically selected patients with advanced non-small-cell lung cancer in Asia (IPASS) ［J］. Clin Oncol, 2011, 29(21): 2866-2874.

［3］ KolaI, Landis J. Can the pharmaceutical industry reduce attrition rates ［J］. Nat Rev Drug Discov, 2004, 3(8): 711-715.

［4］ Spear B B, Heath-Chiozzi M, Huff J. Clinical application of pharmacogenetics ［J］. Trends Mol

Med，2001，7(5)：201-204.

[5] Lamb J，Crawford E D，Peck D，et al. The Connectivity Map：using gene-expression signatures to connect small molecules genes and disease [J]. Science，2006，313(5795)：1929-1935.

[6] Barretina J，Caponigro G，Stransky N，et al. The Cancer Cell Line Encyclopedia enables predictive modelling of anticancer drug sensitivity [J]. Nature，2012，483 (7391)：603-607.

[7] Garnett M J，Edelman E J，Heidorn S J，et al. Systematic identification of genomic markers of drug sensitivity in cancer cells [J]. Nature，2012，483(7391)：570-575.

[8] Reiss T. Drug discovery of the future：the implications of the human genome project [J]. Trends Biotechnol，2001，19(12)：496-499.

[9] Liu W，Xie H W. Potential drug target discovery based on bioinformatics methods [J]. Prog Biochem Biophys，2011，38(1)：11-19.

[10] Bredel M，Jacoby E. Chemogenomics：an emerging strategy for rapid target and drug discovery [J]. Nat Rev Genet，2004，5(4)：262-275.

[11] Wuster A，Madan Babu M. Chemogenomics and biotechnology [J]. Trends Biotechnol，2008，26(5)：252-258.

[12] Bhattacharjee B，Simon R M，Gangadharaiah C，et al. Chemogenomics profiling of drug targets of peptidoglycan biosynthesis pathway in Leptospira interrogans by virtual screening approaches [J]. Microbiol Biotechnol，2013，23(6)：779-784.

[13] Strombergsson H，Kleywegt G J. A chemogenomics view on protein-ligand spaces [J]. BMC Bioinformatics，2009，10(6)：1-11.

[14] Rognan D. Chemogenomic approaches to rational drug design [J]. Br J Pharmacol，2007，152 (1)：38-52.

[15] Geppert H，Humrich J，Stumpfe D，et al. Ligand prediction from protein sequence and small molecule information using support vector machines and fingerprint descriptors [J]. Chem Inf Model，2009，49(4)：767-779.

[16] Weill N，Rognan D. Development and validation of a novel protein-ligand fingerprint to mine chemogenomic space：application to G protein-coupled receptors and their ligands [J]. J Chem Inf Model，2009，49(4)：1049-1062.

[17] Yabuuchi H，Niijima S，Takematsu H，et al. Analysis of multiple compound-protein interactions reveals novel bioactive molecules [J]. Mol Syst Biol，2011，7(1)：472.

[18] Wang F，Liu D，Wang H，et al. Computational screening for active compounds targeting protein sequences：methodology and experimental validation [J]. J Chem Inf Model，2011，51 (11)：2821-2828.

[19] Schulze A，Downward J. Navigating gene expression using microarrays - a technology review [J]. Nat Cell Bio，2001，3(8)：E190-E195.

[20] Lamb J. The Connectivity Map：a new tool for biomedical research [J]. Nature Rev Cancer，2007，7(1)：54-60.

[21] Iorio F，Bosotti R，Scacheri E，et al. Discovery of drug mode of action and drug repositioning from transcriptional responses [J]. Proc Natl Acad Sci U S A，2010，107(8)：14621-14626.

[22] Wen Z，Wang Z，Wang S，et al. Discovery of molecular mechanisms of traditional Chinese medicinal formula Si-Wu-Tang using gene expression microarray and connectivity map [J]. PLoS One，2011，6(3)：e18278.

[23] 李杰，李柯佳，张臣，等. 计算系统毒理学：形成，发展及应用[J]. 科学通报，2015，60(19)：

1751-1760.

[24] Barabasi A L, Gulbahce N, Loscalzo J. Network medicine: a network-based approach to human disease[J]. Nat Rev Genet, 2011, 12(1): 56-68.

[25] Arrell D K, Terzic A. Network systems biology for drug discovery [J]. Clin Pharmacol Ther, 2010, 88(1): 120-125.

[26] Yamanishi Y, Araki M, Gutteridge A, et al. Prediction of drug-target interaction networks from the integration of chemical and genomic spaces [J]. Bioinformatics, 2008, 24(13): 232-240.

[27] Hansen N T, Brunak S, Altman R B. Generating genome-scale candidate gene lists for pharmacogenomics [J]. Clin Pharmacol Ther, 2009, 86(2): 183-189.

[28] Weinstein J N. Drug discovery: Cell lines battle cancer [J]. Nature, 2012, 483(7391): 544-545.

[29] Ashburn T T, Thor K B. Drug repositioning: identifying and developing new uses for existing drugs[J]. Nat Rev Drug Discov, 2004, 3(8): 673-683.

[30] Hopkins A L. Network pharmacology: the next paradigm in drug discovery [J]. Nat Chem Biol, 2008, 4(11): 682-690.

[31] Boguski M S, Mandl K D, Sukhatme V P. Drug discovery. Repurposing with a difference [J]. Science, 2009, 324(5933): 1394-1395.

[32] Chong C R, Sullivan D J. New uses for old drugs [J]. Nature, 2007, 448(7154): 645-646.

[33] Southan C, Williams A J, Ekins S. Challenges and recommendations for obtaining chemical structures of industry-provided repurposing candidates [J]. Drug Discov Today, 2013, 18(1-2): 58-70.

[34] Lussier Y A, Chen J L. The emergence of genome-based drug repositioning [J]. Sci Transl Med, 2011, 3(96): 96ps35.

[35] Ekins S, Williams A J, Krasowski M D, et al. In silico repositioning of approved drugs for rare and neglected diseases [J]. Drug Discov Today, 2011, 16(7-8): 298-310.

[36] Sardana D, Zhu C, Zhang M, et al. Drug repositioning for orphan diseases [J]. Brief Bioinform, 2011, 12(4): 346-356.

[37] Yera E R, Cleves A E, Jain A N. Chemical structural novelty: on-targets and off-targets [J]. J Med Chem, 2011, 54(19): 6771-6785.

[38] Keiser M J, Setola V, Irwin J J, et al. Predicting new molecular targets for known drugs [J]. Nature, 2009, 462(7270): 175-181.

[39] Li H, Gao Z, Kang L, et al. TarFisDock: a web server for identifying drug targets with docking approach [J]. Nucleic Acids Res, 2006, 34(Web Server issue): W219-W224.

[40] Liu X, Ouyang S, Yu B, et al. Pharm- Mapper server: a web server for potential drug target identification using pharmacophore mapping approach [J]. Nucleic Acids Res, 2010, 38: W609-W614.

[41] Yang L, Agarwal P. Systematic drug repositioning based on clinical side-effects [J]. PLoS One, 2011, 6(12): e28025.

[42] Campillos M, Kuhn M, Gavin A C, et al. Drug target identification using side-effect similarity [J]. Science, 2008, 321(5886): 263-266.

[43] Cheng F, Liu C, Jiang J, et al. Prediction of drug-target interactions and drug repositioning via network-based inference [J]. PLoS Comput Bio, 2012, 8(5): e1002503.

[44] Cheng F, Zhou Y, Li W, et al. Prediction of chemical-protein interactions network with weighted network-based inference method [J]. PLoS One, 2012, 7(7): e41064.

［45］ Cheng F，Li W，Wu Z，et al. Prediction of polypharmacological profiles of drugs by the integration of chemical，side effect，and therapeutic space ［J］. J Chem Inf Model，2013，53(4)：753-762.

［46］ Kanehisa M，Goto S，Hattori M，et al. From genomics to chemical genomics：new developments in KEGG ［J］. Nucleic Acids Res，2006，34：D354-D357.

［47］ Chang A，Scheer M，Grote A，et al. BRENDA，AMENDA and FRENDA the enzyme information system：new content and tools in 2009 ［J］. Nucleic Acids Res，2009，37(Database issue)：D588-D592.

［48］ Günther S，Kuhn M，Dunkel M，et al. SuperTarget and Matador：resources for exploring drug-target relationships ［J］. Nucleic Acids Res，2008，36(Database issue)：D919-D922.

［49］ Knox C，Law V，Jewison T，et al. DrugBank 3. 0：a comprehensive resource for 'omics' research on drugs ［J］. Nucleic Acids Res，2011，39(Database issue)：D1035-D1041.

［50］ 程飞雄. 系统药物设计方法发展及应用研究[D]. 上海：华东理工大学，2013.

［51］ Redig A J，Jänne P A. Basket trials and the evolution of clinical trial design in an era of genomic medicine ［J］. J Clin Oncol，2015，33(9)：975-977.

［52］ Abrams J，Conley B，Mooney M，et al. National Cancer Institute's Precision Medicine Initiatives for the New National Clinical Trials Network ［J］. Am Soc Clin Onco Educ Book，2014：71-76.

14

精准医学与美国
FDA 监管作用

围绕生物大数据如何应用于新药临床申请、如何对新药申请中的组学数据进行质量监管和质量控制,本章将介绍美国食品药品监督管理局(Food and Drug Administration,FDA)的相关工作,重点介绍基因组学数据递交和生物标志物质量认证项目的流程,同时也介绍了最新的下一代测序技术(NGS)数据递交的指导原则。

14.1 概述

14.1.1 美国精准医学计划

美国于 2015 年正式启动精准医学计划(Precision Medicine Initiative,PMI),将招募至少 100 万美国公民义务捐献他们的医疗数据以改善现有医疗质量,开发新的医疗手段,迎接一个以数据为基础的、更为精准的医疗时代的到来。2016 年度财政预算划拨 2.15 亿美元给美国国立卫生研究院(National Institutes of Health,NIH)、美国 FDA 及医疗信息技术协调办公室(The Office of the National Coordinator for Health Information Technology,ONC)使用,用于推动精准医学研究计划的实施。资金具体分配如下: 1.3 亿美元拨给 NIH,用于建立一个百万人以上的全国性的志愿者队列,从而加深人们对于健康和疾病的理解,同时为建立志愿者主动参与研究、开放共享相关数据的新研究体系奠定基础;7 000 万美元拨给 NIH 所属的美国国立肿瘤研究所(National Cancer Institutes,NCI),用以扩大在全基因组范围发现肿瘤驱动基因的研究规模,并开发有效的癌症治疗手段;1 000 万美元拨给 FDA,用于建立高质量的专业数据库,满足精准医学创新和保障公众健康的监管需要;500 万美元拨给 ONC,用以支持信息沟通协调的标准和要求,解决隐私问题,并保障系统间数据交换的保密性。

14.1.2 FDA 在精准医学计划中的监管作用

美国精准医学计划与以往计划不同,是真正以患者为核心的研究计划,通过精准医学计划的实施避免无效和过度治疗,降低高昂医疗费用,使患者真正受益于诊断和治疗。这也将促进"奥巴马医改"(即患者保护与平价医疗)法案的实施。因此,FDA 在精准医学计划中承担了对于现有监管格局重新审视的责任,以确定是否需要为支持新的研究和医疗模式而做出改革,包括隐私保护、诊断和治疗方法在临床应用中的监管方法等。例如,FDA 将开发一种新的手段来评估"NGS"——一种可以快速检测 DNA 大片段甚至是整个基因组的方法,在确保检测结果准确可靠的前提下推进基因测序技术的不断创新和临床应用。

14.1.3 FDA 相关研究介绍

精准医学的发展,依赖于下一代测序、基因芯片等新技术的快速发展和应用。而美国 FDA 在精准医学研究中的重要工作,是对 NGS 等技术在体外诊断中的应用进行有效监管,一方面保证公众快速受益于新技术、新诊疗方法的进步;另一方面,也将保证这些新方法的准确性、可靠性和临床有效性。2015 年 2 月 20 日,FDA 组织召开了有关优化 FDA 对 NGS 诊断检测方法监管的公开讨论会(Optimizing FDA's Regulatory Oversight of Next-Generation Sequencing Diagnostic Tests Public Workshop),讨论了 FDA 在下一代测序设备方面的监管作用。2015 年 3 月 9 日又举行了 NIH 和 FDA 高层联席会议,讨论了精准医学计划实施过程中如何加强 NIH 和 FDA 的协调和合作。

2016 年 7 月 7 日,FDA 正式发布了两个 NGS 的指导原则草案。其一为《FDA 监管的基于 NGS 进行遗传体外诊断的使用标准》[*Use of Standards in FDA Regulatory Oversight of Next Generation Sequencing (NGS)-Based In Vitro Diagnostics (IVDs) Used for Diagnosing Germline Diseases*],该草案对如何设计、开发和验证遗传病的 NGS 诊断方法提出了建议,同时推荐了使用标准物质对诊断方法进行可靠性验证的参考标准。另一指南是《使用公共人类遗传变异数据库支持 NGS 体外诊断的临床有效性》[*Use of Public Human Genetic Variant Databases to Support Clinical Validity for Next Generation Sequencing (NGS)-Based In Vitro Diagnostics*],建议研究人员

基于可公开访问的遗传变异数据库的信息开发体外诊断产品，而不仅局限于内部数据，再通过多方验证保证遗传变异和疾病之间关联关系的可靠性。该指南还提出了对公共遗传变异数据库进行质量评估的方法，为数据库的选择提供参考。

2015 年 12 月，FDA 正式发布"精准 FDA"（PrecisionFDA）平台。这是一个基于云计算的在线、开源的基因组信息数据库和数据共享平台，提供数据共享、工具共享以及数据比较等功能，允许学术界和工业界上传测序数据、运行和比较不同软件，提高下一代测序数据分析的准确性，在促进分析流程"金标准"形成的同时减少不必要的重复建设。

早在 2014 年 11 月，MAQC 组学质量控制和标准化联盟的第 4 期研究计划在复旦大学启动，将研究聚焦在下一代 DNA 测序在精准医学临床应用的质量控制和标准化，石乐明教授是 MAQC/SEQC 联盟的共同发起者和领导者之一，复旦大学也正在积极参与该研究计划。FDA 将与 MAQC/SEQC 联盟密切合作，制订关于下一代测序数据质量控制、标准化、临床应用的 FDA 指南性文件。2016 年 9 月，MAQC 组学质量控制和标准化联盟在 NIH 召开了第二次讨论会议，制订了更为具体的研究计划实施方案。研究将围绕全基因组测序和靶向测序技术，研究标准化的数据分析流程和质控方法，以支持 FDA 在精准医学监管中的政策制定。

14.2　基因组学数据递交计划

14.2.1　FDA 对药物基因组学研究的监管

药物基因组学是通过研究基因表达或者单核苷酸多态性（SNP）同药物吸收、代谢、受体的靶向效果等的关系，从而发现与药物疗效和安全性相关的生物标志物，最终实现药物疗效最大化和风险最小化的个性化治疗的一门新兴学科。随着基因芯片技术的迅速发展，与药物相关的基因数据呈现爆炸式增长。为了在新药审评中更好地利用药物基因组学研究数据，促进药物基因组学数据的递交，美国 FDA 下属的药物评价和研究中心（Center for Drug Evaluation and Research，CDER）在 2002 年启动了一项基因组学数据自愿递交项目（Voluntary Genomic Data Submission，VGDS），随后又扩展成探索型数据自愿递交项目（Voluntary eXploratory Data Submission，VXDS）以包括药物基因组学以外的其他类型数据，如蛋白质组学数据和代谢组学数据。这一项目有利于

FDA 与申办方的数据共享，以推动多组学研究在药物监管过程中的应用。在此基础上，FDA 在 2005 年形成正式的《药物基因组学数据递交指南》(*Pharmacogenomic Data Submissions-Companion Guidance*)[1]。

《药物基因组学数据递交指南》详细介绍了 FDA 对递交药物基因组学数据的要求，对于基因表达和基因分型数据，详细论述了包括样本制备、数据分析、分析报告等方面的要求，以保证提交数据的可靠性和可重复性[2, 3]。该指南基于 MAQC 联盟的研究结果，特别强调了实验室不良的操作对试验结果影响的重要性。如果递交的药物基因组学研究结果未来可能用于临床诊断或应用，则需要在医疗保险和医疗补助服务中心(The Centers for Medicare and Medicaid Services，CMS)/临床实验室改进修正案(Clinical Laboratory Improvement Amendments，CLIA)认证的实验室产生基因芯片数据。此外，数据递交还需要遵循临床数据交换标准协会(Clinical Data Interchange Standards Consortium，CDISC)制定的研究数据制表模型(Study Data Tabulation Model，SDTM)标准，或者遵循 CDISC 指南的非临床数据交换标准(Standard for Exchange of Nonclinical Data，SEND)。

对于基因芯片表达数据，为了保证数据的可重复性，FDA《药物基因组学数据递交指南》要求递交原始数据、标准化的基因表达数据和支持生物学结论的基因列表。其中，基因列表还要包括探针 ID、差异倍数和 P 值。此外，《药物基因组学数据递交指南》还要求提供获得研究结果(及基因列表)的方法学信息，包括数据分析软件、过滤条件、归一化/标准化方法、统计分析方法等。FDA 在药物审评过程中，要依据申办方和研究者提交的数据进行重复性研究，这种方法非常值得精准医学研究借鉴。FDA 在组学数据的重复性研究与评审过程中的经验表明，即使统计学方法的细微改变，也可能会导致生物学结论的背离，这是包括基因芯片、下一代测序、蛋白质组学、代谢组学研究的共性问题，也为多组学数据在新药审评中的使用提出了监管难题[4]。

依据 FDA《药物基因组学数据递交指南》，药物基因组学数据递交(Genomic Data Submission，GDS)分为两种类型，即必须递交的 GDS(required GDS)和自愿递交的 GDS(voluntary GDS，VGDS)。若研究数据的结果影响 FDA 对试验药物的审评决策，则必须递交该药物基因组学数据及所有相关资料；若仅为探索性研究，则自愿递交药物基因组学试验数据。凡是将记入药物说明书中的药物基因组学研究结果，申办方必须递交完整的药物基因组试验数据和结果。目前，大多数药物基因组学研究仍处于探索性阶段，因此大多为 VGDS。VGDS 的特点是不作为 FDA 的管理决策，而是通过监管机构、工业界、学术界共同讨论,用于促进对药物基因组学数据的解读及药物个性化治疗相关生物标志物的研究。

14.2.2　VGDS 的具体内容

VGDS 旨在鼓励研究者自愿向药物评审机构递交药物相关的基因组学数据,促进相关研究者间和监管部门的信息交流,以便更好地理解药物响应差异和相关技术的发展,从而推动药物基因组学的发展及其在药物研发方面的应用。2006年,欧盟(European Commission,EC)和欧洲药品管理局(European Medicines Agency,EMA)也加入了 VGDS 计划,进一步扩大了其影响力。VGDS 递交的流程如图 14-1 所示,研究者递交药物基因组学数据至 VGDS,数据呈递给多学科药物基因组学审查小组(Interdisciplinary Pharmacogenomics Review Group,IPRG)进行审核,多学科药物基因组学审

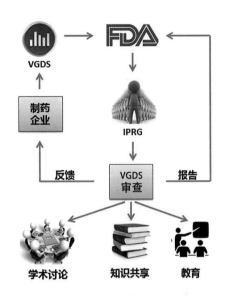

图 14-1　VGDS 的工作流程

查小组将审核报告反馈给监管机构及研究者。整个药物基因组学研究数据及多学科药物基因组学审查小组的审核报告可以用于研究者与监管机构的会议讨论、学术研究或培训等相关用途,但 FDA 不会依据药物基因组学数据改变对药物的决策,避免药物研发机构因对于药物基因组学数据分析及解读可能存在的局限性而承担不必要的法律责任,以此保护研究者自愿递交药物基因组学数据的积极性。

14.2.2.1　数据递交

FDA 对处于不同研究阶段的药物基因组学数据递交有不同的要求,具体的研究阶段包括新药临床研究申请(investigational new drug applications,IND)、新药申请(new drug applications,NDA)、生物制品申请(biologics license applications,BLA)以及已核准的 NDA 和 BLA。以下是不同研究阶段基因组数据递交的要求。

1) IND 阶段基因组学数据递交

IND 阶段递交药物基因组学数据时,要求递交者必须确保动物试验或体外试验得到的药理和毒理信息能充分支持临床试验的安全性。当基于动物或者体外药物基因组

学试验涉及已经确证的生物标志物时，则应按照要求递交相应资料。若涉及可能有效的生物标志物等，则需同时递交前期已证实的数据，以利于后期对于药物的安全性和有效性进行审查。另外，FDA 有时还需要递交者提供药物作用机制等其他相关数据，以作为支持性的数据资料。

必须递交数据的情况：药物基因组学研究结果明显影响临床指标，或者在动物试验中明显支持药物安全性的情况。如研究结果影响药物剂量选择、临床试验安全性、受试者的分层分类等，研究结果有助于了解药物的作用机制、用法用量、药物的安全性及有效性等；对于已经确证的生物标志物的再研究，理解其在生理、病理、药理和毒理以及在临床人体试验的结果，或者对这些生物标志物在动物试验中的安全性进行评估。

自愿递交数据的情况：当其为探索性试验或者研究性质的试验时。

2）NDA 与 BLA 阶段的数据递交

处于 NDA 阶段的研究，在递交数据时，必须提供所有的实验数据和资料。对于BLA，其相应厂商还必须提供有关临床前与临床试验的试验数据以证实其安全性。具体原则如下：

（1）若药物基因组学数据将用于加入药物说明书或者作为药物获批的证据，则应递交完整的报告，包括基因组学的研究步骤及完整的数据。

（2）若药物基因组学数据虽属于已经确证的生物标志物，但相关证据结果不会用于药物评审决策，也不会加入药物说明书中，则只需提供简略报告。

（3）若药物基因组学数据属于可能有效的生物标志物，仍只需提供简略报告。

（4）若药物基因组学数据属于探索性和研究性的试验研究，或者虽然为已经确证的或可能有效的生物标志物，但承诺不会将结果用于安全及有效性决策时，仅需提供摘要。但 FDA 鼓励自愿提供完整数据报告。

3）已核准 NDA 和 BLA 的基因组学数据递交

对于已经确证的或者可能有效的生物标志物，其临床前与临床试验的药物基因组学数据，应于每年以摘要或者简略报告的形式递交。以药物流行病学或者观察性研究所收集的药物基因组学数据，则可以以自愿方式递交。

14.2.2.2 数据审查及意见反馈交流

数据递交后，为了向递交者提供关于数据本身或后续研究方面的专业建议，FDA 专门成立了多学科药物基因组学审查小组，小组成员为来自药物评价与研究中心、生物制品评价与研究中心、医疗器械与放射健康中心等多个部门的专家。其主要职责为负责药物基因组学递交数据的审查，与研发者的交流，定期举行交流会议，衔接监管机构 FDA 和研发者等。

14.2.3 VGDS 的总结与展望

随着技术的不断发展、数据类型的多样化以及 VGDS 机制的成功运作，FDA 在 2007 年正式将 VGDS 更名为探索型数据自愿递交项目（Voluntary Exploratory Data Submission，VXDS），用以促进新药研究中多组学数据的探索型研究，相应的数据审核团队 IPRG 更名为 ISEG（Specific Interdisciplinary Scientific Exchange Group）。截至 2010 年，FDA 与 EMA 分别收到 30～40 个 VXDS 案例，其中超过 2/3 的案例为探索型临床生物标志物研究案例，并累计召开了 35 次会议，为监管机构和科研工作者提供了一个很好的互利交流机会。VXDS 递交数据涉及多种疾病领域（见表 14-1），包括多种癌症、阿尔兹海默病、糖尿病等，涉及的研究平台包括基因分型分析、基因表达芯片分析、代谢途径分析等（见表 14-2）[4]。

表 14-1 2004—2008 年间递交的 VXDS 涉及的疾病治疗领域

疾病治疗领域	会议次数（比重/%）	疾病治疗领域	会议次数（比重/%）
FDA		**EMA**	
心脏疾病	2(6)	心脏疾病	7(20)
神经类疾病	2(6)	神经类疾病	3(9)
精神类疾病	3(9)	代谢和内分泌疾病	5(14)
风湿病	4(11)	肿瘤	6(17)
代谢和内分泌疾病	6(17)	免疫疾病	5(14)
呼吸和过敏性疾病	3(9)	抗感染	5(14)
抗感染	1(3)	血液系统疾病	1(3)
抗病毒	2(6)	骨骼肌肉	3(9)
移植手术	1(3)	共计	35(100)
肿瘤	6(17)		
药理毒理	3(9)		
医疗器械	2(6)		
共计	35(100)		

（表中数据来自参考文献[4]）

表 14-2　2004—2008 年间提交 FDA 的 VXDS 涉及的研究平台

研究平台	2004—2006 年	2006—2008 年	2004—2008 年
候选基因	1	11	12
MALDI-TOF 质谱	0	1	1
代谢组学	0	1	1
基于基因芯片的差异表达基因	11	3	14
核磁共振成像	0	1	1
多组学	2	1	3
基于 qPCR 的差异表达基因	3	0	3
共计	17	18	35

　　VGDS/VXDS 项目使监管机构了解申办方如何产生组学数据并且获得生物标志物的研究结果，也能了解前沿科学问题及技术动向。同时，让新药研究者熟悉相关文件的申请和递交流程，了解监管机构对于生物标志物研究的科学愿景，利于新药研究者将多组学研究应用于药物研发。迄今为止，FDA 领导的 VGDS/VXDS 项目不仅是简单的数据收集及监管，在此基础上的各种会议、交流增强了 FDA/EMA 等机构与申办方、研究者的合作，促进了多组学数据在药物研究中的应用与生物标志物的发现，带动了药物基因组学以及相关领域的发展[4-6]。举例来说，21 世纪初，虽然将基因数据应用于药物研发的研究众多，但一直未能取得大的革命性突破。IPRG 纵观收集到的约 20 个数据集，发现即使使用相同的芯片得到数据的异质性也大得惊人。因此，FDA 联合包括学术界、制药公司、基因芯片公司等多家机构发起芯片质量控制项目（MAQC），通过严格的试验设计与研究，发现影响数据分析结果异质性的最大原因并不是基因芯片平台本身，而是数据分析过程的异质性以及标准规范的缺乏，这一研究结果极大地促进了基因芯片研究的应用。随着组学研究的发展及各种新的高通量技术的出现，VXDS 也需要不断地完善和提高，以适应越来越复杂多样的技术和数据类型，推动生物标志物的研究及其在新药研发过程中的应用。FDA 也将在新技术应用的监管方面发挥越来越重要的作用。

14.3　生物标志物质量认证项目

14.3.1　项目简介

　　生物标志物（biomarker）是指在正常生理、病理过程，在暴露或干预的反应中出现的可以被测量的标志物[7]。按照使用目的不同,生物标志物又可以分为以下几种:①诊断生物标志物(diagnostic biomarkers),用于鉴别某种疾病或者疾病亚群的患者;②预后生物标志物(prognostic biomarkers),在没有治疗干预的情况下,用于指示未来的临床结果;③预测生物标志物(predictive biomarkers),鉴别患者对一种具体的治疗方法的反应;④反应生物标志物(response biomarkers),用于指示患者接受治疗干预后的生物学反应。反应生物标志物又包括药效动力学生物标志物(pharmacodynamic biomarkers)、药效反应生物标志物(efficacy-response biomarkers)、安全性反应生物标志物(safety-related response biomarkers)。生物标志物的研究能在药物研发的不同阶段中提供重要信息,包括疾病的分子路径、药物治疗的机制、临床前安全性、临床研究以及伴随诊断等。合理有效的生物标志物研究可以缩短临床试验周期,减少受试者的样本量,为药物监管提供更多的有用信息等。

FDA 生物标志物质量认证项目(Biomarker Qualification Program,BQP)是为了支持其药物评价研究中心(CDER)研究、开发可靠的生物标志物而设立的,是药物研发工具认证项目[Drug Development Tools(DDT)Qualification Programs]的一部分[8]。DDT 包括药物研发过程中的所有方法、材料和工具,如生物标志物、临床结局评价方法(Clinical Outcome Assessments,COA)、动物模型等。生物标志物认证项目的目标是:①为科学工具在药物研发中的开发和管理奠定基础;②加快认证后的生物标志物整合进入监管审查流程;③鼓励新的用于药物评价和监管的生物标志物的发现;④鼓励申办方对生物标志物的研究和发现[7]。

在新药评审 IND、NDA、BLA 等阶段,申办方都可以发起生物标志物研究,只要能通过 FDA 的评审,就可以将该生物标志物的应用加入药品说明书中。但是 BQP 的不同之处在于,BQP 认证的结果不会被用于任何一种药物的评审决策,但经过 BQP 认证的生物标志物可以被用于多个不同的药物研究项目中,不需要药物评价研究中心对该生物标志物的使用范围进行重新认证,从而使生物标志物整合进新药研发的标准化流程。因此,目前的 BQP 大多是由研究联盟共同发起认证的,新药申办方和研究者积极参与。BQP 认证后,该研究联盟会同时撰写认证后该生物标志物的使用指南,以加快生物标志物在新药研发流程中的应用。

14.3.2 生物标志物质量认证的内容

应用范畴(context of use,COU)明确定义了所认证生物标志物在药物研发过程中的应用目的和具体的应用方法,是 BQP 的重要内容。应用范畴的内容包括生物标志物的应用说明和认证的应用条件。前者要求简洁陈述生物标志物的名称和特点,以及在药物研发中的应用目的;后者则要求全面描述生物标志物被认证应用的具体使用环境和条件[8]。

应用范畴的内容将直接影响 BQP 认证的结果,因此申请者在开始写意向书(letter of intent,LOI)时就应该仔细考虑应用范畴的具体内容和主要参数。在后续生物标志物质量认证过程中,申请者和药物评价研究中心将会对应用范畴的内容进行进一步的商讨和改进。详细的应用范畴将促进药物评价研究中心生物标志物认证审核小组对申请认证的生物标志物的理解,帮助审核人员和申请者之间交流和补充认证过程所需要的其他证据,从而加快认证过程。

应用范畴的要素主要涉及以下内容。

(1) 生物标志物的特征,如影像检查中特定的成像方式(如 MRI、PET、超声)、体液中某种特定的被检测物质、特定基因组标志物等。生物标志物既可以是单一的生物标志物,也可以是一种复合的生物标志物,由多个生物标志物通过一种特定的算法得到一个输出参数。复合生物标志物作为一个整体的应用范畴,不需要针对其中每个生物标志物写不同的应用范畴。

(2) 生物标志物的测量与表示方式,如影像检测中肿瘤的体积、范围、边缘等,器官大小的表示,体液中被检测物质的血清变化水平(如治疗前和治疗后)等。此外,需要说明生物标志物的具体测量方法(如 MRI、PET、超声等)、采样部位和具体的体液或组织类型(如血浆、血清、尿液、唾液和汗液等),某些生物标志物检测还需要详细的时间说明(检测时间窗)。

(3) 适用的人群或其他种属特征,如动物种属或者种属的范围、种属特征(如物种分类、年龄、性别、疾病模型和健康程度)、受试者特征(如年龄、种族、性别、病症、健康程度、基因型、疾病表型等)等。提供这些详细的信息可以为目标物种或患者寻找到合适的生物标志物。如果一些已经被认证的生物标志物可以应用于人或其他种属的亚种,则需要在应用范畴文件中特别列出。

(4) 药物研发中的应用目的。如证明临床研究或临床前研究中不存在不良反应;不做组织病理检测的情况下评估器官毒性;评价暴露和反应的相关性等。这项内容是对生物标志物测量结果的解释。

（5）生物标志物在药物研发中的应用情景，如在临床前研究中使用生物标志物确定针对某种具体不良反应的无可见有害作用的剂量，针对特定的不良反应筛选最佳候选化合物，确证药物对某种疾病动物模型的活性作用等。在临床研究中，通过生物标志物预测疗效进而帮助选择Ⅲ期临床试验剂量；在剂量递增的安全性研究中保证受试者的安全，在临床概念验证研究阶段证明药物的活性作用。

（6）基于生物标志物的决策和解释，如生物标志物水平高于 N 时表明器官 X 有损伤；生物标志物的水平高于 N 时说明有反应发生，药物值得后续开发；药物的使用不导致生物标志物的水平高于 N，说明该药物值得后续开发等。在应用范畴的这项描述中定义了生物标志物检测结果的生物学意义解释和其对药物研发项目决策的影响。

14.3.3　生物标志物质量认证的路线图

生物标志物质量认证过程分为 3 个阶段：起始阶段（initiation stage）、咨询建议阶段（consultation and advice stage）和审查阶段（review stage）。起始阶段的主要内容为申请方向 FDA 递交意向书（letter of intent，LOI），经生物标志物认证审查小组（biomarker qualification review team，BQRT）内部讨论，对后续评审材料递交等流程给予建议。BQRT 由审查机构代表、生物统计学家以及其他领域专家组成。咨询建议阶段主要是递交简明的认证材料，经内部审查或者经面谈讨论的方式进行审查，最终给出是递交正式材料还是补充相关研究的决议。审查阶段要求提交完整版认证材料，经过 BQRT 审查、讨论，最终形成认证结果及使用指南（见图 14-2）。

生物标志物认证的具体流程如图 14-2 所示，整个 BQP 认证的周期需要 2～3 年的时间。具体介绍如下。

14.3.3.1　起始阶段

（1）潜在的申请者给药物评价研究中心发送信函。

药物研发工具认证项目工作人员：

（a）为潜在的申请者提供建议和信息，以提高意向书通过申请的可能性。

（b）在电子数据库中创建原始跟踪记录，分配药物研发工具编号。

（c）提供药物研发工具编号给潜在的申请者，并且给出后续申请信和意向书需要包含的内容。

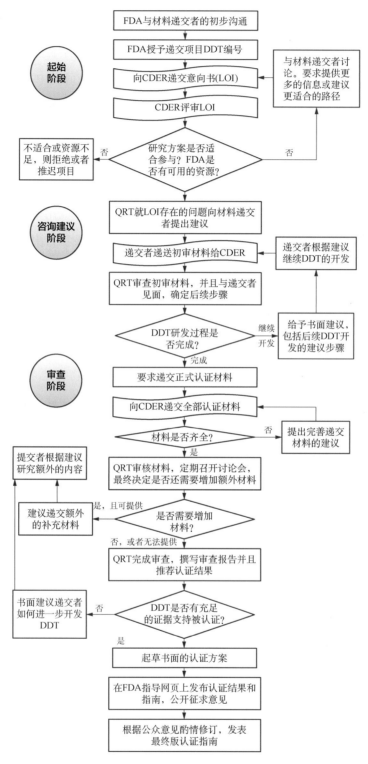

图 14-2 生物标志物认证的流程

CDER,药物评价研究中心;DDT,药物研发工具;QRT,质量认证审核小组

(2) 向药物评价研究中心递交意向书的药物研发工具认证申请。

药物研发工具认证项目工作人员：

(a) 向申请者发送收到申请的信息。

(b) 浏览意向书并做出以下决定：①如果内容不全，向申请者发送信息，要求重新修订意向书；②如果内容齐全，但是不符合药物研发的要求或者没有审核人员支持，那么向申请者发送推迟或暂缓的消息；③如果内容完整，项目是合适的而且符合药物开发的利益，且有审核人员的支持，那么药物评价研究中心将会形成一个质量认证审核小组（qualification review team，QRT），药物研发工具质量认证项目工作人员将会准备一封项目接收函，其中包括对主题的评论和意见。

14.3.3.2 咨询建议阶段

(1) 药物评价研究中心给申请者发送接收函，并要求申请者撰写初始简要信息（initial briefing package，IBP）。

药物评价研究中心根据 QRT 对药物研发工具意向书的审查意见给申请者发送建议。

(2) 申请者将初始简要信息递交给药物评价研究中心。

药物研发工具质量认证项目工作人员：

(a) 更新电子数据库中该申请项目的信息。

(b) 将已接收的信息发送给申请者。

(c) 将初始简要信息呈送给 QRT 审核。

(d) 安排 QRT 会议讨论审核初始简要信息。

(e) 如果初始简要信息中的信息不完整，给申请者发送信息要求增加附加信息。

(f) 安排与申请者的讨论会议。

(g) 将 QRT 最初的建议和评论提供给申请者。

(h) 参与 QRT 和申请者讨论合理的药物研发工具及其后续开发的会议。

(i) 会议结束后，将会议纪要和最终的评论发送给申请者。

(3) 申请者递交随后的简要信息文件。

药物研发工具质量认证项目工作人员：

(a) 更新数据库中的信息。

(b) 向申请者发送已收到的信函。

(c) 将简要文件呈送给 QRT 进行审核。

(d) 安排 QRT 会议进行简要信息文件的审核。

(e) 如果简要信息文件中的信息不完全，那么告诉申请者并要求递交更多的附加信息。

(f) 提供 QRT 撰写的建议和评论给申请者，如果需要可向申请者要求递交附加信息。

(g) 如果会议与申请者一起开，会后将会议纪要和最终的建议发送给申请者。

重复以上过程直至药物研发工具流程完成。

当药物研发工具流程完成时，准备发送信函给申请者，要求其递交完整质量认证文件（full qualification package，FQP），并给出内容和格式的建议。

14.3.3.3 审查阶段

(1) 药物研发工具质量认证工作人员发送要求其递交完整质量认证文件的信函；药物研发工具质量认证项目工作人员告知申请者应书写的合适内容。

(2) 申请者递交完整质量认证文件给药物评价研究中心。

药物研发工具质量认证工作人员：

(a) 更新电子数据库中的信息。

(b) 发送申请已接受的邮件给申请者。

(c) 将完整质量认证文件呈送给 QRT。

(d) 如果完整质量认证文件完整，与 QRT 共同决定开始审核。

(e) 如果文件不完整，向申请者要求递交更多的信息。

(f) 安排 FDA 内部会议，如果有需要，申请者可一同参加会议。

(g) 协同 QRT 根据审核要求对送审材料进行审核。

(3) 内部中期审核会议，在此期间，QRT 需要做到以下几点。

(a) 讨论申请材料的内容，发现需要再进行考虑的问题，讨论应用范畴需要修改的地方。

(b) 决定需要申请者再修改的信息。

(c) 达到暂时的统一，决定是否需要召开更广泛的展示和讨论。

(4) 更广泛的讨论和展示（这步是可选项，可发生在审核阶段的任何时期）。

(a) 药物研发工具认证审核工作人员、药物评价研究中心的管理者和 QRT 成员共同寻找一个专题讨论小组。

(b) 药物研发工具质量认证项目工作人员根据标准的药物评价研究中心流程与合适的讨论小组进行讨论。

(5) 完成审核,准备认证批准文件。

(a) 在审核得到同意之后,QRT 成员发送完整的包含认证建议的审核意见给药物研发工具认证项目工作人员。

(b) 药物研发工具认证项目工作人员决定是否一致同意 QRT 的审核通过意见。如果药物研发工具不完全支持接受认证,其工作人员要准备和发送评论及建议给申请者;如果药物研发工具完全支持接受认证,其工作人员将会准备认证批准文件,其中包含:①所有 QRT 审核意见的综合决议评价;②药物评价研究中心批准的药物研发工具认证推荐文件;③学科特定的 QRT 审核意见;④联邦注册(federal register)的可用通知(notice of availability,NOA)。

(c) 药物研发工具认证项目成员决定药物评价研究中心的具体部门和 FDA 中心批准认证文件。

(6) 药物评价研究中心批准。

(a) 药物评价研究中心认证批准文件会被送到所有应用部门,参与审核过程而不参加批准过程的 FDA 部门将会提供总结和认证推荐。

(b) 药物评价研究中心的认证过程完毕之后,药物评价研究中心认证批准文件将会被送到药物评价研究中心指挥中心室进行批准和签署。

(c) 药物评价研究中心的指挥中心评价总体的药物研发工具和支持认证的证据,它是药物研发工具认证推荐的最后的签署和授权。如果指挥中心签署了药物研发工具认证推荐,则进行步骤(7)。

(7) 认证推荐的公开化。

(a) 药物研发工具认证项目工作成员将可用通知和认证推荐送给规章、政策和管理人员编写公布在药物研发工具公开网页上。

(b) 药物研发工具认证项目工作人员发送一封信函,将药物评价研究中心的认证推荐通知申请者。

(c) 认证推荐被公开在 FDA 药物指导网站上。

(d) 有影响的认证审核意见和摘要将会被公开在药物研发工具公开网上。

(8) 联邦注册公开可用通知,宣布认证推荐的可应用性。

（a）联邦注册公开可用通知后征求意见。

（b）征求意见结束后，药物研发工具认证工作成员和 QRT 审核并采纳部分意见，进而修订指南。

（c）药物评价研究中心批准的最终指南将会通过步骤（6）获得。

（d）联邦注册的可用通知宣布最终被发布。

14.3.4　生物标志物认证项目的总结与展望

截至 2016 年 9 月 21 日，FDA 共收到药物研发工具认证申请 86 项，其中包括 BQP 项目 27 项、动物模型认证项目 8 项、临床结局评价项目 51 项（见表 14-3）。按照项目所处的认证阶段分类，处于起始阶段的 25 项、咨询建议阶段的 54 项、审查阶段的 5 项，已经获得认证的 8 项。已经获得认证的项目中，6 项是生物标志物认证项目。其中，3 项非临床研究领域的认证项目分别为：采用尿中生物标志物白蛋白、β_2-微球蛋白、聚集素蛋白、血清胱抑素、肾损伤因子-1（KIM-1）、总蛋白、三叶因子-3（trefoil factor-3）检测药物诱导的肾毒性；采用尿中生物标志物聚集素蛋白、肾乳头状抗原检测药物诱导的肾毒性；采用血清或血浆中的心肌钙蛋白 T 检测药物诱导的心脏毒性。3 项临床研究领域的认证项目分别为：血清或肺泡灌洗液中半乳甘露聚糖水平作为生物标志物筛选侵袭性曲霉病的临床试验入组患者；血浆凝血因子 I 作为慢性阻塞性肺疾病（COPD）临床试验的预后生物标志物；影像学指标肾脏体积作为常染色体显性多囊肾病临床试验的预后生物标志物。

表 14-3　FDA 药物研发工具(DDT)认证项目的总体情况表(截至 2016 年 9 月 21 日)

	全部 DDT 项目	动物模型项目	生物标志物项目	临床结局评价
项目总数	86	8	27	51
起始阶段项目数	25	5	4	16
咨询建议阶段项目数	54	3	19	34
审查阶段项目数	5	0	4	1
认证项目数	8	0	6	2

为了推动生物标志物认证项目的发展，FDA 与 EMA 联合成立了联合递交意向书的计划［Joint FDA/EMA Letter of Intent（LOI）Submissions for Biomarker and

Clinical Outcome Assessment Qualification Programs],以鼓励生物标志物认证项目和临床结局评价项目同时递交给 FDA 和 EMA,以节约项目递交者的时间,同时也有利于 FDA 和 EMA 在项目评审时的互相交流与促进。

通过 BQP 项目的实施,生物标志物研究可以通过认证的方式被整合到新药研发的流程。对于经过认证的生物标志物,任何新药研究者都不需要再经额外评审就可以将其应用到任何新药的研究中,极大地加速了后续相关研究应用的进程。但是,认证的生物标志物必须严格遵守应用范畴的应用条件。FDA 的药物评价研究中心鼓励更多的生物标志物研究和认证项目申请,通过研究者和药政管理部门的交流与合作,推动生物标志物在新药研究与评审中的应用,这也是精准医学时代新药研发的迫切需求。

14.4   NGS 数据递交

14.4.1   指导原则的必要性

下一代测序技术(NGS)是对一系列可以对个人的大片段 DNA 甚至整个基因组进行快速测序的新技术的总称。可靠且准确的 NGS 技术能够加速"精准医学"或者"个性化医疗"的进程。与其他常规实验技术的最大不同在于,NGS 可以同时检测成千上万个基因突变,检测结果可以用于诊断、预测个体对不同疾病的患病风险或药物的安全性和有效性。因此,NGS 技术已经被广泛使用并且快速应用于临床实践中,这给以保护和促进公共卫生为己任的 FDA 既带来了挑战,也带来了机遇。FDA 既要促进 NGS 在临床中的应用,保证大众可以及时受益于新技术,同时也需要监管和保证 NGS 检测的准确性和可靠性以及检测结果与临床的相关性[9]。

因此,NGS 数据递交指导原则的提出非常重要,主要表现在以下几个方面:①FDA 监管方面,基因组学数据的积累以及检测结果有助于提高 FDA 在收益/风险预测方面的能力,促进药品评审和决策能力的提高;②药物研发方面,NGS 带来的对人类遗传背景的深入认知将促进新药研发,尤其是与遗传相关的靶向药物的研发;③靶向治疗方面,患者基因组学数据的获得有利于医师制订符合患者个性化疾病特征的治疗方案;④FDA 鼓励申办方自愿提交基因组学数据以深入了解不同遗传背景患者对于药物的不同反应,推动药物基因组学的发展;⑤NGS 与相关企业、患者、患者权利组织、个性化医疗服务企业等的利益息息相关,这些企业和组织也希望和呼吁 FDA 能够出台相应的政策以促进 NGS 的发展。

14.4.2　NGS 数据分析的一般流程

NGS 数据在个性化医疗方面发挥的疾病风险预测、治疗收益评估、疾病诊断分型、药物不良反应预测等方面的作用,依赖于从遗传物质提取到建库测序整个遗传数据产生过程以及数据分析、解读流程的准确性和可靠性。此外,由于 NGS 数据分析涉及大量基因变异位点的确认和解读,因此很难像常规的临床检测一样进行质量评估。所以,针对基于 NGS 的临床检测方法的监管,FDA 更倾向于选择相对宽松但又可控的监管方式,这也对 FDA 监管体系提出了更高的挑战。下面对 NGS 数据分析的一般流程以及可能存在的质量问题进行介绍,这也是监管科学需要关注的地方[10-13]。

14.4.2.1　NGS 数据的完整性

(1)样品制备时采用的实验技术是否能保证目标遗传物质的完整性,如针对非编码 RNA 的 RNA 测序需采用 Ribo-Zero 建库方法以保留除 DNA 和核糖体 RNA 之外的所有 RNA;全外显子组测序是否能捕获所有外显子区域;RNA 测序时组织中的 RNA 是否有降解;建库过程中的错误是否导致某些区域没有读段的覆盖等。

(2)测序平台型号、接头序列等会对测序分析结果产生影响的参数。

14.4.2.2　NGS 数据质量

NGS 技术的通量虽然比一代测序技术有了显著的提高,但是在测序过程中,由于 NGS 技术本身会引入一定的错配率,同时需要加入引物序列和测序标签(barcode)序列,这些原因会导致测序准确度降低,影响后续的生物信息学分析结果。因此,对测序数据的质量进行评估和控制非常重要。FastQC 软件会对 FASTQ 格式的数据进行测序质量、读段长度、GG 含量等方面的评估并产生评估结果报告,然后针对评估报告进行一定程度的质量过滤。质量过滤软件有 Trimmomatic、SolexaQA 等。

14.4.2.3　NGS 数据分析流程

目前 NGS 生物信息学分析流程包括测序结果读段与参考基因组比对,利用生物信息学软件对数据进行挖掘,过滤结果中假阳性或低可信度的结果等步骤(见图 14-3)。针对下一代测序数据的生物信息学分析旨在挖掘隐藏在基因组或者转录组中的致病突变,通过分析突变对基因功能产生的影响制订个性化的治疗方案或者预测患病风险。

癌症和其他遗传疾病中致病突变的种类主要包括单碱基突变(single nucleotide variation,SNV)、拷贝数变异(copy number variation,CNV)、小片段插入或缺失(insertion or deletion,indel)、表达水平改变的基因(differentially expressed genes,DEG)、融合基因(fusion genes)和结构变异(structural variation)等。生物信息学家针对各种突变研发了多种算法和软件工具,为数据挖掘提供了方便,常用的生物信息学分析软件如表 14-4 所示。

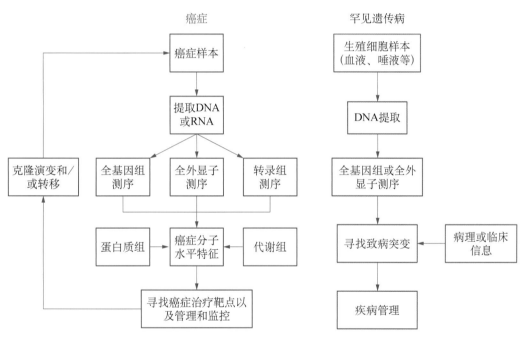

图 14-3 下一代测序数据的生物信息学分析流程

表 14-4 目前常用的突变分析的生物信息学流程与工具

数据分析需求	常 用 软 件
DNA 测序的短序列读段比对	Blast、BWA、BowTie 等
RNA-Seq 表达水平分析	TopHat、AceMagic、Cufflinks 等
多序列比对	MAFFT、ClustAL 等
从头拼接	Velvet、Abyss、OASES 等
突变挖掘	SAMTools、GATK、Mutect、Meerkat、BreakDancer、FusionMap 等

1) NGS 数据可靠性

(1) 生物学重复或技术重复。同一样本的重复测序结果之间是否具有一致性是保证研究结果可靠性的基础。验证生物学重复或技术重复之间一致性的分析方法有泊松(Pearson)相关系数和 PCA 等。

（2）出现频率或读段覆盖度。某一突变如果在多个生物样本中重复出现，且突变位点附近的读段覆盖度高，则从测序技术层面表明该突变结果的可靠性较高。

（3）实验验证。对下一代测序数据进行生物信息学挖掘有利于从海量数据中快速发现致病突变。但是由于测序错误、比对错误、软件或算法的缺陷等原因可能导致结果不准确，因此结果中某一突变是否真实存在依赖于实验的进一步验证。

2）NGS 结果的解释

为寻找 NGS 数据结果中变异与致病机制之间的关系，一般通过与相关数据库比对以及功能预测两个方面对结果进行解读。

结果解读相关数据库有以下几类。

（1）变异频率相关数据库，如 1 000 Genomes Project、dbSNP、ExAC 等。

（2）癌症特异突变数据库，如 COSMIC、MyCancerGenome 等。

（3）基因序列、结构数据库，如 RefSeq、BioMart 等。

（4）其他疾病/突变数据库，如 HGMD、ClinVar 等。

突变对功能影响的预测软件有 PolyPhen2、SIFT、GeneSplicer、InterPro 等。Variant Effect Predictor(VEP)整合了 PolyPhen2、SIFT 等预测工具，是一款在线结果预测软件。通过分析突变影响基因功能以及所在通路也可以对结果进行解释。

14.4.3　基于 NGS 的体外诊断数据分析及解读数据库指南

2016 年 7 月，FDA 正式发布了基于 NGS 体外诊断方法的两份指南的征求意见版，这是精准医学给 FDA 监管提出的新要求。一份指南是《基于 NGS 的胚系疾病体外诊断技术的 FDA 监管标准》，推荐使用标准物质对诊断方法进行可靠性验证的方法和评价标准。另一份指南是《使用开放型人类遗传变异数据库保证基于 NGS 的体外诊断的临床有效性》，建议基于可公开访问的遗传变异数据库的信息开发体外诊断产品，同时提出了对开放型遗传变异数据库进行质量评估的方法，为数据库的选择提供参考。不同于以往对临床检测产品的监管，FDA 倾向于采用更加灵活可靠的方法确保 NGS 临床检测的准确性并且给患者提供有用的临床诊断结果，以此促进精准医学方法的临床研究和应用。以下介绍两份指南的内容，推荐在精准医学相关的研究中采用，以保证研究结果的可靠性和可重复性。

14.4.3.1　基于 NGS 遗传疾病体外诊断技术的 FDA 监管标准

1）背景及适用范围

指南仅适用于靶向测序和全外显子组测序技术对患者可能患的遗传病（germline diseases）进行诊断，不适用于独立 NGS 技术的诊断以及基于 NGS 的筛查、微生物检测、风险预测、游离 DNA（cell free DNA）检测、产前诊断、胚胎移植检测、肿瘤基因组测序、转录组测序、伴随诊断试剂等。FDA 对于这些基于 NGS 的应用会陆续推出相应的指南。

目前，FDA 已经审批了少数单基因、疾病特异性、靶向的基于 NGS 的诊断产品，如基于 Illumina MiSeqDx 平台的囊性纤维化 139 变异位点检测（k124006）和基于 Illumina MiSeqDx 平台的囊性纤维化临床测序检测（k132750）等。但是到目前为止，FDA 没有审评过基于 NGS 的广泛遗传病检测方法，未来应该按照Ⅲ类医疗器械进行一个全新的上市前申请（premarket approval application，PMA）。

基于 NGS 的检测方法包括如下内容：①生物样本收集、处理和储存；②DNA 抽提；③DNA 处理及建库；④产生测序读段及碱基识别（base calling）；⑤序列比对（alignment/mapping）；⑥变异识别（variant calling）；⑦变异注释（annotation）和过滤（filtering）；⑧变异分类（classification）和解读（interpretation）；⑨产生检测报告。此外，人工解读不在检测内容中，但是涉及的标准操作规程（SOP）、决策依据（decision matrices）以及软件被认为是完整检测方法的一部分，需要提交 FDA 进行审批。

2）NGS 诊断方法的设计

开发者应该对检测方法的适应证、具体的使用方法、临床样本类型、遗传信息采集区域、检测性能、材料和方法等信息进行详细描述。在检测性能方面，需要包括准确度等参数的阈值、方法学局限（如难以检测的基因组区域）等内容。材料和方法包括所选择的测序平台，建立质控体系的基因或疾病特异的或者其他适合的对照品和标准物质，以及有详细记录的生物信息学方法，包括描述数据分析的所有步骤、分析软件及参数变更、软件版本号、参比基因组、软件所需的辅助软件或程序、软件本地化还是远程使用、采用的数据库等。此外，还需要详细描述数据产生的过程，包括生物样本的制备、保存、处理、储存、质量判定标准、文库制备、靶向富集方法等，以保证 FDA 在审评过程中可以重复出相同的研究结果。

3）NGS检测技术的评价

（1）准确度（accuracy）。基于NGS技术检测手段的准确度表现为与其他技术相比或与参考基因组相比结果的一致性。它由4个指标共同评价：阳性一致率（positive percent agreement，PPA）、阴性一致率（negative percent agreement，NPA）、技术性阳性率（technical positive predictive value，TPPV）、无检出和无效检出的比例（the rate of "no calls" and "invalid calls"）。

（2）精密度（precision）。评估在不同条件、不同基因组区域、不同变异类型的情况下突变型和野生型序列的精密度（即可重复性）。精密度的差异可能来源于不同的生物样本、测序批次、试剂批号以及操作者，或来源于不同的测序仪、检测实验室等。FDA推荐的精密度阈值为95%，CI的下限大于95%，该CI值应该在不同的检测条件以及基因组范围内针对每一种变异类型单独计算。

（3）检出限（limit of detection，LoD）。建立95%的样品满足精确度要求所需要的DNA用量范围。检出限的定义为满足至少95%的阳性检出率，并且无检出和无效检出的比例在可接受水平时分析物的最低浓度。检测不同变异类型会有不同的检出限，对每一种变异类型选择代表性的变异位点计算最低检出限。

（4）分析特异性。考察是否存在影响分析特异性的因素，如基质效应等干扰因素可能降低扩增或者测序的能力，与目的基因发生相互作用的等位基因或同源区域（如伪基因）等相互作用，样本之间的污染或者残留影响检测结果等。如果存在这些干扰因素，需要修改检测方法或者在效能检验时排除这种影响。

4）检测的质量控制标准

（1）覆盖度（coverage）。考察平均覆盖度、最低覆盖度、覆盖度的均一性、目标区域覆盖度高于最低覆盖度的碱基比例等，并且设定相应的阈值。如用靶向测序的方法检测胚系杂合子变异，最低覆盖度阈值需要≥20×，平均覆盖度阈值需要≥300×，要求靶向测序全部满足上述要求，全外显子组测序中至少97%的碱基满足上述要求。

（2）样本质量。建立样本接受或者拒绝的标准。

（3）DNA质量和处理。建立基因组DNA浓度、体积及质量标准；建立检测DNA的量和浓度的方法；建立DNA片段大小的可接受范围以及文库产率的标准，记录所选靶向富集的方法。

（4）测序及碱基识别。FDA推荐碱基质量评分（base quality score）至少为30。也可以选择其他方法评价碱基质量,但是需要陈述选择原因和评价阈值标准。

(5) 比对(mapping)或拼接(assembly)。评价内容包括比对到参比基因组上的读段比例,比对到目标区域的读段比例,比对质量评分和正确比对的读段比例,靶点覆盖率、脱靶比对的读段比例、未比对到人基因组任何位置的读段比例,测序深度,非特异性的比对(如由于大片段的插入或缺失而导致的校准错误、同源序列以及比对错误等)。对于 NGS 临床检测来说,上述内容都需要设定相应的阈值和评价标准。

(6) 变异识别。包括单一变异识别的评价和总体变异识别的评价。评价标准根据生物信息学分析流程不同而异,如变异识别质量评分(quality score)、检出变异的读段数和百分数、等位基因读段的百分数、变异等位基因的频率、新变异的百分数、链偏倚等。

14.4.3.2　使用开放型人类遗传变异数据库保证基于 NGS 体外诊断的临床有效性

1) 遗传变异数据库的评价标准

NGS 数据的解读依赖人类遗传变异数据库,这决定 NGS 临床检测结果的临床有用性。对基因型-表型关联数据的整合以及对其可靠程度进行评价将大大促进遗传信息向临床诊疗方法的转化。本指南中提到的"遗传变异数据库"指的是将疾病或症状与相关的基因型-表型关系进行整合、修正和可靠性评价之后,对这些数据进行统一管理并且对公众开放的数据库。

FDA 公布了对数据库进行评价的参考标准,建议科研人员按照这些标准判断数据库中的信息是否用作基于 NGS 技术检测结果的临床证据。具体标准如下:

(1) 数据库应该提供足够的信息和证据保证其数据来源、等级判定以及突变信息的可靠性。

(2) 明确告知数据来源和对数据所进行的操作,尤其是对突变信息的等级判断和解释。

(3) 收集、存储、反馈信息以及做出结论等操作均遵循保护患者隐私及数据安全的原则。

(4) 含有可靠方法所产生的序列信息。同时 FDA 也提出了关于数据整合、修正和解释的建议。虽然各数据库在保证数据质量、临床相关性、数据安全、患者隐私、信息公开透明等方面采用的方法不同,但是均应该保证这些方法的科学性。目前,一些权威的学术机构正在或已经制定了相关的规范。数据库管理员应该着重关注在数据库构建过程中的标准操作规范和质量,保证其中的基因型-表型关联具有足够的可信度。

2)数据库构建和操作

(1)信息公开和开放访问。管理员应提供数据来源以及数据可靠性评估的标准和具体实施方法,以便 FDA 和其他访问者对数据库信息进行评估,同时也有利于患者以及保险公司作出判断。

(2)标准操作规程和版本控制。标准操作规程(SOP)应包含详细的数据整合、修改、解释方法的描述,同时 SOP 应归档并编辑版本号。每次修改操作,包括该操作的目的和局限性,都应详细地记录。为确保数据信息以及对数据的操作与最新的信息和技术同步,SOP 应至少每年更新一次。

(3)数据维护。管理员应保证数据库中关联的正确性。如果数据库与其他数据库相关,则应关注这些相关数据库的更新和变化。FDA 建议管理员对这些数据库的数据进行定期备份,以便数据库可以随时恢复。

为应对数据库可能出现的问题(如更新失败、科研经费短缺等),数据库中的数据以及版本信息、SOP 和文档等应在其他地方备份。

(4)安全和隐私。构建数据库过程中所有操作应遵循相关法律法规,包括要保护公众健康信息、患者隐私信息、数据安全等。在构建数据库过程中管理员应主动检查各种操作是否符合规范,同时也应采取相应措施对工作人员进行培训,保护数据库中数据的安全。

(5)数据格式。构建数据库选择常用的数据格式,这样可以尽可能避免对数据理解的偏差,便于数据库之间的融合和对比。

3)数据库的质量评价

数据库中与基因型、表型以及临床信息相关的数据必须确保质量,同时在构建关联时也要确保其准确性。

(1)命名方式。为准确解释与变异相关的数据信息,基因名、变异、位置信息、相关的临床和功能注释以及分类等信息均应采用标准的命名方式。同时数据库也应该详细说明采用的命名方式,以便 FDA 或其他用户准确理解数据库中的信息。

(2)元数据。数据库中除存储变异数据外,还应包括详细的解释变异数据的元数据信息,包括报告该变异的实验室或者研究、检测变异的方法以及尽可能详细地叙述检测方法的特征(如参考基因组版本、仪器、软件、生物信息学工具等)和变异的特征(如杂合性等)。数据库中也应包含详细描述变异的文献等信息。

(3) 数据的唯一性。管理员应采取措施保证数据库中的信息没有被重复记录。

4) 突变信息的管理、解释和判定

(1) 数据管理和变异解释。关于数据管理和变异解释的 SOP 以及数据评价方法等内容应该向公众开放,同时 SOP 也应该逐渐把决策方法包括在内。所有的数据管理、变异解释规则以及对规则的修改也应该向用户做出详细说明。此外,如果需要整合第三方数据库,那么管理员也应对第三方数据库中的数据管理、变异解释以及数据质量进行评估。数据解释应至少由两位权威的专业人士独立完成,对不同解释中出现差异的处理也应该遵照相应的 SOP 完成。

(2) 数据判定。变异的证据等级及强度应该定义成一个评分系统。FDA 承认的基因变异数据库有较好的置信度。判定结果应该有版本号,以便记录随时间变化而改变的判定结果。判定结果应该包括如下描述:反应者(responder)、无反应者(non-responder)、致病的(pathogenic)、良性的(benign)、可能致病的(likely pathogenic)、可能良性的(likely benign)、未知变异(variant of unknown significance)等,用明确且没有歧义的语言进行描述。变异证据的等级评定应依据多个来源的数据库,并且应该明确哪些是提出某观点的最原始的数据,哪些是对原始数据进行应用支持该观点的数据。为避免其他人可能对数据库中变异证据等级的误解,数据库中应包含对变异可信度等级评定的详细描述。

14.5　精准 FDA

14.5.1　系统简介

"精准 FDA"(PrecisionFDA)平台是一个基于云计算的在线、开源的基因组信息数据库和数据共享平台(https://precision. fda. gov),属于美国政府"精准医学计划"(Precision Medicine Initiative)的一部分。随着基因组测序的普及,测序数据的增加,医疗保健将会越来越精准地预计个人患病风险,越来越精准地预测药物不良反应和评价治疗效果,这迫切需要建立可靠的 NGS 数据分析流程的"金标准"以促进其在临床诊疗中的应用。因此,作为美国 FDA 参与精准医学研究的重要组成部分,精准 FDA 平台为所有开发者提供统一的、可共享的在线基因组信息数据库,允许学术界和工业界人士上传测序数据,运行和比较不同软件,以推进 NGS 数据分析流程的标准化和提高准确性。FDA 精准医学项目的 David Litwack 在出席梅奥诊断个体化医学会议时表示:当前基因检测和体外诊断成为医学进步的主要推动力,精准 FDA 项目是精准诊断和精准治疗不可或缺的部分。精准 FDA 平台将提供数据共享、工具共享以及数据比较的功能,共同促进 NGS 数据分析流程的"金标准"形成并减少不必要的重复建设,以保证基于 NGS 体外诊断方法的可靠性。

14.5.2　数据共享

数据共享就是让在不同地方使用不同计算机、不同软件的用户能够读取相同的数据并进行各种运算和分析。精准 FDA 平台将帮助基因测序研究者上传自己的研究成果,并与其他研究人员共享自己获得的基因组数据。其他研究团体可以通过精准 FDA 平台分享使用、重复和验证他人的研究成果。通过该平台共享基因数据后,来自世界各地的研究人员可以共同分析同一数据,从而更好地判断哪种数据分析方法是最有效的,并最终形成一个大家公认的"金标准",而 FDA 也可以根据这一结果对基于 NGS 的诊断产品进行更高效的监管。

14.5.3　工具共享

精准 FDA 除了共享基因测序的数据,也支持软件工程师编写并上传自己开发的生物信息学分析软件,提供给其他人使用,同时自己也可以借鉴别人所编写的程序,提高工具开发的效率。精准 FDA 的工具共享平台可增加基因组数据的深度挖掘与解读,同时也为 NGS 的数据分析提供更多的工具和方法。

14.5.4　数据比较

数据比较是精准 FDA 的一个重要的功能,它是进行 NGS 数据分析流程质量评估的核心。精准 FDA 组建成员之一,全球基因组学和健康联盟(the Global Alliance for Genomics and Health,GA4GH)的成员,正试图提供规范的方法或软件进行数据的比较、计算、分类以及结果报告。数据比较的作用主要体现在以下三个方面:①评估一个

NGS 检测的可重复性;②利用标准样品评估 NGS 检测的准确性;③通过参考样本评估各类试用通道的准确性。这些数据比较结果将组建成一个隐式评价系统,用于评价任何一种用于构建预测模型方法的性能。

参考文献

[1] U. S. Department of Health and Human Services Food and Drug Administration. Pharmaco-genomic Data Submissions-Companion Guidance [R]. Maryland: U. S. Department of Health and Human Services Food and Drug Administration, 2007.

[2] U. S. Department of Health and Human Services Food and Drug Administration. Processing and Reviewing Voluntary Genomic Data Submissions (VGDSs) [R]. Maryland: U. S. Department of Health and Human Services Food and Drug Administration, 2005.

[3] U. S. Department of Health and Human Services Food and Drug Administration. Guiding principles Processing Joint FDA EMEA Voluntary Genomic Data Submissions (VGDSs) within the framework of the Confidentiality Arrangement [R]. Maryland: U. S. Department of Health and Human Services Food and Drug Administration, 2006.

[4] Goodsaid F M, Amur S, Aubrecht J, et al. Voluntary exploratory data submissions to the US FDA and the EMA: experience and impact [J]. Nat Rev Drug Discov, 2010, 9(6): 435-445.

[5] Xu J, Shraddha T, Gong B, et al. The FDA's experience with emerging genomics technologies—past, present, and future [J]. AAPS J, 2016, 18(4): 1-5.

[6] Frueh F W. Impact of microarray data quality on genomic data submissions to the FDA [J]. Nat Biotechnol, 2006, 24(9): 1105-1107.

[7] Biomarkers Definitions Working Group. Biomarkers and surrogate endpoints: preferred definitions and conceptual framework [J]. Clin Pharmacol Ther, 2001, 69 (3): 89-95.

[8] U. S. Department of Health and Human Services Food and Drug Administration. Guidance for Industry and FDA Staff Qualification Process for Drug Development Tools [R]. Maryland: U. S. Department of Health and Human Services Food and Drug Administration, 2014.

[9] U. S. Department of Health and Human Services Food and Drug Administration. Use of Standards in FDA Regulatory Oversight of Next Generation Sequencing (NGS)-Based In Vitro Diagnostics (IVDs) Used for Diagnosing Germline Diseases [R]. Maryland: U. S. Department of Health and Human Services Food and Drug Administration, 2016.

索　引